全国高等职业院校临床医学专业第二轮教材

生理学

第2版

（供临床医学专业用）

主　编　杨宏静　郝　玲　郭　兵
副主编　侯炳军　阳泽华　李超彦
编　者　（以姓氏笔画为序）
　　　　王　颖（雅安职业技术学院）
　　　　阳泽华（益阳医学高等专科学校）
　　　　李超彦（漯河医学高等专科学校）
　　　　杨宏静（重庆三峡医药高等专科学校）
　　　　杨鹏飞（山东中医药高等专科学校）
　　　　张明华（山东医学高等专科学校）
　　　　范　超（长沙卫生职业学院）
　　　　罗　逸（遵义医药高等专科学校）
　　　　郝　玲（江苏医药职业学院）
　　　　侯炳军（山东医学高等专科学校）
　　　　袁云川（重庆三峡医药高等专科学校）
　　　　郭　兵（重庆医药高等专科学校）

中国健康传媒集团
中国医药科技出版社

内 容 提 要

本教材为"全国高等职业院校临床医学专业第二轮教材"之一，根据临床专业基础课程教学大纲的基本要求和课程特点编写而成，涵盖绪论、细胞的基本功能、血液、血液循环、呼吸、消化与吸收、能量代谢与体温、肾脏的排泄功能、感觉器官的功能、神经系统的功能、内分泌系统、生殖系统等12章内容。教材编写内容"以立德树人"为宗旨，以新时代高职高专临床类专业人才培养目标为导向，以行业职业技能培养为根本，体现现代职教精神，突出"必须、够用"的特点。

本教材可供全国高等职业院校临床类及相关专业学生使用，也可供在职卫生技术人员及有关人员学习参考使用。

图书在版编目（CIP）数据

生理学/杨宏静，郝玲，郭兵主编 . — 2 版 . —北京：中国医药科技出版社，2023.1（2024.7 重印）

全国高等职业院校临床医学专业第二轮教材

ISBN 978 – 7 – 5214 – 3527 – 6

Ⅰ.①生…　Ⅱ.①杨…②郝…③郭…　Ⅲ.①人体生理学 – 高等职业教育 – 教材　Ⅳ.①R33

中国国家版本馆 CIP 数据核字（2023）第 006683 号

美术编辑　陈君杞
版式设计　友全图文

出版　**中国健康传媒集团** | 中国医药科技出版社
地址　北京市海淀区文慧园北路甲 22 号
邮编　100082
电话　发行：010 – 62227427　邮购：010 – 62236938
网址　www.cmstp.com
规格　889 × 1194mm $\frac{1}{16}$
印张　15 $\frac{1}{4}$
字数　484 千字
初版　2018 年 8 月第 1 版
版次　2023 年 1 月第 2 版
印次　2024 年 7 月第 3 次印刷
印刷　三河市万龙印装有限公司
经销　全国各地新华书店
书号　ISBN 978 – 7 – 5214 – 3527 – 6
定价　**49.00 元**

获取新书信息、投稿、为图书纠错，请扫码联系我们。

出版说明

为贯彻落实《国家职业教育改革实施方案》《职业教育提质培优行动计划（2020—2023年）》《关于推动现代职业教育高质量发展的意见》等有关文件精神，不断推动职业教育教学改革，对标国家健康战略、对接医药市场需求、服务健康产业转型升级，支撑高质量现代职业教育体系发展的需要，中国医药科技出版社在教育部、国家药品监督管理局的领导下，在本套教材建设指导委员会主任委员厦门医学院王斌教授，以及长春医学高等专科学校、江苏医药职业学院、江苏护理职业学院、益阳医学高等专科学校、山东医学高等专科学校、遵义医学高等专科学校、长沙卫生职业学院、重庆医药高等专科学校、重庆三峡医药高等专科学校、漯河医学高等专科学校、辽宁医药职业学院、承德护理职业学院、楚雄医药高等专科学校等副主任委员单位的指导和顶层设计下，通过走访主要院校对2018年出版的"全国高职高专院校临床医学专业'十三五'规划教材"进行了广泛征求意见，有针对性地制定了第二版教材的出版方案，旨在赋予再版教材以下特点。

1. 强化课程思政，体现立德树人

坚决把立德树人贯穿、落实到教材建设全过程的各方面、各环节。教材编写应将价值塑造、知识传授和能力培养三者融为一体，在教材专业内容中渗透我国医疗卫生事业人才培养需要的有温度、有情怀的职业素养要求，着重体现加强救死扶伤的道术、心中有爱的仁术、知识扎实的学术、本领过硬的技术、方法科学的艺术的教育，为人民培养医德高尚、医术精湛的健康守护者。

2. 体现职教精神，突出必需够用

教材编写坚持现代职教改革方向，体现高职教育特点，根据《高等职业学校专业教学标准》《职业教育专业目录（2021）》要求，以人才培养目标为依据，以岗位需求为导向，进一步优化精简内容，落实必需够用原则，以培养满足岗位需求、教学需求和社会需求的高素质技能型人才准确定位教材。

3. 坚持工学结合，注重德技并修

本套教材融入行业人员参与编写，强化以岗位需求为导向的理实教学，注重理论知识与岗位需求相结合，对接职业标准和岗位要求。在教材正文适当插入临床案例，起到边读边想、边读边悟、边读边练，做到理论与临床相关岗位相结合，强化培养学生临床思维能力和操作能力。

4. 体现行业发展，更新教材内容

教材建设要根据行业发展要求调整结构、更新内容。构建教材内容应紧密结合当前临床实际要求，注重吸收临床新技术、新方法、新材料，体现教材的先进性。体现临床程序贯穿于教学的全过程，培养学生的整体临床意识；体现国家相关执业资格考试的有关新精神、新动向和新要求；满足以学生为中心而开展的各种教学方法的需要，充分发挥学生的主观能动性。

5. 建设立体教材，丰富教学资源

依托"医药大学堂"在线学习平台搭建与教材配套的数字化资源（数字教材、教学课件、图片、视频、动画及练习题等），丰富多样化、立体化教学资源，并提升教学手段，促进师生互动，满足教学管理需要，为提高教育教学水平和质量提供支撑。

本套教材凝聚了全国高等职业院校教育工作者的集体智慧，体现了凝心聚力、精益求精的工作作风，谨此向有关单位和个人致以衷心的感谢！

尽管所有参与者尽心竭力、字斟句酌，教材仍然有进一步提升的空间，敬请广大师生提出宝贵意见，以便不断修订完善！

数字化教材编委会

主　编　杨宏静　郝　玲　郭　兵
副主编　侯炳军　阳泽华　李超彦
编　者　（以姓氏笔画为序）
　　　　王　颖（雅安职业技术学院）
　　　　阳泽华（益阳医学高等专科学校）
　　　　李超彦（漯河医学高等专科学校）
　　　　杨宏静（重庆三峡医药高等专科学校）
　　　　杨鹏飞（山东中医药高等专科学校）
　　　　张明华（山东医学高等专科学校）
　　　　范　超（长沙卫生职业学院）
　　　　罗　逸（遵义医药高等专科学校）
　　　　郝　玲（江苏医药职业学院）
　　　　侯炳军（山东医学高等专科学校）
　　　　袁云川（重庆三峡医药高等专科学校）
　　　　郭　兵（重庆医药高等专科学校）

前言 PREFACE

生理学是临床医学专业的重要基础课程之一，为学生后续学习专业课程奠定基础。根据教育部《关于全面提高高等职业教育及教学质量的若干意见》中有关大力发展职业教育的重要精神，按照教材必须具有启发性、科学性、先进性、适应性和思想性的要求，为全面推进课程思政素质教育，就强化学生在行业中职业技能培养和以就业为导向的课程建设与改革，适应新时代我国医药行业高速发展和高等职业教育改革的需要，本教材编写组完成了全国高等职业院校临床医学专业第二轮教材《生理学》第二版。

本课程的主要特点是强化基础理论中融入课程思政元素，体现职业教育的立德树人目标；将价值塑造、知识传授和能力培养三者融为一体。

突出基本理论和基础知识"必需、够用"：坚持新时代的职教改革方向，体现新时代的高职教育特点，以人才培养方案目标为依据，以实际临床岗位需求为导向，培养满足岗位人才需求、教学需求和社会需求的高素质技能人才。

坚持工学结合，注重德技并修；融入行业人员参与编写，强化以岗位需求为导向的理实教学，对接职业标准和岗位需求，强化培养学生临床思维能力和操作能力。注重学生职业素养的养成，构建"双技能"并重的专业教材内容体系。

体现行业发展，更新教材内容：根据行业发展要求调整结构更新内容，注重吸收临床新技术、新方法、新材料，体现教材的科学性和先进性。建设立体教材，丰富教学资源；纸质教材配套数字资源，包括数字教材、数字教学课件、图片、视频动画及练习题等，以满足教师日常教学，在线教学和学生自学等多种需求。

杨宏静编写第一章绪论，罗逸编写第二章细胞的基本功能，郭兵编写第三章血液，阳泽华和杨宏静共同编写第四章血液循环，郝玲编写第五章呼吸，李超彦编写第六章消化与吸收，王颖编写第七章能量代谢与体温，侯炳军编写第八章肾的排泄功能，杨鹏飞编写第九章感觉器官的功能，张明华编写第十章神经系统的功能，袁云川编写第十一章内分泌系统，范超编写第十二章生殖系统。数字资源编写由每章负责编者完成。本教材配套数字资源放于"医药大学堂"在线学习平台上，读者可通过封底获取图书免费增值服务的步骤说明登录平台，激活教材并进行学习。

本教材编写过程中，得到各院校的领导的大力支持，对参与编写的老师及其院校表示衷心谢意！由于编写人员水平所限，难免存在不足之处，恳请广大读者提出宝贵的意见和批评指正。

编　者
2022 年 10 月

CONTENTS **目录**

第一章 绪 论

◎ 学习目标

1. 通过本章学习重点把握新陈代谢、兴奋性、阈值、内环境的稳态等概念；阈值与兴奋性的关系；内环境稳态调节的生理意义；神经调节、体液调节的概念、方式及特点；正、负反馈的概念及其意义。了解生理学的研究对象和研究方法，刺激与反应的关系；反应的分类；兴奋与抑制的概念。

2. 学会学习生理学的基本观点与方法，具有科学学习生理学知识的能力；具有识别机体生命活动基本特征的能力；具有初步进行分析反射弧完整性与反射活动关系的能力。

≫ 情境导入

情景描述 患者，男，58 岁。有吸烟史 30 年，患有肝硬化，病史 15 年余。1 年多来偶有上腹不适，未加重视。近日食欲明显减退，黄疸加重。今晨因剧烈咳嗽突然呕吐咖啡色液体约 1200ml，黑便 2 次，伴头晕、目眩、心悸。急诊入院。查体：体温 37.1℃，呼吸 18 次/分，神志清楚，面色苍白，血压 80/56mmHg，心率 110 次/分。心电图示窦性心动过速，偶发房性期前收缩。

讨论 1. 该患者的生命指征有哪些？你认为正常吗？
2. 患者最可能的疾病诊断是什么？

第一节 生理学的研究对象和任务

一、生理学的定义及任务

生理学（physiology）是生物科学的一门分支学科，它是研究生物体及其各组成部分的正常功能活动规律的一门学科。本书主要讲述人体生理学（human physiology），其主要内容是把人体及组成人体的各个系统、器官、组织和细胞的生命活动作为研究对象，研究它们所表现的各种正常生命活动现象、规律、产生机制及各系统、器官、组织和细胞之间在功能上的相互关系；同时研究内、外环境变化对人体生命活动功能的影响及人体生命活动的调节机制，并揭示人体各种生理功能活动在整体生命活动中的意义。

人体生理学把人体的生命活动作为研究对象，如骨骼肌收缩、呼吸运动、心脏活动、消化活动与吸收、排泄、神经元的活动、生殖活动等。通过对人体生命活动的研究，提高对人体生命活动产生机制及其规律的认识与理解，为临床防病治病，增进人体健康，延长人类寿命提供理论依据。

二、学习生理学的意义

在现代医学课程体系中，生理学是医学的基础理论课程，它以人体解剖学、组织学为基础，同时又是病理学及病理生理学、药理学等后续课程和临床各专业课程的基础，起着承前启后的作用。生理学与医学具有密切的联系，长期以来，医学中关于疾病的理论研究都以生理学为基础，反过来，临床实践也能检验生理学理论是否正确，并进一步丰富和发展生理学理论。医务工作者只有掌握了人体生理学的基本知识，才能正确认识人体发生的某些变化是生理波动变化的现象还是处于病理状态之中，才能理解疾病发生发展的机制及其规律，从而有助于对人体各个系统疾病的预防、诊断、治疗及对预后的判断；不仅如此，在临床医生认识和处理临床实践中所遇到的许多实际问题中，生理学的基本理论和基本技能也提供了科学的思维方式和重要的研究手段以及解决问题的途径、方法。生理学作为医学专业学生必修的一门一级重要基础课程，是高等医学院校医学专业学生学习的重要内容，由于生理学具有与其他医学课程紧密连接的特点，因而学好生理学是学好其他学科的基础。

三、生理学研究的三个层次

细胞是组成人体结构和功能的基本单位。形态相似、功能相近的细胞与细胞间质形成具有一定功能的组织，不同的组织结合成具有一定形态和功能的器官，在结构和功能上具有密切联系的器官联结在一起构成一定生理功能的系统，各个系统之间相互协调共同构成一个统一的整体。因此，对人体生理功能的全面研究，大致可分为以下三个不同层次。

（一）细胞和分子水平

细胞是组成机体最基本的结构和功能单位，而细胞及其亚微结构又由多种生物大分子所构成。所以，细胞和分子水平的研究在于探索细胞及其所含生物大分子的生命活动规律。随着科学技术的快速发展，细胞和分子水平的研究取得了很大的进展。例如，骨骼肌收缩时的肌丝滑行；细胞兴奋时，细胞膜上通道蛋白通透性的改变和离子的跨膜移动等；如今的生理基因组学或者功能基因组学已经成为生理学的一个新的分支学科，主要阐述细胞在不同环境因素刺激下基因表达的改变等。

（二）器官和系统水平

人们对人体生理功能活动的研究最早是从器官和系统水平开始的，并获得和积累了大量的人体功能的基本知识。这一水平主要研究各器官和系统的活动规律、影响因素及其调节机制等。例如，关于心脏和血管组成的血液循环系统，对心脏的观察与研究，阐明心脏如何收缩射血，血液在血管如何分配，心血管如何进行调节活动等。进行这系统的研究可用多种方法，包括急性和慢性动物实验，但是更多采用急性动物实验的方法，急性动物实验又可以分为在体动物实验和离体动物实验。这一水平的研究所获得的知识和理论称为器官生理学。

（三）整体水平

人们从细胞和分子水平以及器官和系统水平所获得的对机体功能的认识，最终都要在整体水平上加以综合并得到验证。整体水平的研究主要包括机体内各器官、各系统之间的相互联系和相互协调、相互影响，内、外环境变化对机体生理功能的影响，以及机体对环境变化所做出的各种相应应答。例如，体内神经系统、内分泌系统对其他器官和系统活动的调节；机体在处于紧张、恐惧、运动、创伤等生理和心理因素影响下，或地理、气候、社会等环境因素对机体生理功能的影响下；机体在环境急剧变化时所产生的应急反应，机体为适应新的环境生存而产生的一系列适应性的改变。

四、学习生理学的辩证观点和辩证方法

生理学理论性很强，同时也是一门实践性很强的学科。学习生理学是建立在了解人体形态结构知识即解剖学知识基础之上的，学习生理学有必要联系人体的各个系统、器官与组织结构形态的知识，人体是一个完整的有机整体，其各种功能活动都是整体活动的一部分，并与环境保持密切的联系。

（一）结构与功能相联系

人体的结构和功能是相适应的，各组织器官的形态结构是生理功能的基础，功能活动是形态结构的运动形式。一定的结构决定一定的功能，而长期的功能改变，又可引起结构的变化，如肌细胞长似纤维，适宜进行收缩运动，而经常的锻炼又可促使肌细胞粗壮发达。

（二）局部与整体相联系

人体是由许多分子、细胞、组织、器官和系统组成的整体，它们的功能活动相互联系、互相配合、互相制约、互相依存，作为一个完整的机体进行着规律的活动。例如，人们在进行剧烈的体力劳动时，在骨骼肌收缩和舒张的同时，呼吸加深加快，促进气体交换；心跳加强加快，使骨骼肌血流量增多；消化、泌尿等活动减弱，减少血液供给。

（三）人体与环境相联系

人是生态系统的组成部分，其生命活动必然受到自然环境和社会、心理因素的影响，故应从生物、心理、社会水平综合观察和理解人体的功能活动。例如，当环境气温降低时，皮肤血管收缩，散热减少，骨骼肌紧张性提高，产热增加，维持体温；精神处于紧张状态（烦躁、恐惧、情绪激动等）时，由于会导致无意识的肌肉紧张性增强和交感神经兴奋等原因，产热量也可显著增加。

（四）理论与实践相联系

生理学知识较为抽象但同时又是一门实验性科学，其知识来源于临床实践和实验研究。医学实践是生理学知识的源泉，有辉煌历史的人类医学曾积累了丰富的生理学的知识，如成书于春秋战国时期的《内经》就有许多关于人体生理功能的记载；科学实验是现代生理学理论知识的主要来源，17世纪初，英国医生威廉·哈维（William Harvey）首创动物活体解剖实验法，发现了血液循环。医学生在学习生理学时，既要认真学好基本理论知识，又要积极参与实验学习，以观察实验现象，思考实验结果，验证实验结论，巩固理论知识，培养临床基本技能，培养实事求是的科学精神；还要注意联系生活和临床实际，在实践中运用生理学知识，并把已学到的知识和技能，努力运用到个人、家庭和社会的卫生保健及临床实践中去。

💡 **素质提升**

生理学奠基人——威廉·哈维

威廉·哈维（William Harvey）是17世纪著名的生理学家。经过大量的动物实验和人体观察，将他多年来的研究成果写成《心血液运动论》。哈维的伟大著作《动物心血运动解剖论》发表于1628年，被称为生理学史上最重要的著作，奠定了近代生理科学发展的基础。哈维在学习期间，刻苦钻研，积极实践，被同学们誉为"小解剖家"。他出色的心血系统研究（以及他的动物生殖的研究），使得他成为与哥白尼、伽利略、牛顿等人齐名的科学革命的巨匠。

第二节 生命活动的基本特征

一、新陈代谢

新陈代谢（metabolism）是机体与环境之间进行物质交换和能量转换的自我更新过程。新陈代谢包括物质代谢和能量代谢，物质代谢包括物质的合成、分解、氧化、还原、水解等；能量代谢包括蕴藏在物质中能量的释放、转移、储存和利用的过程。物质代谢和能量代谢是机体内两个密不可分的过程。新陈代谢也可以分为合成代谢和分解代谢。合成代谢是指机体利用外界环境中摄取的营养物质用来合成自身的组成成分并储存能量；分解代谢指机体把自身的组成物质分解释放能量，供机体生命活动需要。新陈代谢是机体最基本的生命特征，也是最重要的基本特征。机体的新陈代谢一旦停止，生命活动就宣告结束。

二、兴奋性

兴奋性（excitability）是指机体的组织或者细胞接受刺激后产生反应的能力或特性，它是生命活动的基本特征之一。刺激（stimulus）是作用于机体的环境条件变化。反应是指机体或者组织受到有效刺激时，其生理功能和理化过程发生的一切变化。刺激根据其来源和特性将其分为四大类：一是物理性刺激，包括机械性刺激、冷热的刺激、电的刺激、光的刺激、声波的刺激、核辐射的刺激等；二是化学性刺激，包括酸、碱、盐、重金属、药物作用等；三是生物性刺激，包括细菌、真菌、病毒、衣原体、支原体、立克次体等对人体的作用；四是社会心理因素的刺激，包括家庭生活的内容、社会活动、个人或者集体名誉、个人生活的环境等影响。刺激要引起机体或者组织发生反应，必须具备三个条件：一定的刺激强度，一定的刺激时间和一定的刺激强度－时间变化率。在满足刺激其他条件不变的情况下，能够引起组织发生反应的最小刺激强度，称为阈强度（threshold intensity），简称阈值（threshold value）。相当于阈值的刺激叫阈刺激（threshold stimulus），大于阈值的刺激称为阈上刺激；小于阈值的刺激称为阈下刺激。所谓有效刺激就是指能使细胞产生兴奋的阈刺激或者阈上刺激。阈值被称为兴奋性的评价指标。阈值高，兴奋性低；阈值低，兴奋性高。故兴奋性与阈值呈反变关系。有时组织的阈值随环境的条件变化而改变，故兴奋性也会随之而变化。

反应（reaction）可以分为兴奋（excitation）和抑制（inhibition）。兴奋是指机体或组织受到刺激，由静止状态变为活动状态或者活动由弱变强。比如，兴奋心脏的药物肾上腺素，当肾上腺素作用于心肌细胞时，使心肌收缩力增加，心脏活动加强，心脏泵血功能增加。即肾上腺素的作用是使心脏产生兴奋。抑制是机体或者组织受到刺激，由活动状态变为静止状态或者活动由强变弱。比如，抑制心脏活动的药物乙酰胆碱，当乙酰胆碱作用于心肌细胞时，使心肌收缩力减弱，心脏活动减弱，心脏泵血功能减少。即乙酰胆碱的作用是使心脏产生抑制。人体内兴奋性较高的三大组织为神经组织、肌肉组织和腺体。在模拟动物生理实验中常采用三大可兴奋组织作为实验对象。

🔆 知识链接

临床注射技术要领简介

临床上的护理工作人员在给患者进行静脉注射、肌内注射或者皮下注射等情况下，注射操作要点是进针速度要快、出针速度要快，而推药需慢慢进行，此所谓的注射技术操作要点的"两快一慢"。这是为什么呢？下面进行分析：当机体组织具有兴奋性的情况下，进行药物注射能否使其产生明显的痛觉兴奋（患者有强烈疼痛感觉）是操作技术关键的环节。作为刺激引起组织或者机体发生反应的三个条件是刺激作用的多大强度，刺激作用的多少时间，刺激作用的多高时间强度变化率等。一般来说，这三个变量的值越大，刺激越强，反之刺激越弱。临床上，护士操作时，常遵循"两快一慢"的原则，即进针快、出针快、推药慢。因为进针快、出针快能缩短刺激的作用时间，推药慢能降低强度－时间变化率，两者均可减弱刺激作用，从而减轻患者的疼痛感觉。

三、生殖

生物体生长发育成熟后，具备产生与自身相似的子代个体的功能活动过程称为生殖（reproduction）。个体的寿命是有限的，个体的生长、发育、成熟、衰老、死亡是不可抗拒的自然规律，只有通过生殖功能活动产生新的个体才能使生命得以延续，种族得以繁衍。如果种族的生殖功能减弱，此种族必然最终会绝种。所以，生殖是机体生命活动的基本特征之一。

四、适应性

机体随环境条件的变化调整机体各部分的功能活动和相互关系的能力称为适应性（adaptability）。正常生理功能条件下，机体的适应分为行为性适应和生理性适应。例如，当环境气温下降时，通过皮肤血管收缩、寒战，使体温不致降低即是生理性适应；通过加强运动、增加衣着、使用取暖设备等达到御寒的目的就是行为性适应。虽然人体对环境变化的适应能力是有一定限度的，但人类能运用客观规律来改变和征服环境，这是人类更高层次的适应性的表现。

第三节　机体的内环境

一、内环境与体液

内环境即细胞外液，是细胞直接生活的体内环境。其组成主要包括血浆、组织液、淋巴液和脑脊液。体液（body fluid）是人体内液体的总称。正常成年人体液的量约占体重的60%（图1-1），其中约2/3分布于细胞内，称为细胞内液（intracellular fluid，ICF）；其余约1/3分布于细胞外，称为细胞外液（extracellular fluid，ECF）。细胞外液中约1/4在血管中不断地循环流动，即为血浆（plasma）；约3/4分布于细胞间隙内，称为组织间液（interstitial fluid，ISF）或组织液（tissue fluid）。此外，还有少量的淋巴液、脑脊液和腹膜腔内的浆液及眼球内的房水等。血浆是沟通各部分体液的流动液体，并与环境进行物质交换的重要场所，因而是各部分体液中最为活跃的部分。

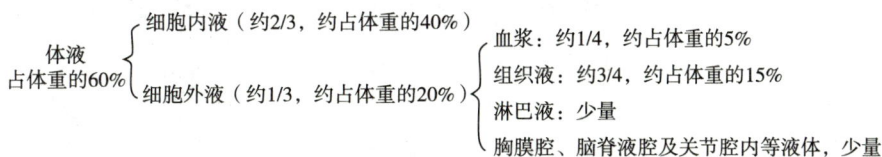

体液
占体重的60% {
  细胞内液（约2/3，约占体重的40%）
  细胞外液（约1/3，约占体重的20%）{
    血浆：约1/4，约占体重的5%
    组织液：约3/4，约占体重的15%
    淋巴液：少量
    胸膜腔、脑脊液腔及关节腔内等液体，少量
  }
}

图1-1 体液的组成及其相互关系

二、内环境的稳态

内环境的稳态（homeostasis）简单地认为就是内环境相对恒定的状态，具有重要的生理意义。稳态是指在正常情况下，人体内环境的理化性质，如温度、酸碱度、渗透压和各种化学组成成分及其理化性质维持一个相对恒定的状态。内环境理化性质的相对恒定并非固定不变，而是可在一个狭窄的范围内波动但又保持相对恒定的状态，简言之，是一种动态平衡。有人认为这是一个动中有静静中有动的状态。正如人的体温正常时可以在37℃上下波动，但每天的波动幅度不超过1℃；人体的血浆 pH 可在 7.35 ~ 7.45 之间波动；血浆中各种化学组成成分的浓度的波动范围也很小，如正常人体的血 K^+ 浓度在 3.5 ~ 5.5mmol/L 之间变化，大于高限值称为高钾血症，小于低限值称为低钾血症；而正常人体的血 Ca^{2+} 浓度在 2.25 ~ 2.75mmol/L 之间的范围内波动，超过这个范围的高限值则称为高钙血症，低于这个低限值则称为低钙血症。

内环境稳态的维持是机体不断进行自我调节的结果。在机体的生存过程中，内环境的稳态总是受到双重干扰：一方面受外环境多种因素变化的影响，如气温的升高和降低可影响体温；另一方面受体内细胞代谢活动的影响，如由于细胞的代谢，机体将不断消耗氧和营养物质，并不断产生 CO_2 和 H^+ 等代谢产物。但机体可通过多个系统和器官的活动，使遭受破坏的内环境及时得到恢复，从而维持其相对稳定。例如，通过加强散热或产热可调节体温；经由呼吸系统的活动可摄入 O_2 和排出 CO_2；依靠消化系统的活动可补充各种营养物质；通过泌尿系统的活动则能将 H^+ 与多种代谢产物排出体外。人体的生命活动是在内环境稳态不断被破坏和不断恢复过程中得以进行，并保持其动态平衡。

稳态具有十分重要的生理意义是因为细胞的各种代谢活动都是酶促生化反应，因此，细胞外液中需要有足够的营养物质、氧和水分，以及适宜的温度、离子浓度、酸碱度和渗透压等。细胞膜两侧一定的离子浓度和分布也是可兴奋细胞保持其正常兴奋性和产生生物电的重要保证。如果内环境稳态被破坏，将影响细胞功能活动的正常进行，引起疾病，甚至危及生命。因此，稳态是维持机体正常生命活动的必要条件。

第四节 生理功能的调节

人体功能活动的调节是指人体对内、外环境变化所做出的适应性反应的过程。人体作为一个有序的整体，能对各系统、器官、组织和细胞的各种生理功能进行有效的调节和控制，维持机体内环境乃至各种生理功能活动的稳态；也能适时地对外界环境变化做出适应性反应，调整机体各组成部分的活动，以应对外界环境所发生的改变。

一、神经调节

通过神经系统的功能活动来实现对机体各系统及器官功能活动的调节称为神经调节（neuroregulation）。神经调节的基本方式是反射（reflex）。反射是机体在中枢神经系统的参与下，对内、外环境变化所做出的规律性适应性的反应。例如，手指被火焰烧灼时立即发生回缩就是一种反射活动。反射的结构基础是反射弧（reflex arc）。反射弧由五个基本部分组成，即感受器、传入神经、神经中枢、传出神经和效应器（图 1-2）。感受器（receptor）是指机体接受某种刺激的特殊装置，可以将刺激信息转化成某种信号进行传递；传入神经（afferent nerve）是从感受器到中枢的神经通路，可以将外周的某种信号传递到神经中枢；传

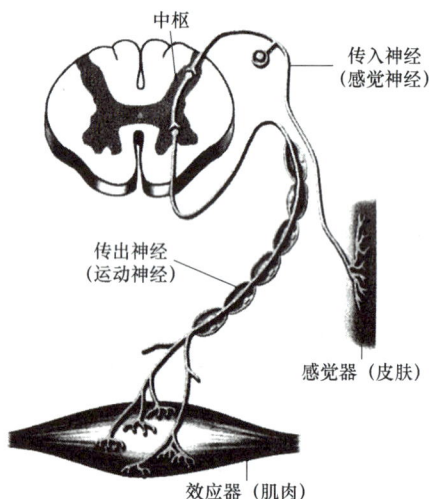

图 1-2 反射弧的组成

出神经（afferent nerve）为将中枢发出的信号传递出来到达效应器的神经通路；效应器（effecter）则为产生效应的器官。神经中枢简称中枢（center），是指位于脑和脊髓灰质内的调节某一特定功能的神经元群。在上述肢体回缩反射中，当手指局部体表接近火焰时，皮肤感受器可感受到这种伤害性刺激，并将刺激信号转换为神经冲动，沿传入神经传至中枢，中枢经过分析综合后再以神经冲动的形式沿传出神经到达效应器，即有关肌肉，使屈肌收缩，伸肌舒张，协调配合，完成缩手动作。每一种反射的完成都有赖于反射弧结构和功能的完整。反射弧的任何一个部分被损伤或功能发生障碍，都会使反射减弱或

消失。

反射的种类很多，按其形成过程可分为非条件反射和条件反射。非条件反射是先天遗传的，生来就有，数量有限，反射弧固定，结构比较简单，是一种原始的、初级的神经活动，如瞳孔对光反射、吸吮反射等，非条件反射是机体适应环境的基本手段，是个体生存和种族繁衍的基本能力。条件反射是建立在非条件反射的基础上，经过后天学习或经验获得，数量无限，可以建立，也可以消退，是一种高级神经活动，如"望梅止渴""谈虎色变"等，条件反射使机体对环境的适应更加灵活，具有预见性，极大地提高了人的生存和适应能力。

机体的绝大多数活动，就其本质来说，都是反射活动。只要感受器感受到内、外环境的变化，机体就可通过相应的神经反射，对内、外环境的变化产生恰当的应答，以适应环境的变化，维持内环境的稳态。因此，神经调节是机体最主要的调节方式，具有反应迅速、部位精确、持续短暂、范围局限等特点。

二、体液调节

体液调节（humoral regulaton）是指体内某些特殊的化学物质通过体液途径对机体功能进行的调节。体液调节作用的对象称为靶器官或靶细胞。参与体液调节的化学物质主要是指内分泌腺或内分泌细胞分泌的激素，还包括人体某些组织细胞产生的代谢产物（如 CO_2、H^+ 等）和一些生物活性物质（如组胺、缓激肽等）。例如，胰腺的内分泌部位胰岛 B 细胞分泌的胰岛素，经血液循环运送到全身各处，促进组织细胞对葡萄糖的摄取和利用，以维持机体血糖浓度的相对稳定。激素通过血液运送到全身的组织细胞，对其功能活动进行的调节，称为全身性体液调节，是体液调节的主要方式。此外，由组织细胞产生的代谢产物，如 CO_2、H^+、乳酸等，可经局部组织液扩散调节邻近细胞的活动，这种调节称为局部性体液调节，也称为旁分泌调节，它是体液调节的辅助方式。体液调节的特点是反应缓慢、范围较广、时间持久、部位没有神经调节那么精确。

神经－体液调节是指人体内多数内分泌腺或内分泌细胞接受神经的支配，在这种情况下，体液调节成为神经调节反射弧的传出部分，这种调节称为神经－体液调节（neurohumoral regulation）（图1－3）。如交感神经兴奋时，一方面直接作用于心脏、血管等功能器官，另一方面可引起受其支配的肾上腺髓质释放肾上腺素和去甲肾上腺素，从而使神经与体液因素共同参与机体的调节活动。

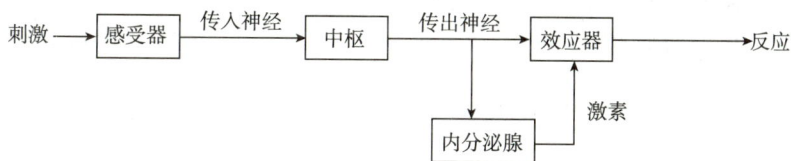

图1－3 神经－体液调节示意图

三、自身调节

自身调节（autoregulation）是指机体的器官或者组织细胞不依赖于神经或体液调节的因素，自身对环境变化产生的一种适应性反应。例如，当机体的动脉血压在 80~180mmHg 范围内升高时，肾血管收缩，血流阻力增大，使肾血流量不致过多；当机体的动脉血压降低时，肾血管舒张，血流阻力减小，使肾血流量不致过少，从而保证肾的功能性血流量在肾脏的泌尿活动中适度变化，在一定范围内不受动脉血压改变的明显影响。自身调节的范围局限，幅度较小，灵敏度较低，是一种原始的、简单的调节方式，但对维持某些组织器官功能的相对稳定仍具有一定作用。神经调节、体液调节和自身调节相互配合，可使生理功能活动更趋完善。

第五节　体内的控制系统

人体功能的调节可视为一个控制系统，由控制部分和受控部分组成。在机体内，通常将反射中枢或内分泌腺等看作是控制部分，而将被作用的效应器或靶细胞看作是受控部分。从控制论的观点分析，人体内的控制系统可分为非自动控制系统、自动控制系统和前馈控制系统三类。

一、非自动控制系统

在非自动控制系统中，控制部分发出指令控制受控部分的活动，而其自身的活动不受来自受控部分或其他纠正信息的影响，控制方式是单向的"开环"系统，即不具有自动控制的能力（图1-4）。非自动控制系统在人体生理功能调节中较为少见。

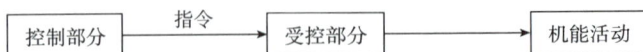

图1-4　非自动控制示意图

二、自动控制系统

自动控制系统又称反馈控制系统，是指控制部分发出指令控制受控部分的活动，而控制部分自身的活动又接受来自受控部分返回信息的影响。反馈控制系统是一种双向的"闭环"系统，具有自动控制的能力。在控制系统中，由控制部分发送到受控部分的指令称为控制信息；由受控部分返回到控制部分的信息称为反馈信息。受控部分发出的信息反过来影响控制部分的活动，称为反馈（feedback）。根据反馈作用的效果不同，反馈分为负反馈和正反馈。

1. 负反馈（negative feedback）　受控部分发出的反馈信息减弱控制部分的活动，使受控部分的活动朝着与它原先活动相反的方向改变，称为负反馈（图1-5）。人体内的负反馈极为多见，维持各种生理功能活动的稳态主要是通过负反馈实现的。动脉血压的压力感受性反射就是一个负反馈。当动脉血压升高时，可通过反射抑制心脏和血管的活动，使心脏活动减弱，血管舒张，血压便回降；相反，当动脉血压降低时，也可通过反射增强心脏和血管的活动，使血压回升，从而维持血压的相对稳定。

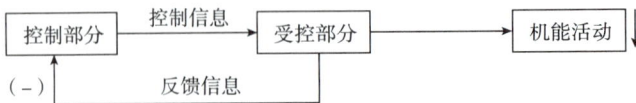

图1-5　负反馈示意图

2. 正反馈（positive feedback）　受控部分发出的反馈信息促进与加强控制部分的活动，使受控部分的活动朝着与它原先活动相同的方向改变，称为正反馈（图1-6）。正反馈远不如负反馈多见，其意义在于使某种生理过程逐步加强，迅速达到并完成某种需要的状态或水平。如在排尿反射过程中，当排尿中枢发动排尿后，由于尿液刺激了后尿道的感受器，后者不断发出反馈信息进一步加强排尿中枢的活动，使排尿反射一再加强，直至尿液排完为止。常见的正反馈还有排便、分娩、血液凝固与射精活动等过程。

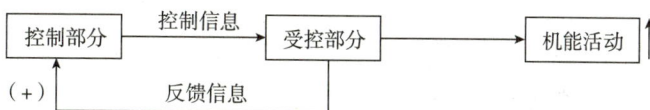

图 1-6 正反馈示意图

三、前馈控制系统

前馈控制系统是指在控制部分向受控部分发出指令的同时，又通过另一快捷通路向受控部分发出指令（前馈信息），使受控部分的活动更加准确和适度（图 1-7）。体内前馈控制的例子有很多。例如在寒冷环境中，人们可根据气温降低的有关信息，通过视、听等感觉器官传递到脑，脑立即发出指令增加产热活动和减少散热活动。这些产热和散热活动并不需要等到寒冷刺激使体温降低以后，而是在体温降低之前就已经发生。条件反射也是一种前馈控制。例如，食物的外观、气味等有关信号在食物进入口腔之前就能引起唾液、胃液分泌等消化活动；运动员在到达运动场地尚未开始比赛之前，循环和呼吸活动就已发生改变等，都属于条件反射，也属于前馈控制。可见，反馈具有"滞后"和"波动"的缺点，而前馈则较快速，具有超前性和预见性，因而适应性更大。但前馈控制有时会发生失误，这是前馈控制的一个缺点，如见到食物后引起唾液和胃液分泌，然而可能因为某种原因，结果并没有真正吃到食物，则唾液和胃液的分泌就成为一种失误。

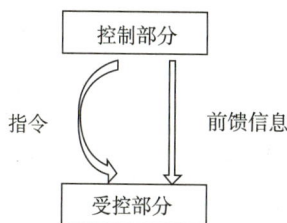

图 1-7 前馈控制系统示意图

目标检测

一、单项选择题

1. 生命活动的最基本特征是（　　）
   A. 新陈代谢　　　　　　B. 兴奋性　　　　　　C. 生殖
   D. 适应性　　　　　　　E. 稳态

2. 内环境稳态的特点是（　　）
   A. 内环境的化学组成成分不变
   B. 内环境的化学组成成分和理化性质固定不变
   C. 内环境的化学组成成分固定不变，内环境的理化性质相对稳定
   D. 内环境的化学组成成分相对稳定，内环境的理化性质固定不变
   E. 内环境的化学组成成分和理化性质在一定的范围内波动而维持其相对稳定

3. 望梅止渴、画饼充饥对机体功能活动的调节属于（　　）
   A. 神经调节　　　　　　B. 体液调节　　　　　　C. 自身调节
   D. 正反馈调节　　　　　E. 负反馈调节

4. 下列机体的功能活动调节存在负反馈调节的是（　　）
   A. 排尿反射　　　　　　B. 排便反射　　　　　　C. 分娩反射
   D. 减压反射　　　　　　E. 射精反射

5. 下列关于反射的描述，错误的是（　　）

    A. 是机体在神经中枢参与下发生的反应

    B. 可分为条件反射和非条件反射两种

    C. 机体通过反射，对内外界环境变化作出适应性反应

    D. 没有大脑，就不能发生反射

    E. 有大脑不一定有反射发生

6. 下列关于体液调节的描述，错误的是（　　）

    A. 体液调节不受神经系统的控制

    B. 通过化学物质来实现

    C. 激素所作用的细胞称为激素的靶细胞

    D. 体液调节不一定都是全身性的调节

    E. 体液调节具有缓慢、弥散、持久的特点

（第 7～9 题共用备选答案）

    A. 神经调节   B. 体液调节   C. 自身调节

    D. 正反馈调节   E. 负反馈调节

7. 机体内环境的稳态维持主要依靠（　　）

8. 机体的生长发育、生殖活动主要依靠（　　）

9. 机体的生命活动功能调节方式中最主要的是（　　）

二、思考题

1. 生命活动的基本特征有哪些？最基本特征是什么？

2. 刺激与反应的关系？反应的分类有哪些？

3. 举例说明机体功能活动的调节方式有哪些？其特点如何？

（杨宏静）

第二章　细胞的基本功能

◎ 学习目标

　　1. 通过本章学习，重点把握单纯扩散、易化扩散、主动转运等细胞膜的物质转运功能；静息电位、动作电位的概念及其产生机制；肌细胞收缩的原理等。

　　2. 学会运用所学知识，能根据物质的理化特性分析其跨膜转运的方式，根据生理机制列举有机磷农药中毒等相关疾病的症状表现以及相应的治疗方案；具有宽广的科学视野及精湛的学术造诣。

≫ 情境导入

　　情景描述　患者，男，45岁，既往健康。3小时前在田间喷洒农药昏倒在地，家属将患者急送入院。经检查，呼吸24次/分，脉搏40次/分，血压90/60mmHg，昏迷，角膜反射消失，多汗，流涎，肌肉间断颤动。

　　讨论　1. 为什么患者出现肌肉颤动？

　　　　　　2. 肌肉是如何收缩的，受哪些因素影响？

第一节　细胞膜的基本结构和功能

一、细胞膜的基本结构

　　细胞是构成人体最基本的结构和功能单位。人体的各种生理活动都是在细胞完成其功能的基础上进行的，所以只有了解细胞的基本功能，才能对整个人体的功能及其发生机制有更深入的理解和认识。组成人体的细胞有两百余种，每种细胞都分布于特定的部位，执行特定的功能。但它们的许多功能活动是有共性的，本章主要介绍细胞共有的生理功能，即细胞的跨膜物质转运功能、细胞的生物电现象和肌细胞的收缩功能。

　　细胞膜是细胞的屏障，它把细胞内液和细胞外液分隔开，使细胞成为一个独立的单位。细胞膜主要由脂质、蛋白质和少量糖类物质组成。目前尚无技术可直接观察各化学成分在膜中的排列方式，1972年由 Singer 和 Nicholson 提出的液态镶嵌模型仍被大家所公认（图2-1）。

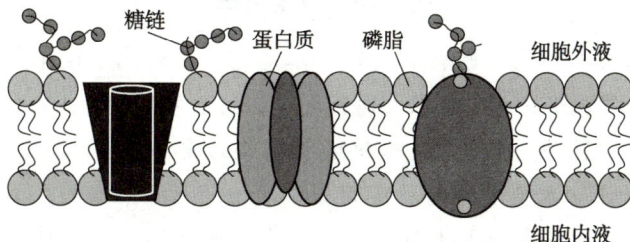

图 2-1　细胞膜结构——液态镶嵌型示意图

液态镶嵌模型学说认为：细胞膜以脂质双分子层为基架，其中镶嵌着形态不同、功能各异的蛋白质。脂质主要是磷脂和胆固醇。这些脂质分子都是双嗜性分子，在质膜中以脂质双层分子的形式排列，分子的亲水端分别朝向细胞的内、外表面，疏水端彼此相对，形成膜内部的疏水区。

膜脂质在人体内呈溶胶状态，故有一定的流动性，这种流动性还使得镶嵌在其中的蛋白质分子可以发生侧向移动、聚集和相互作用。细胞膜的许多功能是通过膜蛋白完成的，根据膜蛋白在膜中的存在形式，可以分为表面蛋白和整合蛋白两种，一般来说，物质转运功能和受体功能有关的蛋白都属于整合蛋白。

基于细胞膜的化学组成与基本结构，物质通过细胞膜出入细胞时，因物质的分子大小以及溶解性不同、细胞内外的浓度不同，转运机制也有所不同。

💡 知识链接

细胞膜的化学成分

科学家在进行细胞膜化学成分的分析时，需制备较纯净的细胞膜。从真核细胞分离出纯净的细胞膜较为困难，因为会混杂细胞内其他膜。而哺乳动物（或人）的成熟红细胞没有内膜结构，没有细胞核，将其特殊处理后，会造成红细胞破裂而发生溶血现象，再将流出细胞外的物质冲洗掉，剩下的结构就是较纯净的细胞膜，在生物学上称为"血影"。对"血影"的分析得知其化学组成如下：蛋白质49%，脂质43%，糖类8%。

细胞进行新陈代谢和完成其他功能都需要跨膜物质转运，现将常见的几种转运方式介绍如下。

二、单纯扩散

单纯扩散（simple diffusion）是指脂溶性小分子物质从细胞膜的高浓度一侧向低浓度一侧移动的过程。这是一种简单的物理扩散现象。扩散的动力来自膜两侧的浓度差，不需要细胞代谢提供能量；扩散的方向是从膜高浓度一侧向低浓度一侧；扩散的最终结果是该物质在膜两侧的浓度差消失；扩散不需要膜蛋白的参与。影响扩散速率的因素主要有两个：①浓度差，它是物质扩散的动力，细胞膜两侧该物质的浓度差越大，扩散速率越大；②通透性，是指物质通过细胞膜的难易程度，细胞膜对物质的通透性越大，扩散速率也越大。

在人体内，能够以单纯扩散方式进出细胞的物质很少，主要有 O_2、CO_2、N_2、乙醇、尿素、甘油和脂肪酸等。值得一提的是，水分子虽然是极性分子，但它的分子极性小，且不带电荷，也能以单纯扩散的方式通过细胞膜，但细胞膜的脂质具有疏水性，对水的通透性很低，故扩散的速度很慢。水分子除了以单纯扩散透过细胞膜之外，还可以通过水通道跨膜转运。

💡 素质提升

诺贝尔化学奖得主

2003年，美国的科学家彼得·阿格雷发现了水通道，并研究了这个作为通道的蛋白质，同年和发现了离子通道的罗德里克·麦金农共同获得了诺贝尔化学奖。

在诺贝尔奖的获奖演说中，阿格雷这样叙述水通道的重要性。水被认为是"生命的溶剂"。因为我们身体的70%是水。人类以外的所有的脊椎动物、无脊椎动物、微生物，还有植物的身体也主要是由水构成的。构成生物体的小房间（细胞）也主要是水，水对生命来说是必不可少的，而水通道蛋白是细胞的给水和排水系统。水通道蛋白可以告诉我们：我们的脑是怎样分泌或吸收脑脊髓液的，眼睛里的水状体（浸泡眼球的液体）是怎样产生的，眼泪、唾液、汗水、胆汁是怎样分泌的，肾脏为什么可以很有效地浓缩尿液等。这种蛋白质不仅对发挥哺乳生物的生理功能必不可少，同时对微生物、植物的生存也是至关重要的。

三、易化扩散

某些非脂溶性或脂溶性很小的物质，在膜蛋白的帮助下，从细胞膜的高浓度一侧向低浓度一侧进行转运的过程称为易化扩散（facilitated diffusion）。根据参与易化扩散的膜蛋白不同，可将易化扩散分为通道转运（channel transport）和载体转运（carrier transport）两种。

（一）通道转运

体液中的各种带电离子在通道蛋白的介导下，顺浓度梯度和（或）电位梯度的跨膜转运过程称为通道转运。离子通道贯穿细胞膜脂质双分子层，中央有亲水性孔道。当通道处于关闭状态时没有离子通过；通道开放时离子可经孔道从膜的高浓度一侧向低浓度一侧扩散（图 2-2）。

通道转运具有如下特点。

1. 转运速率快　通道转运每秒可转运 $10^7 \sim 10^8$ 个离子，远快于载体转运的速率。离子扩散速率的大小取决于该离子在膜两侧的电位差和浓度差，合称为电-化学梯度。电-化学梯度越大，驱动力就越大，扩散速率就越快。

2. 离子选择性　每种通道通常只对一种或几种离子通透性较高，其他离子则不易或不能通过。根据这个特点，可将通道分为 Na^+ 通道、K^+ 通道、Ca^{2+} 通道、Cl^- 通道等。

3. 门控性　通道蛋白就像贯通细胞膜并带有闸门装置的管道。开放时，离子可顺电-化学梯度进行转运；关闭时，即使膜两侧存在电-化学梯度，离子也不能通过。根据引起闸门开关的机制不同，将通道分为化学门控通道、电压门控通道和机械门控通道。

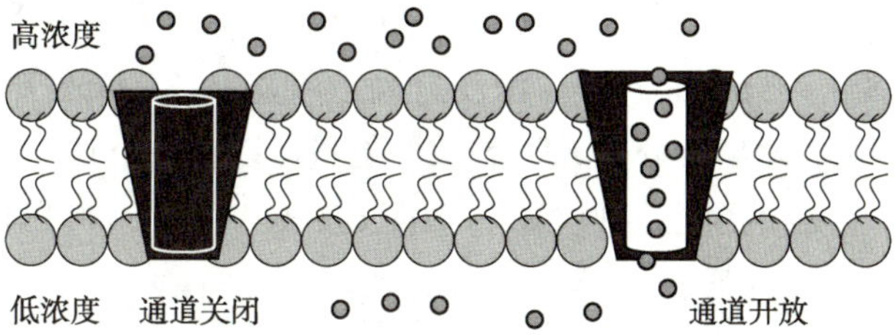

图 2-2　通道转运过程示意图

（二）载体转运

小分子亲水性物质经载体蛋白的介导，顺浓度差的转运过程称为载体转运。关于该转运过程是如何完成的，至今仍不完全清楚。一般认为，细胞膜上的载体蛋白在高浓度一侧与被转运的物质结合，引起载体蛋白的构象改变，从而把物质转运到低浓度一侧，然后与该物质分离。一些小分子亲水性物质，如葡萄糖、氨基酸等就是依靠这种方式进入细胞内的（图 2-3）。

载体转运具有以下特点。

1. 特异性　细胞膜的载体蛋白一般只能选择性地转运具有某种特定结构的物质，如体内的葡萄糖载体只能转运葡萄糖，氨基酸载体只能转运氨基酸，这是因为载体的结合位点与被转运物质之间具有严格的化学结构上的适配性。

2. 饱和现象 当膜两侧的浓度差增大到一定程度后，扩散速率就不会再随浓度差的增加而增大，因为载体蛋白和载体蛋白上的结合位点都有限，所能结合的物质数量也就受到限制。

3. 竞争性抑制 若一种载体上的结合位点可同时结合 A 和 B 两种结构相似的物质，由于载体及其结合位点的数量是一定的，因此，A 物质转运量增多时，B 物质的转运量就会减少。

由于单纯扩散和易化扩散转运物质时，动力都是来自膜两侧存在的浓度差（或电位差）所含的势能，不需要细胞代谢提供能量，故将它们称为被动转运（passive transport）。

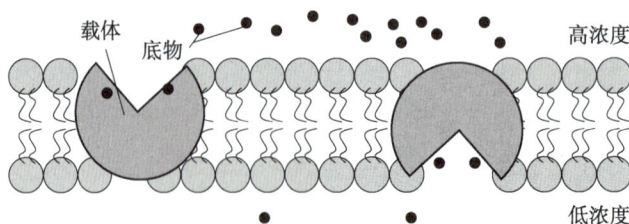

图 2-3 葡萄糖载体转运过程示意图

四、主动转运

某些物质在膜蛋白的介导下由细胞代谢提供能量而实现逆电-化学梯度进行的跨膜转运过程，称为主动转运（active transport）。根据利用能量的方式不同，分为原发性主动转运和继发性主动转运。一般所说的主动转运是指原发性主动转运。

（一）原发性主动转运

细胞直接利用代谢产生的能量将物质逆电-化学梯度转运的过程称为原发性主动转运（primary active transport）。原发性主动转运的物质通常为带电离子，因此，介导这一过程的膜蛋白称为离子泵（ion pump）。由于其具有水解 ATP 的能力，故也称作 ATP 酶。离子泵的种类很多，常以它们转运的物质而命名。例如，转运 Na^+ 和 K^+ 的称为钠-钾泵，转运 Ca^{2+} 的称为钙泵。其中作用最重要的、存在最广泛，研究最充分的是钠-钾泵。钠-钾泵简称钠泵（sodium pump），是由 α 和 β 两个亚单位组成的二聚体蛋白质，具有 ATP 酶的活性。当细胞内 Na^+ 浓度升高或细胞外 K^+ 浓度升高时，钠泵就被激活，使 ATP 水解为 ADP，释放出能量，水解 1 分子 ATP 释放的能量可以将 3 个 Na^+ 转运到细胞外，同时将 2 个 K^+ 转运到细胞内（图 2-4）。故钠泵也称为 $Na^+ - K^+$ 依赖式 ATP 酶。哇巴因可抑制钠泵 ATP 酶的活性，使钠泵转运 Na^+、K^+ 的能力降低。

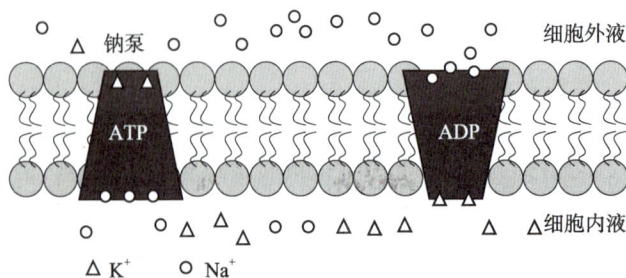

图 2-4 钠泵主动转运示意图

人体细胞新陈代谢所释放的能量大约有 25% 用于钠泵的转运，钠泵活动具有重要的生理意义：①钠泵活动造成的细胞内高 K^+ 是许多代谢过程的必要条件，如蛋白质合成；②钠泵将漏入到细胞内的

Na^+泵出到细胞外可维持细胞内液渗透压稳定和细胞形态正常；③钠泵活动造成的细胞膜内、外Na^+和K^+的浓度差，是细胞生物电产生的基础（见本章第二节）；④钠泵活动建立起的Na^+在膜外的高势能是继发性主动转运的动力（见下文）；⑤钠泵活动具有生电效应，可参与静息电位的产生（见本章第二节）。

（二）继发性主动转运

细胞间接利用 ATP 的能量将物质逆浓度差转运的过程，称为继发性主动转运（secondary transport），又称联合转运（co-transport）。介导这一过程的膜蛋白称为转运体。先由钠泵利用 ATP 供给的能量形成Na^+在膜外的高势能，在转运体将Na^+顺浓度差运入细胞内时，释放出的势能就可以用于其他物质逆浓度差的转运。根据被转运物质转运方向的不同，维发性主动转运又分为两种形式（图 2-5）。

1. 同向转运 即被转运物质与Na^+转运的方向相同。如葡萄糖、氨基酸在小肠黏膜上皮细胞的吸收和在肾小管上皮细胞的重吸收，由于Na^+、葡萄糖、氨基酸都是进入细胞，故是同向转运。

2. 逆向转运 即被转运物质与Na^+转运的方向相反，也称交换。如心肌细胞上的$Na^+ - Ca^{2+}$交换，肾小管上皮细胞上的$Na^+ - H^+$交换等。

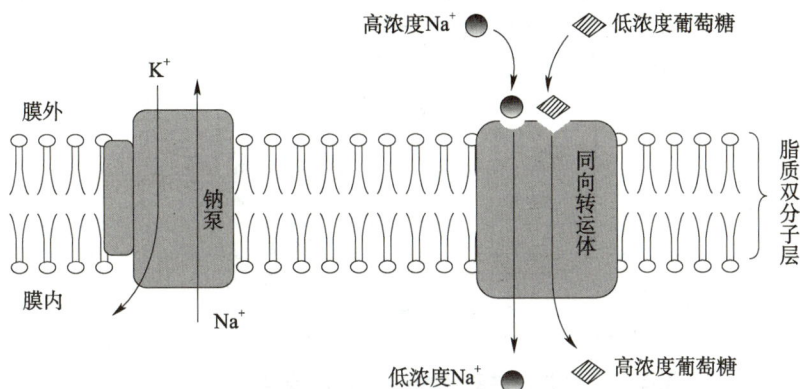

图 2-5 继发性主动转运示意图

五、入胞和出胞

以上讨论的转运方式转运的都是小分子物质，大分子或团块状物质进出细胞是通过入胞和出胞方式完成的，这些过程非常复杂，需要细胞代谢提供能量。对于有关的分子机制，目前仍处于研究阶段。

1. 入胞 大分子或团块状物质进入细胞的过程称为入胞（endocytosis）。例如，红细胞碎片、侵入体内的细菌、病毒、异物或血浆中的脂蛋白颗粒、大分子蛋白质等。根据摄入物的不同，入胞又分为吞噬和吞饮。如果进入细胞的物质是固态，称为吞噬（phagocytosis）；如果进入细胞的物质是液态，则称为吞饮（pinocytosis）。

2. 出胞 大分子物质被排出细胞的过程称为出胞（exocytosis），主要见于细胞的分泌活动，如内分泌腺分泌激素、消化腺细胞分泌消化酶、神经末梢释放神经递质等。

六、细胞膜的信号转导功能

人体作为一个由大量细胞构成的高度有序的有机整体，细胞间必须要有完善的信息交流机制来进行协调。神经系统和内分泌系统通过对各系统及器官活动的调节，既要维持内环境稳态，又要对外环境的变化及时适应。神经调节和体液调节过程本质上就是细胞的信号转导机制。细胞信号转导的实质就是细胞和分子水平上的功能调节。

细胞的信号转导是指在细胞间或细胞内生物信息转换或传递并产生生物效应的过程。通常所说的信号转导即跨膜信号转导，即生物信号通过受体或离子通道，将细胞外信号转入细胞内的过程。

信号转导过程中离不开受体与配体。受体是指细胞膜或细胞内具有接受和转导信息功能的特殊蛋白质分子，包括分布于细胞膜上的膜受体、分布于胞质内的胞质受体和细胞核内的核受体。配体则是指能与受体发生特异性结合的所有活性物质。本单元仅介绍几种受体介导的信号转导的方式。

（一）G 蛋白偶联受体介导的信号转导

含氮类激素大多是通过 G 蛋白偶联受体介导的信号转导来实现调节作用的。G 蛋白偶联受体是存在于细胞膜上的一种蛋白质，这类受体要通过 G 蛋白（鸟苷酸调节蛋白）才能发挥作用。G 蛋白偶联受体与信号分子结合后，激活细胞膜上的 G 蛋白，进而激活 G 蛋白效应器（如腺苷酸环化酶），再由 G 蛋白效应器酶催化产生第二信使（如环磷酸腺苷，cAMP），第二信使主要通过蛋白激酶 A（PKA）或离子通道来实现信号转导（图 2 – 6）。

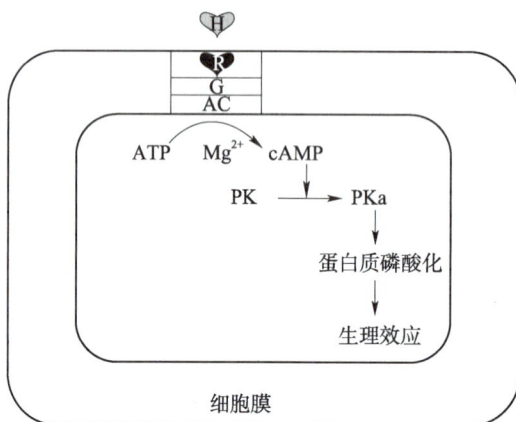

图 2 – 6　G 蛋白耦联受体介导的信号转导过程示意图

H：含氮类激素（第一信使）；R：膜受体；G：鸟苷酸调节蛋白；AC：腺苷酸环化酶；
cAMP：环磷酸腺苷（第二信使）；PK：蛋白激酶；PKa：蛋白激酶活化

（二）离子通道型受体介导的信号转导

神经递质是这类信号转导的主要配体。当神经递质与离子通道型受体结合后，可使离子通道打开或关闭，从而使细胞膜的通透性发生改变，进而改变其生理功能。如躯体运动神经末梢释放乙酰胆碱，与细胞膜上的 N_2 型乙酰胆碱受体结合后，导致细胞膜 Na^+ 通道开放，Na^+ 和 K^+ 经通道扩散，引起肌细胞膜电位的变化，进而引起肌细胞收缩，实现由神经向肌细胞的信号传递。

（三）酶联型受体介导的信号转导

酶联型受体也是细胞膜受体，该受体膜外侧有与配体发生特异性结合的位点，而酶内侧自身具有酶的活性。当配体与该受体外侧的结合位点结合后，便引起膜内侧的酶激活，进一步触发各种信号蛋白沿不同路径进行信号转导。体内的一些肽类激素，如胰岛素就是通过这种方式实现对靶细胞的信号传递的。

（四）核受体介导的信号转导

脂溶性配体可以直接进入细胞，与胞质受体或者核受体结合而发挥作用。以类固醇激素为例：当类固醇激素进入细胞后，与胞质受体结合成激素 – 胞质受体复合物，随即进入核内，再与核受体结合成激素 – 核受体复合物，附着在 DNA 分子的靶基因位点上，调节靶基因转录，并表达特定蛋白质，从而引起细胞功能改变（图 2 − 7）。

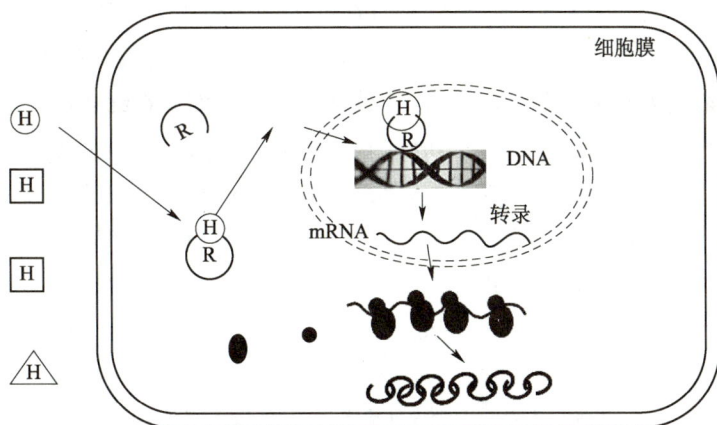

图 2 − 7　核受体介导的信号转导过程示意图

第二节　细胞的生物电现象

一切活细胞无论处于静息状态还是活动状态都存在电现象，这种电现象称为生物电（bioelectricity）。生物电是一种普遍存在又十分重要的生命现象，也是生理学的重要基础理论。临床上，生物电已有广泛应用，心电、脑电、肌电等就是由大量细胞电活动总和形成的。由于细胞水平的生物电发生在细胞膜两侧，故称为跨膜电位（transmembrane potential），简称膜电位（membrane potential），主要有静息电位和动作电位两种表现形式。

一、静息电位

（一）静息电位的概念

静息电位（resting potential，RP）是指细胞处于静息状态时，细胞膜两侧存在的电位差。经测定，安静状态下细胞膜外电位高于细胞膜内，且对绝大多数细胞来说是很稳定的（图 2 − 8）。

据测定，当细胞外液固定于零电位时，各类细胞的膜电位在安静情况下均为负值，大都在 − 100 ～ − 10mV。例如，神经细胞约为 − 70mV，骨骼肌细胞约为 − 90mV，红细胞约为 − 10mV。应该注意的是，上述静息电位的负值是指膜内电位低于膜外电位的数值，是膜内外的电位差，绝对值大表示膜两例的电位差大，也即静息电位大。

细胞在静息状态下，膜外电位高，带正电；膜内电位低，带负电。通常人们把细胞静息状态时所处的"外正内负"的带电状态称为极化（polarization）。在静息电位的基础上，膜电位向膜内负值增大的方向变化（绝对值增大）时称为膜的超极化（hyperpolarization）；相反，在静息电位的基础上，膜电位向膜内负值减小的方向变化（绝对值减小）时称为膜的去极化（depolarization）；细胞在去极化的前提下，向极化状态恢复的过程称为复极化（repolarization）；当细胞的带电状态由静息时的"外正内负"变为"外负内正"时称为反极化，也称为超射（overshoot）。

（二）静息电位产生的机制

细胞静息时会在细胞膜内外存在一定的电位差，一般用离子流学说来解释。离子跨膜转运的过程取决于两个因素，即膜两侧离子的浓度差和细胞膜对离子的通透性。如表 2 − 1 所示；哺乳动物骨骼肌细胞内的 K^+ 浓度是细胞外的 39 倍，而细胞外的 Na^+ 浓度是是细胞内的 12 倍。细胞内外 Na^+ 和 K^+ 的浓度差是由钠泵活动形成并维持的。细胞外 Cl^- 的浓度是细胞内的 31 倍，细胞内的负离子主要是大分子的有机负离子（A^-），大多数是蛋白质，而细胞外的有机负离子极少。细胞处于静息状态时，细胞膜对 K^+ 的通透性较大，对 Na^+ 的通透性很小，仅为 K^+ 通透性的 1/100～1/50，而对 A^- 几乎没有通透性。因此，细胞静息时 K^+ 顺浓度差外流，而膜内的 A^- 不能通过细胞膜而留在细胞内，这就使得细胞膜外侧带正电荷、细胞膜内侧带负电荷，膜两侧出现了电位差，这个外正内负的电位差会阻止带正电荷的 K^+ 外流。当浓度差形成的促使 K^+ 外流的力量与电位差形成的阻止 K^+ 外流的力量达到平衡时，K^+ 的净移动为零，即达到 K^+ 平衡电位。此时，细胞膜两侧就形成了一个相当稳定的电位差，这就是静息电位。因此，静息电位主要是 K^+ 外流形成的电-化学平衡电位，又称为 K^+ 平衡电位。由于静息时细胞膜对 Na^+ 有较小通透性，会有少量 Na^+ 内流，抵消一部分 K^+ 外流所形成的膜电位，因此静息电位实际比 K^+ 平衡电位略低一些。

表 2-1　哺乳动物骨肌细胞内外离子的浓度（mmol/L）和流动趋势

	细胞内	细胞外	细胞内外浓度比	离子流动趋势
K^+	155	4	39：1	外向流
Na^+	12	145	1：12	内向流
Cl^-	3.8	120	1：31	内向流
Ca^{2+}	155			外向流

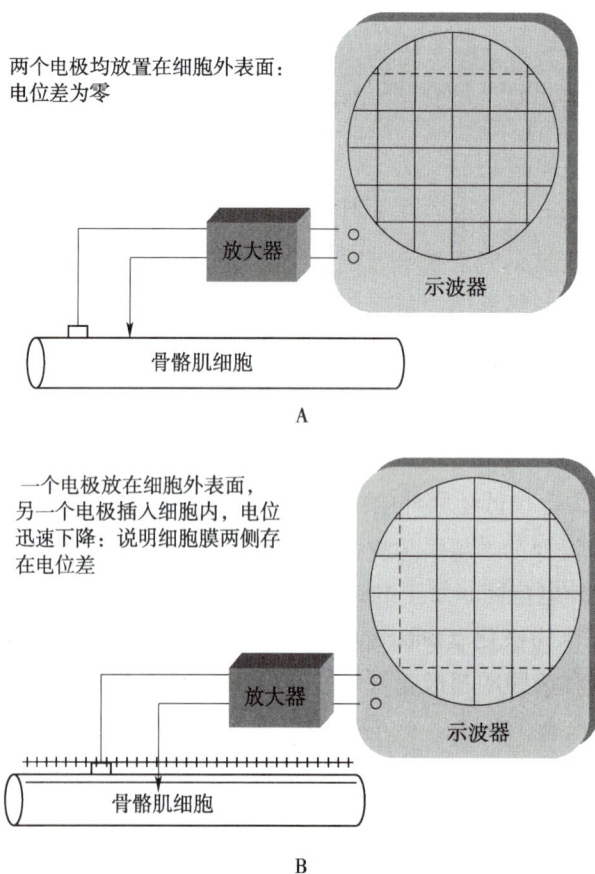

图 2-8　静息电位观测示意图

（三）影响静息电位的主要因素

影响静息电位的因素主要有以下三个方面。

1. 细胞内外 K⁺ 的浓度差　K^+ 的浓度差越大静息电位就越大，浓度差越小静息电位就越小。

2. 细胞在静息状态时，膜对 K⁺ 和 Na⁺ 的相对通透性　如果膜对 K^+ 的通透性相对增大，静息电位将增大；膜对 Na^+ 的通透性相对增大，则静息电位减小。

3. 钠泵活动水平　钠泵活动具有生电效应，钠泵活动增强时，静息电位增大；钠泵活动减弱时，静息电位减小。

二、动作电位

（一）动作电位的概念及特点

动作电位（action potential，AP）是指细胞受到有效刺激后，在静息电位基础上发生的一次迅速可逆的、可向远处传播的膜电位波动过程。

动作电位可以用微电极细胞内记录的方法观察到，如图 2-9 所示，当神经纤维在静息状态下受到一次有效刺激时，膜电位发生了迅速的变化，由 -70mV 很快升高到 +30mV，形成动作电位的上升支（去极相），大约 0.5ms。随后又迅速复极化到接近静息电位水平，构成动作电位的下降支（复极相）。由迅速去极化的上升支和迅速复极化的下降支共同形成的尖峰样波形，称为锋电位（spike potential），锋电位是动作电位的标志。

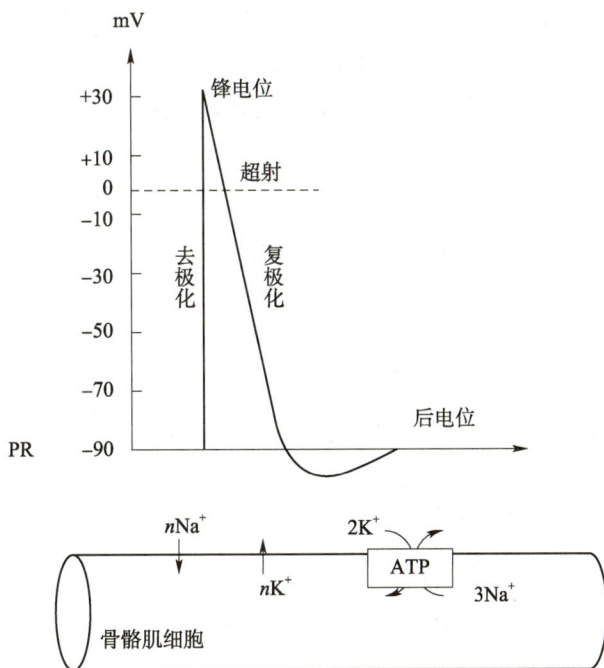

图 2-9　骨骼肌细胞动作电位示意图

锋电位后膜电位恢复到稳定静息电位之前，出现低幅缓慢的波动，称为后电位（after-potential）。后电位包括负后电位和正后电位。后电位时程较长，约为 44ms，之后，膜电位才恢复到稳定的静息电位水平。

不同细胞的动作电位特点虽然相似，但其变化幅度与持续时间有很大差别。例如，神经和骨骼肌细胞动作电位的持续时间为 1 至数毫秒，而心室肌细胞动作电位的持续时间可长达 300ms 左右。

动作电位具有以下特点。①"全或无"现象（all or none phenomenon）：动作电位一旦产生就会达到最大值，其变化幅度不会因刺激的加强而增大。即动作电位要么不产生（无），要产生就达到最大幅度（全）。②不衰减性传导：动作电位一旦在细胞膜的某一部位产生，就会立即向整个细胞膜传导，而且幅度和波形不会因为传播距离的增加而减小。③脉冲式：由于绝对不应期的存在，连续刺激产生的多个动作电位总有一定间隔而不能重合在一起，呈现出脉冲样图形。

动作电位是细胞兴奋的标志。具有兴奋性的细胞称为可兴奋细胞，主要包括神经细胞、肌细胞、腺细胞。可兴奋细胞在兴奋时表现不同，例如，肌细胞表现为收缩、腺细胞表现为分泌等。但是它们都有一个共同的、本质性的内在变化，就是在受到有效刺激后必然产生动作电位。因此，也可以把兴奋性的概念表述为细胞受到刺激产生动作电位的能力。

细胞在发生一次兴奋后，其兴奋性将出现一系列的变化。在兴奋发生的当时以及兴奋后最初的一段时间内，无论施加多强的刺激也不能使细胞再次兴奋，这段时间称为绝对不应期（absolute refractory period，ARP），处在绝对不应期的细胞，阈值无限大，兴奋性为零。绝对不应期之后，细胞的兴奋性逐渐恢复，受刺激后可以发生兴奋，但刺激强度必须大于阈强度，这段时期称为相对不应期（relative refractory period，RRP）。相对不应期是细胞兴奋性从无到有，直至接近正常的一个恢复时期。相对不应期过后，有的细胞还会出现兴奋性的波动，即轻度高于或低于正常水平，分别称为超常期（su - pernormal period）和低常期（subnormal period）。

（二）动作电位的产生机制

动作电位的产生也是带电离子跨膜移动的结果，也可用离子流学说来解释。前已述及，细胞外 Na^+ 的浓度比细胞内高得多，此浓度差具有推动 Na^+ 内流的趋势；同时，细胞静息状态下外正内负的电位差形成的电场力也是推动 Na^+ 内流的力量。因此，静息状态下促使 Na^+ 内流的电 - 化学驱动力很大，但 Na^+ 能否进入细胞是由细胞膜上钠通道的状态来控制的。当细胞受到一个有效刺激时，首先是受刺激部位细胞膜上少量钠通道开放，少量 Na^+ 内流，使膜去极化。当去极化到一定程度时，会引起膜上大量电压门控钠通道开放，对 Na^+ 的通透性在短时间内进一步突然增大，在电 - 化学驱动力的作用下，细胞外的 Na^+ 快速、大量内流，形成膜的去极化和反极化，即锋电位陡峭的上升支。当内流的 Na^+ 在膜内形成的正电位足以阻止 Na^+ 内流时，膜电位达到一个新的平衡点，这就是 Na^+ 平衡电位。随后钠通道迅速失活关闭，Na^+ 内流停止，电压门控钾通道则被激活而开放，产生 K^+ 的快速外流，细胞内电位迅速下降，复极化到接近静息电位水平，形成锋电位的下降支。

锋电位上升支 Na^+ 的内流和下降支 K^+ 的外流都属于易化扩散的通道转运，故不需要细胞代谢供能。而后电位阶段则需要细胞代谢供能，因为锋电位后膜电位虽已基本恢复，但离子的分布状态并未恢复，这就需要通过钠泵的活动，将内流的 Na^+ 泵出，外流的 K^+ 泵入，以恢复细胞膜两侧 Na^+、K^+ 原来的不均衡分布状态，而钠泵活动属于主动转运，故需要耗能。但后电位产生的机制，目前尚不清楚。

综上所述，锋电位的上升支主要是 Na^+ 大量快速内流形成的；下降支则是 K^+ 快速外流的结果；膜电位基本恢复后，通过钠泵活动恢复细胞内外 Na^+、K^+ 的浓度差。

不同的离子通道可以被不同的药物特异性阻断，河鲀毒素（TTX）能够特异性阻断电压门控 Na^+ 通道，四乙胺（TEA）可特异性阻断电压门控 K^+ 通道，它们可以作为工具药来研究 Na^+ 通道、K^+ 通道对动作电位产生的影响。

（三）动作电位产生的条件

刺激作用于细胞可以引起动作电位，但不是任何刺激都能触发细胞产生动作电位。在某些情况下，刺激引起的是膜的超极化，这时细胞产生的不是兴奋，而是抑制。只有当某些刺激引起膜去极化，且膜电位达到某一临界值，引起膜中大量电压门控钠通道开放，才能触发动作电位的产生。这个能使 Na^+ 通道突然开放的临界膜电位称为阈电位（threshold potential，TP）。因此，细胞在受到有效刺激时，膜电位在静息电位的基础上去极化达到阈电位是动作电位产生的必要条件。阈电位大约比静息电位的绝对值小 $10\sim20mV$，例如，神经细胞的静息电位为 $-70mV$，它的阈电位约为 $-55mV$。一般来说，细胞兴奋性的高低与细胞的静息电位和阈电位的差值呈反比关系，即差值越大，细胞的兴奋性越低；差值越小，细胞的兴奋性越高。

单个阈下刺激虽不能触发动作电位，但有些也会引起少量钠通道开放，少量的 Na^+ 内流，在膜的局部产生小的去极化，只不过这种去极化的幅度不足以使膜电位达到阈电位水平，而且只局限于受刺激的部位。这种由少量钠通道激活而产生于膜局部的较小的去极化膜电位波动称为局部电位（local potential）。

局部电位的特点是：①不是"全或无"式的，局部电位可随阈下刺激的增强而增大；②呈衰减性传导，即局部电位会随传播距离的增加而减小，最后消失，因此不能在膜上做远距离传播；③有总和效应，一次阈下刺激只能引起一次局部电位，不能引发动作电位，但如果多个阈下刺激引起的多个局部电位在时间上（多个刺激在同一部位连续给予）或空间上（多个刺激同时在相邻的部位给予）叠加起来，就可能使膜的去极化达到阈电位，从而引发动作电位。因此，动作电位可以由一次阈刺激或阈上刺激引起，也可以由多个阈下刺激产生的局部电位总和而引发。

（四）动作电位的传导

动作电位在同一细胞上的传播称为传导（conduction）。在神经纤维上传导的动作电位称为神经冲动（nerve impulse）。

动作电位传导的原理用局部电流学说来解释，下面以无髓神经纤维为例加以说明。如图 2 - 10 所示，当无髓纤维上某一点受到一个有效的外加刺激而爆发动作电位时，该部位会处于反极化状态，由静息时的外正内负变为外负内正，而与它相邻的未兴奋部位仍处于外正内负的极化状态。在兴奋部位与未兴奋部位之间就出现了电位差，由于膜两侧的溶液都是导电的，因此会产生由正电位到负电位的电流流动。这种在兴奋部位与邻近未兴奋部位之间产生的电流称为局部电流（local current）。其流动的方向是：膜内侧，电流由兴奋点流向未兴奋点；膜外侧，电流由未兴奋点流向兴奋点。结果造成邻近未兴奋点膜内电位上升，膜外电位下降，即产生去极化，去极化达到阈电位，即触发相邻未兴奋点爆发动作电位，使它成为新的兴奋点。所谓动作电位的传导实质上就是已兴奋点通过局部电流"刺激"了未兴奋点，使之出现动作电位，这样的过程在膜表面连续进行下去，就表现为兴奋在整个细胞上的传导，即细胞膜上依次爆发动作电位的过程。由于锋电位产生时电位变化的幅度和速度相当大，因此，局部电流的强度可以超过引起邻近膜兴奋的阈强度数倍以上，故以局部电流为基础的传导过程是相当"安全"的。

有髓神经纤维的髓鞘具有绝缘作用，动作电位的传导只能在没有髓鞘的郎飞结处进行。郎飞结的膜上 Na^+ 通道密集，易产生动作电位。传导时，出现动作电位的郎飞结与它相邻的郎飞结之间产生局部电流，使相邻的郎飞结产生动作电位，这样动作电位就从一个郎飞结传给相邻的郎飞结，称为跳跃式传导（图 2 - 10）。因为有髓神经纤维动作电位呈跳跃式传导，故其传导速度比无髓神经纤维快得多。由于有髓神经纤维的动作电位只发生在郎飞结，这使得动作电位传导过程中跨膜流入的 Na^+ 和流出的 K^+ 数量较无髓纤维大大减少，钠泵主动转运所消耗的能量也大大减少。因此，有髓神经纤维不仅提高了传导速度，而且还减少了能量消耗。

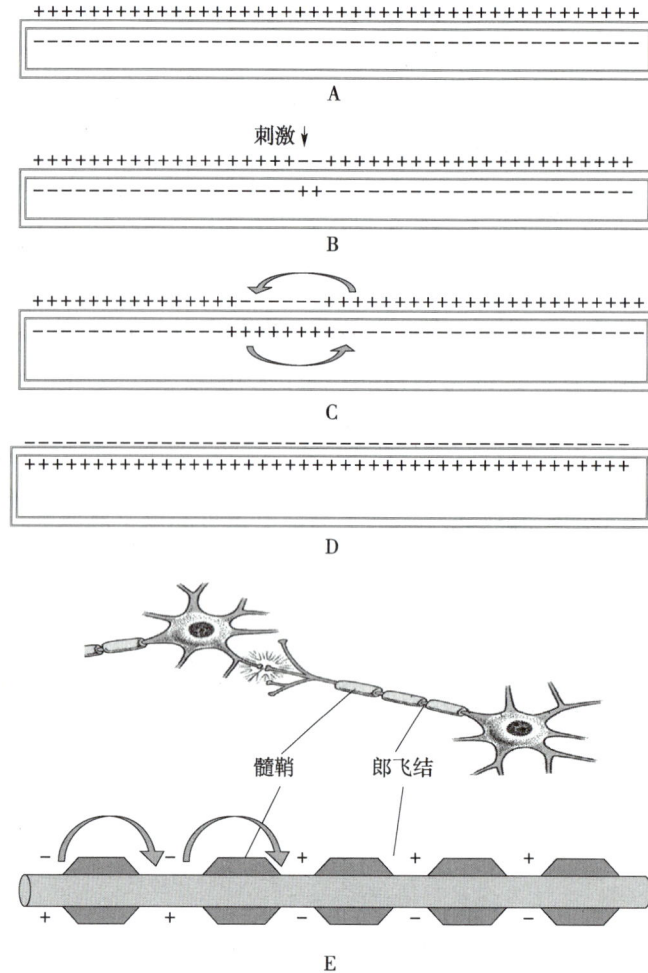

图 2-10 动作电位在神经纤维上的传导示意图

⚙ **知识链接**

神经纤维传导速度与临床疾病的关系

有髓神经纤维及其跳跃式传导是生物进化的产物。在无脊椎动物，提高动作电位传导速度的方式是增加轴突直径。因而在枪乌贼出现直径达 1mm 的巨轴突；而高等动物则以轴突的髓鞘化来提高传导速度，这使得直径仅 4μm 的有髓纤维和直径 600μm 的无髓纤维具有相同的传导速度（25μm/s）。有髓神经纤维最高的传导速度可达 100m/s 以上，而许多无髓神经纤维的传导速度尚不足 1m/s。多发性硬化症属于一种自身免疫病，其病理改变为有髓神经纤维髓鞘进行性丢失。因此，神经纤维传导速度减慢，甚至完全中断，患者可出现瘫痪或感觉丧失等症状。

第三节 肌细胞的收缩功能

机体的各种运动都是由肌肉收缩完成的。根据结构和功能特性，肌肉分为骨骼肌、心肌和平滑肌三种，它们的基本功能都是收缩，就收缩的原理来说，三种肌细胞有许多共同之处，本节以骨骼肌为例讨论肌细胞的收缩功能，心肌和平滑肌的特点将分别在有关章节中介绍。

虽然离体骨骼肌受刺激后可以兴奋而收缩，但是在人体内，骨骼肌的兴奋和收缩都是在神经的支配下完成的。本节主要讨论以下内容：①运动神经的兴奋如何传递给骨骼肌细胞而使它产生兴奋；②骨骼肌的兴奋如何引发它的收缩；③骨骼肌细胞的收缩原理；④骨骼肌的收缩形式及影响骨骼肌收缩的因素。

一、神经－肌肉接头处兴奋的传递

（一）神经－肌肉接头处的结构

躯体运动神经纤维在接近骨骼肌细胞时失去髓鞘，轴突末梢膨大并嵌入到由肌膜形成的凹陷中，形成神经－肌肉接头，由接头前膜、接头间隙、接头后膜三部分组成（图 2－11）。接头前膜是嵌入到肌细胞膜凹陷中的运动神经元轴突末梢的膜，膜上镶嵌有电压门控 Ca^{2+} 通道。轴突末梢内含有许多囊泡，称为突触小泡，一个突触小泡含有大约 1 万个乙酰胆碱（acetylcholine，ACh）分子。接头后膜又称运动终板或终板膜，是与接头前膜相对应的肌细胞膜。它较一般的肌细胞膜厚，并有规则地向细胞内凹陷，形成许多皱褶，这样可以扩大它与接头前膜的接触面积，有利于兴奋的传递。接头后膜上还有能与 ACh 特异性结合的 N_2 型乙酰胆碱受体，属于化学门控通道。在终板膜表面还分布有胆碱酯酶，它可以将 ACh 分解为胆碱和乙酸。终板膜上无电压门控 Na^+ 通道和 K^+ 通道。接头前膜和后膜之间并不直接接触，而是有一个充满细胞外液的间隙，即接头间隙。

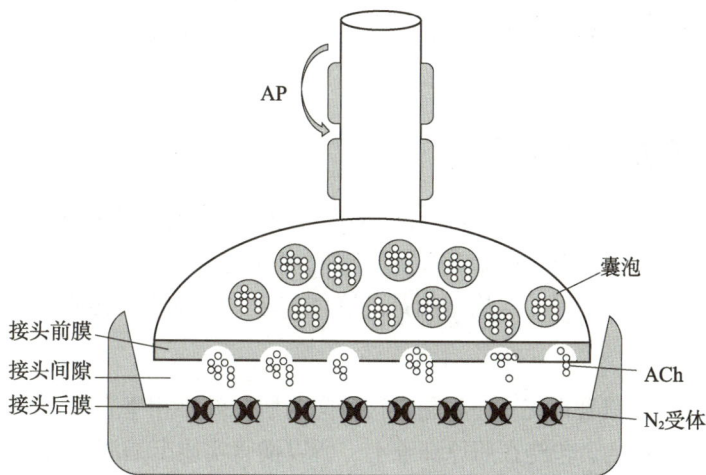

图 2－11 神经－肌肉接头的结构及兴奋传递示意图

（二）神经－肌肉接头处兴奋传递的过程

兴奋传递是指动作电位由一个细胞传给另一个细胞的过程。神经－肌肉接头处兴奋的传递是将运动神经上的动作电位传给肌细胞的过程。

神经－肌肉接头兴奋传递的主要环节如图 2－11 所示，当动作电位沿神经纤维传到轴突末梢时，使接头前膜去极化，引发接头前膜上电压门控 Ca^{2+} 通道开放，Ca^{2+} 从细胞外液顺电－化学梯度进入轴突末梢，使末梢内 Ca^{2+} 浓度升高；Ca^{2+} 可触发大量突触小泡向接头前膜方向移动，与接头前膜融合，破裂，将贮存在囊泡中的 ACh 分子释放到接头间隙中；ACh 通过接头间隙扩散到终板膜，与终板膜上的 N_2 型乙酰胆碱受体结合，通道开放，允许 Na^+ 内流和 K^+ 外流，但以 Na^+ 内流为主，从而使终板膜发生去极化。终板膜在运动神经纤维末梢释放 ACh 作用下产生的去极化的电位变化称为终板电位（endplate potential，EPP）。终板电位属于局部兴奋，不是"全或无"的，没有不应期，具有总和效应；它的大小与接头前膜释放的 ACh 多少呈正变关系。一次终板电位的幅度可达 50～75mV，很容易引起邻近肌膜去极化到阈电位，使肌膜上电压门控 Na^+ 通道大量开放，而爆发动作电位。动作电位通过局部电流传遍整个肌膜，即引起肌细胞的兴奋。在 ACh 释放后几毫秒内即可被存在于终板膜外侧的胆碱酯酶分解而失活，从而保证一次神经冲动仅引起肌细胞兴奋一次。

神经-肌肉接头处兴奋的传递是通过神经递质介导完成的，因此，该过程可以概括为电-化学-电的过程。其中，Ca^{2+} 内流是神经递质 ACh 从接头前膜释放的必要条件，ACh 释放的过程属于出胞作用。ACh 来自突触小泡，一个突触小泡所包含的 ACh 是最小的一个数量单位，称为一个量子。接头前膜释放 ACh 属于以突触小泡为单位的"倾囊"释放，故称为量子式释放。据估算，一次动作电位能使大约 125 个囊泡释放。

（三）神经-肌肉接头处兴奋传递的特点

神经-肌肉接头处的兴奋传递与动作电位在神经纤维上的传导不同，具有以下特点。

1. 单向传递 即兴奋只能由接头前膜传向接头后膜，而不能反转。这是因为 ACh 存在于运动神经轴突末梢的囊泡中，从接头前膜释放，与接头后膜的受体结合来完成兴奋传递。

2. 时间延搁 这一过程非常复杂，耗时较长，需要 $0.3 \sim 1.0ms$，所以传递的速度远比神经冲动在神经纤维上的传导慢得多。

3. 1∶1 的传递 ACh 在刺激终板膜产生终板电位的同时，可被终板膜表面的胆碱酯酶迅速分解，这样既保证兴奋的正常传递，又保证一次神经冲动仅引起肌细胞兴奋一次，表现为一对一的关系。

4. 易受内环境变化和药物的影响 由于该过程是通过化学传递实现的，所以接头间隙中细胞外液的离子成分、pH、许多药物以及某些病理变化等可作用于神经-肌肉接头兴奋传递的不同环节，影响兴奋的正常传递和肌肉收缩。

二、骨骼肌的兴奋-收缩耦联

骨骼肌细胞的兴奋表现为肌膜上出现可传导的动作电位，而骨骼肌的收缩则是肌细胞内部肌丝滑行的结果。将骨骼肌细胞的电兴奋和机械收缩联系起来的中介过程，称为兴奋-收缩耦联（excitation - contraction coupling）。实现这一过程的结构基础是三联体，起关键作用的物质是 Ca^{2+}。

（一）肌管系统

骨骼肌细胞有两套独立的肌管系统。一种是走行方向与肌原纤维相垂直的，称为横管。它是由肌膜向内凹陷并向细胞深部延伸形成的，包绕在肌原纤维上，所以横管实质上是肌膜的延续，管中的液体就是细胞外液。当肌膜兴奋时，动作电位可沿横管传入肌细胞内部。另一种是走行方向与肌原纤维平行的管道，包绕在肌原纤维周围，称为纵管，也称肌质网。纵管在靠近横管附近膨大，称为终池，它是细胞内贮存 Ca^{2+} 的场所，故又称为钙池。横管和两侧各一个终池形成三联体。在三联体处横管膜与终池膜之间有一定的间隙，所以横管与终池并不相通。三联体的作用是把从横管传来的电信息（动作电位）和终池释放 Ca^{2+} 联系起来，完成横管向纵管的信息传递，而终池释放的 Ca^{2+} 则是引起肌细胞收缩的直接动因。

（二）骨肌兴奋-收缩耦联的过程

骨骼肌兴奋-收缩耦联的基本过程包括：①动作电位沿横管膜传至三联体，激活横管膜上的 L 型钙通道；②L 型钙通道通过变构作用激活终池膜上的钙释放通道，终池中的 Ca^{2+} 大量释放入细胞质，胞质中 Ca^{2+} 浓度升高达到静息时的 100 倍，引发肌肉收缩；③胞质中 Ca^{2+} 浓度升高可激活肌质网膜上的钙泵，胞质中的 Ca^{2+} 被泵回终池，胞质中 Ca^{2+} 浓度降低，肌肉舒张。

三、骨骼肌收缩的原理

（一）肌原纤维和肌小节

肌细胞内含有大量的肌原纤维，它们平行排列，纵贯肌细胞全长。在显微镜下观察，肌原纤维呈明暗相间的节段，分别称为明带和暗带。明带中央有一条与肌原纤维垂直的横线称为 Z 线。暗带中央也有一条横线称为 M 线。暗带中央相对透亮的区域称为 H 带。两条相邻 Z 线之间的节段称为一个肌小节，它包括一个位于中间部位的暗带和其两侧各 1/2 的明带（图 2-12）。

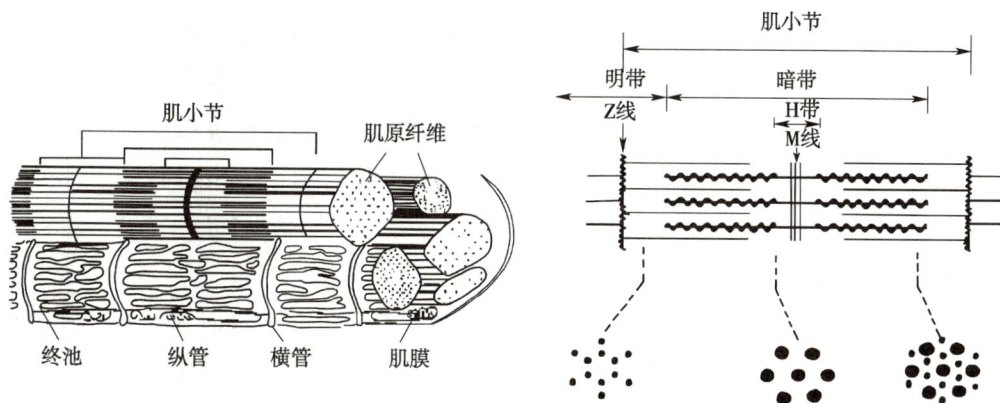

图 2-12 肌原纤维和肌管系统示意图

目前公认的骨骼肌细胞收缩的机制是肌丝滑行理论。其要点是：肌细胞收缩时肌原纤维的缩短，不是由于肌丝本身的缩短或卷曲，而是细肌丝向粗肌丝中间滑行的结果（图 2-13）。细肌丝为什么会在粗肌丝之间进行滑行呢？这个问题涉及组成肌丝的蛋白质分子结构。

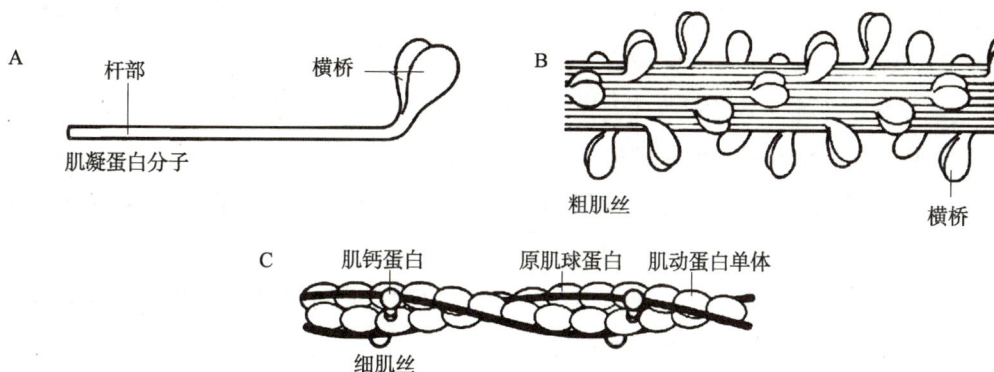

图 2-13 肌丝滑行机制示意图

（二）肌丝的分子结构

粗肌丝由肌球蛋白（也称肌凝蛋白）分子组成。肌球蛋白分子呈杆状，杆的一端有两个球形的头，组成粗肌丝时，杆部朝向 M 线方向聚合成束，形成粗肌丝的主干，球形的头部则有规律地分布在粗肌丝表面，形成横桥。横桥在肌丝滑行过程中起重要作用，是拉动细肌丝滑行的直接发动者。它的主要作用是：①具有 ATP 酶的活性，可分解 ATP，释放的能量可供横桥摆动利用；②能与细肌丝上的位点结合，并发动向 M 线的摆动，从而拉动细肌丝向 M 线方向滑行。

细肌丝由三种蛋白质分子组成，分别是肌动蛋白（也称肌纤蛋白）、原肌球蛋白（也称原肌凝蛋白）和肌钙蛋白。肌动蛋白分子单体呈球形，许多分子聚合在一起构成双螺旋状，成为细肌丝的主体。肌动蛋白上有与横桥结合的位点。原肌球蛋白分子呈长杆状，首尾相接也聚合成双螺旋结构，缠绕在肌动蛋白上，遮盖了与横桥结合的位点，阻止横桥与肌动蛋白的结合。肌钙蛋白是由三个亚单位组成的球形分子，结合在原肌凝蛋白上，它的作用是与 Ca^{2+} 结合触发肌肉收缩。由于肌球蛋白和肌动蛋白是直接参与肌细胞收缩的蛋白质，所以称为收缩蛋白。原肌球蛋白和肌钙蛋白不直接参与肌细胞收缩，而是对收缩过程起调控作用，故称为调节蛋白。

（三）收缩过程

如图 2 – 13 所示，当肌肉处于静息状态时，细肌丝肌动蛋白上的结合位点被原肌球蛋白所遮盖，横桥无法与位点结合。当兴奋 – 收缩耦联过程中终池内的 Ca^{2+} 大量释放到肌质中，Ca^{2+} 浓度升高到静息时的 $10 \sim 100$ 倍时，Ca^{2+} 与肌钙蛋白结合，肌钙蛋白的空间构象发生改变，使原肌球蛋白分子向肌动蛋白双螺旋沟槽的深部移动，从而暴露出肌动蛋白上与横桥结合的位点，横桥与肌动蛋白结合。横桥的 ATP 酶作用使 ATP 分解释放出的能量，使横桥摆动，拉动细肌丝向 M 线方向滑行，然后横桥与位点解离，再与细肌丝上下一个结合位点结合。粗肌丝上的横桥与细肌丝上的肌动蛋白结合、摆动、复位、再结合，如此反复进行的过程称为横桥周期。

横桥连续向 M 线方向摆动的结果是，细肌丝不断滑入粗肌丝内，使肌小节缩短，肌肉收缩。当肌质中的 Ca^{2+} 被钙泵转运回终池，肌质中 Ca^{2+} 浓度降低时，Ca^{2+} 与肌钙蛋白分离，原肌球蛋白复位，又遮盖住肌动蛋白上与横桥结合的位点，横桥停止摆动，细肌丝恢复到收缩前的位置，使肌小节变长，肌细胞舒张。

四、骨骼肌的收缩形式及影响因素

（一）骨骼肌的收缩形式

根据肌肉所遇负荷的情况，可将肌肉收缩分为等长收缩和等张收缩；根据刺激频率的不同，肌肉收缩可分为单收缩和强直收缩。

1. 等长收缩与等张收缩　骨骼肌收缩时产生两种变化：一种是长度的缩短，另一种是张力的增加。在不同情况下，肌肉收缩有不同的表现形式。

（1）等长收缩　肌肉收缩时只有张力的增加而无长度的缩短称为等长收缩（isometric contraction）。等长收缩的作用主要是维持人体的姿势。

（2）等张收缩　肌肉收缩时只有长度的缩短而无张力的变化称为等张收缩（isotonic contraction）。此时，肌肉缩短，使负荷发生位移，而张力不再增加。

人体骨骼肌的收缩大多数情况下是混合式的，既有张力的增加又有长度的缩短，而且总是张力增加在前，长度缩短在后。

2. 单收缩与强直收缩

（1）单收缩　肌肉受到一次刺激，爆发一次动作电位，引起一次收缩，称为单收缩（single twitch）。

（2）强直收缩　在连续刺激下，肌肉处于持续的收缩状态，产生单收缩的复合称为强直收缩。这里需要指出的是肌肉的收缩可以融合在一起，但动作电位是不能融合的。

依据刺激频率的不同，强直收缩又分为不完全强直收缩和完全强直收缩两种情况（图 2 – 14）。如果刺激频率较低，后一刺激落在前一收缩的舒张期内，就会形成在第一次收缩的舒张期还没有结束时发生第二次收缩，表现为舒张不完全，这种情况记录的收缩曲线呈锯齿状，称为不完全强直收缩。不完全强直收缩的幅度大于单收缩。如果刺激频率较高，后一刺激落在前一收缩的缩短期内，就会出现收缩的叠加现象，即只见有缩短期而没有舒张期，从而出现完全强直收缩。这时记录出一条平滑的收缩曲线，而且其幅度大于单收缩和不完全强直收缩。据测定，完全强直收缩产生的肌张力要比单收缩大 $3 \sim 4$ 倍，因而可产生更大的收缩效果。人体的骨骼肌收缩是以整块肌肉为单位进行的，运动神经总是传来连续的神经冲动。因此，在人体内骨骼肌的收缩都是完全强直收缩。

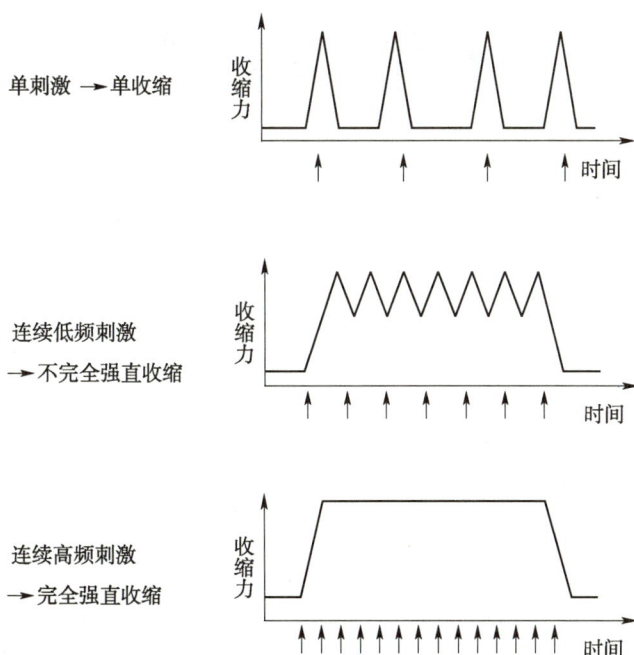

图 2 – 14　骨骼肌单收馆和强直收缩示意图

（二）影响骨骼肌收缩的因素

影响骨骼肌收缩的因素主要有前负荷、后负荷和肌肉收缩能力。

1. 前负荷（preload）　　是指肌肉收缩前所承受的负荷。肌肉收缩前在前负荷的作用下所处的长度称为肌肉的初长度。如果其他条件不变，逐渐增加前负荷使初长度增加，测得肌张力的变化。在前负荷增加的初始阶段，增加初长度能相应增大肌张力，当前负荷和初长度达到一定程度时，产生最大肌张力，此时的前负荷称为最适前负荷，初长度称为最适初长度。但是当前负荷和初长度再增加，肌张力则减小，呈反比关系。

2. 后负荷（afterload）　　是指肌肉收缩过程中承受的负荷。它是肌肉收缩的阻力或做功对象。肌肉在有后负荷作用的情况下收缩，总是先有张力的增加以克服后负荷的阻力，然后才有长度的缩短。在肌肉处于最适初长度时，改变后负荷，测定在不同后负荷情况下肌肉收缩产生的张力和缩短的速度。得到肌肉张力 – 速度曲线。横坐标表示后负荷（亦可用肌张力表示），纵坐标表示缩短的速度，图形似双曲线，表示两者大致呈反比关系。当后负荷为零时，肌肉缩短速度最快（最大缩短速度，v_{max}），而张力不变。隐着后负荷的增加，收缩张力增加而缩短速度减小，当后负荷增大到一定程度时肌肉产生最大的张力（Po），而缩短速度为零。显然，后负荷过小或过大都会降低肌肉做功的效率，适度的后负荷才能获得肌肉做功的最佳效率。

3. 肌肉收缩能力（contractility）　　是指与前负荷和后负荷无关的肌肉内在的收缩特性，它主要取决于兴奋 – 收缩耦联期间肌质中 Ca^{2+} 的水平和横桥 ATP 酶的活性。其他条件不变时，肌肉收缩能力增强，可以使肌肉收缩时张力增加、收缩速度加快，做功效率增加。体内许多神经递质、体液物质，疾病时的病理变化及一些药物大都是通过调节肌肉的收缩能力来影响肌肉收缩效能的。例如：Ca^{2+}、肾上腺素使肌肉收缩能力增强，而酸中毒、缺氧则使肌肉收缩能力降低。

目标检测

一、单项选择题

1. 构成细胞膜结构基架的分子是（ ）
   - A. 蛋白质
   - B. 核酸
   - C. 胆固醇
   - D. 磷脂
   - E. 糖类

2. O_2 和 CO_2 出入细胞的方式是（ ）
   - A. 单纯扩散
   - B. 载体扩散
   - C. 通道扩散
   - D. 主动转运
   - E. 膜泡运输

3. 细胞安静时膜通透性最大的离子是（ ）
   - A. K^+
   - B. Na^+
   - C. Ca^{2+}
   - D. Cl^-
   - E. HCO_3^-

4. 小肠上皮细胞由肠腔吸收葡萄糖属于（ ）
   - A. 单纯扩散
   - B. 易化扩散
   - C. 原发性主动转运
   - D. 继发性主动转运
   - E. 经载体易化扩散

5. 在膜蛋白质帮助下，某些胞外的蛋白质分子选择性地进入胞内的跨膜转运方式属于（ ）
   - A. 原发性主动转运
   - B. 继发性主动转运
   - C. 经载体易化扩散
   - D. 受体介导入胞
   - E. 液相入胞

6. 水分子快速通过细胞膜主要是借助（ ）
   - A. 水泵
   - B. 载体蛋白
   - C. 水通道
   - D. 单纯扩散
   - E. 离子通道

7. 下列属于主动转运的是（ ）
   - A. 安静时 K^+ 由细胞内向细胞外转运
   - B. 兴奋时 Na^+ 由细胞外进入细胞内
   - C. 葡萄糖由细胞外液进入一般细胞
   - D. Na^+ 由细胞内向细胞外转运
   - E. 肌质网终池内的 Ca^{2+} 流入胞质

8. 神经纤维的阈电位是（ ）
   - A. Na^+ 通道大量开放的膜电位临界值
   - B. Na^+ 通道开始关闭的膜电位临界值
   - C. K^+ 通道开始关闭的膜电位临界值
   - D. K^+ 通道大量开放的膜电位临界值
   - E. Na^+ 通道少量开放的膜电位值

9. 动作电位的上升支产生的离子运动基础是（ ）
   - A. K^+ 内流
   - B. Na^+ 外流
   - C. Ca^{2+} 内流
   - D. K^+ 外流
   - E. Na^+ 内流

10. 细胞静息电位 –70mV 接受刺激后膜电位变为 –90mV 的过程称（ ）
    - A. 极化
    - B. 去极化
    - C. 反极化
    - D. 超极化
    - E. 复极化

11. 横纹肌神经 – 肌肉接头处传递兴奋的神经递质是（ ）
    - A. 肾上腺素
    - B. 多巴胺
    - C. 5 – 羟色胺
    - D. 乙酰胆碱
    - E. 去甲肾上腺素

12. 骨骼肌收缩和舒张的基本单位是 （　　）

    A. 肌纤维　　　　　　　B. 肌原纤维　　　　　　C. 肌丝

    D. 肌节　　　　　　　　E. 横桥

13. 组成粗肌丝的蛋白质是 （　　）

    A. 肌动蛋白　　　　　　B. 肌球蛋白　　　　　　C. 肌钙蛋白

    D. 肌红蛋白　　　　　　E. 原肌球蛋白

14. 细肌丝中阻碍横桥与肌动蛋白结合的是 （　　）

    A. 肌球蛋白　　　　　　B. 肌动蛋白　　　　　　C. 肌红蛋白

    D. 肌钙蛋白　　　　　　E. 原肌球蛋白

二、思考题

1. 简述细胞膜物质转运的方式、机制及其各自的特点。

2. 简述 Na^+ 泵的本质、作用及生理意义。

3. 简述骨骼肌神经 – 肌接头处兴奋的传递过程。

（罗　逸）

第三章 血 液

⊙ 学习目标

    1. 通过本章学习，重点把握血量、血液的组成及血细胞比容；血浆与血清；血浆渗透压；红细胞、白细胞和血小板的数量及基本功能；造血原料及辅助因子；红细胞生成的调节；ABO血型系统；输血原则。

    2. 学会运用所学知识，评估血常规检查结果；进行 ABO 血型鉴定；具有刻苦钻研的工匠精神，热爱劳动和岗位的品质。

》》 情境导入

    情景描述 患者，男，35 岁。发热、咳嗽 3 天。3 天前，因淋雨后发热，T 38.2℃；继之咳嗽、咳铁锈色痰，伴右侧胸痛。查体：体温 38.8℃，脉搏 96 次/分，呼吸 26 次/分，血压 116/72mmHg，右肺呼吸音粗，右下肺闻及支气管呼吸音；心律齐，各瓣膜听诊区未闻及病理性杂音；余无重要体征。血常规：红细胞计数 $12.3 \times 10^9/L$，中性粒细胞占比 0.84。胸部 X 线示右下肺片状致密阴影。

    讨论 该患者各项检查是否正常，其含义是什么？

第一节 血液的组成和理化特性

一、血液的组成和功能

    血液是血浆和悬浮于其中的血细胞共同组成的流体组织。离体血液加入适量的抗凝剂（肝素或柠檬酸钠）离心后，血液被分为三层（图 3-1），上层液体为血浆，下层为堆积的红细胞，二者之间有一薄层，为白细胞和血小板。因此，血液是由红细胞、白细胞、血小板和血浆组成的。血细胞在血液中所占的容积百分比，称为血细胞比容，正常成年男性的血细胞比容为 40% ~ 50%，女性为 37% ~ 48%。由于血液中白细胞和血小板仅占总容积的 0.15% ~ 1%，所以血细胞比容主要反映血液中红细胞的相对浓度。贫血患者血细胞比容降低。

    血液主要具有四方面的功能。①运输功能：血液能运输机体所需的各种营养物质和组织代谢产物，以保持新陈代谢的正常进行。②缓冲功能：血浆作为缓冲系统，不但可以维持血浆本身及细胞外液的酸碱平衡，而且当酸性物质或碱性物质进入血液时，其 pH 不致波动很大，能保持相对恒定。③调节功能：内分泌细胞分泌的激素和组织代谢产物不断通过血液的流动对机体的活动产生调节。血液的比热较高，有利于运送热量，参与体温相对恒定的调节。④防御和保护功

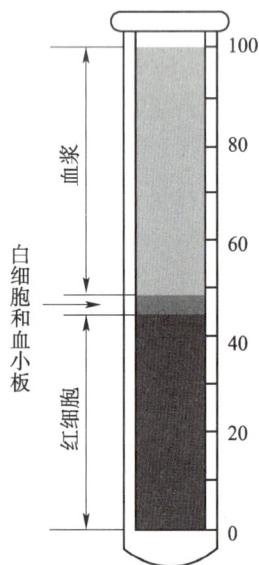

图 3-1 血液的组成示意图

30

能：血液中的多种免疫物质和淋巴细胞，均具有免疫作用；中性粒细胞和单核细胞对微生物与机体坏死组织有吞噬分解作用；血小板与血浆中的凝血因子有止血和凝血作用。因此，当机体失血时，可造成组织损伤甚至危及生命。很多疾病可导致血液成分和性质的改变，故血液检查在临床诊断上有重要价值。

二、血浆的化学成分及其作用

血浆的含水量约为93%，其中溶解了多种电解质（Na^+、Cl^-等）、小分子有机化合物（营养物质、激素、代谢产物等）和一些气体分子（O_2、CO_2等）。

（一）无机盐

血浆中的晶体成分约占血浆重量的1%。由于这些溶质和水都很容易透过毛细血管壁与组织液中的物质进行交换，所以血浆中电解质的浓度和组织液基本相同（表3-1）。血浆中含量最丰富的晶体物质是Na^+和Cl^-。细胞外液中的离子在维持组织细胞兴奋性、细胞外液渗透压和缓冲细胞外液pH的变化方面有重要作用。临床检测循环血浆中各种电解质的浓度可大致反映组织液中这些物质的浓度。

表3-1 人体各部分体液中电解质的含量（mmol/L）

正离子	血浆	组织液	细胞内液	负离子	血浆	组织液	细胞内液
Na^+	142	145	12	Cl^-	104	117	4
K^+	4.3	4.4	139	HCO_3^-	24	27	12
Ca^{2+}	2.5	2.4	<0.001（游离）	$HPO_4^{2-}/H_2PO_4^-$	2.0	2.3	29
Mg^{2+}	1.1	1.1	1.6（游离）	蛋白质	14	0.4	54
				其他	5.9	6.2	53.6
总计	149.9	152.9	152.6	总计	149.9	152.9	152.6

（二）血浆蛋白

血浆蛋白是血浆的一类重要成分。因为血浆蛋白的分子量大，不能透过毛细血管壁，故组织液的蛋白质含量很低。用盐析法可将血浆蛋白分为白蛋白、球蛋白和纤维蛋白原三类。用电泳法可将球蛋白进一步分为α_1-球蛋白、α_2-球蛋白、β-球蛋白和γ-球蛋白等。正常成人血浆中蛋白含量为65~85g/L，其中白蛋白为35~55g/L，球蛋白为20~30g/L，纤维蛋白原为2~4g/L。白蛋白与球蛋白浓度的比值（A/G）为（1.5~2.5）:1。除γ-球蛋白来自于浆细胞外，白蛋白和大多数球蛋白主要由肝脏产生。肝脏疾病常导致A/G下降甚至倒置。

血浆蛋白的功能主要有：形成血浆胶体渗透压和缓冲血浆pH；运输血浆中那些难溶于水、易被酶破坏及易被细胞摄取的小分子物质；免疫功能（血浆中具有抗体作用的蛋白质称免疫球蛋白）；凝血与抗凝血功能（见本章第三节）；营养作用。

（三）血浆中的其他含氮物质

血浆中除蛋白质以外的含氮物质，主要是尿素、尿酸、肌酸、肌酐、多肽、胆红素、氨等，这些物质总称为非蛋白含氮化合物，而这些化合物中所含的氮量则称非蛋白氮（NPN），正常成人血浆中NPN含量为143~250mmol/L。这些化合物中绝大多数为蛋白质和核酸分解代谢的终产物，可经血液运输到肾随尿排出体外。当肾功能障碍影响排泄时会导致NPN在血中浓度升高，这也是血浆中NPN升高最常见的原因。

三、血液的理化特性

(一) 颜色

血液的颜色主要取决于血红蛋白的颜色。动脉血红细胞中氧合血红蛋白较多，呈鲜红色；静脉血中红细胞含去氧血红蛋白较多，呈暗红色。空腹血浆清澈透明，进餐后，尤其摄入较多的脂类食物，血浆中悬浮脂蛋白微滴而变得混浊。因此，临床对某些血液化学成分进行检测时，要求空腹采血，以避免食物对检测结果的影响。

(二) 比重

正常人全血的比重为 1.050 ~ 1.060，血浆的比重为 1.025 ~ 1.030，红细胞的比重为 1.090 ~ 1.092。因为不同血细胞及血浆比重存在差异，故采用离心的方法可将血液中的不同成分进行分离，分别获取红细胞、白细胞、血小板及血浆等不同成分。

(三) 黏度

液体的黏度是由于液体分子的内摩擦形成的。正常的血液和血浆的相对黏度分别为 4 ~ 5 和 1.6 ~ 2.4。其值的大小分别取决于红细胞数量和血浆蛋白的含量。当某些疾病使微循环血流显著减慢时，红细胞可发生叠连和聚集，血液黏度升高，血流阻力增大，微循环的灌流量将显著降低。

(四) 血浆渗透压

如果用只允许水分子通过的半透膜将两侧不同浓度的溶液隔开，水分子将由低浓度溶液侧移向高浓度溶液侧，这一现象被称渗透。渗透压是指溶液中溶质分子所具有的吸水或保留水的能力。渗透压的高低与单位体积溶液中溶质的颗粒数目呈正比，而与溶质的种类及颗粒的大小无关。通常以渗透克分子作为渗透压的单位，1 渗透克分子为 1L 溶液中含有 1mol 个颗粒。

血浆渗透压约为 300mmol/L （即 300mOsm/L，5800mmHg，770kPa）。血浆渗透压分为晶体渗透压和胶体渗透压。血浆晶体渗透压由溶于血浆的晶体溶质颗粒形成，特别是 Na^+，其数值占血浆总渗透压的 99% 以上。血浆胶体渗透压由血浆蛋白等大分子物质形成，因为蛋白质分子量大、数量少，所以血浆胶体渗透压数值很小，仅 1.5mOsm/L。血浆胶体渗透压的 75% ~ 80% 来自于白蛋白。

水和晶体物质可自由通过毛细血管壁，因此，血浆与组织液中晶体渗透压几乎相等。细胞外液中大部分晶体物质不易进入细胞内，而且细胞外液的晶体渗透压保持相对稳定，这对维持细胞内、外水平衡和细胞的正常形态极为重要。当细胞外液晶体渗透压降低时，水将进入细胞，可引起细胞肿胀，甚至破裂；当细胞外液晶体渗透压增高时，可因细胞内的水移出细胞而导致细胞皱缩。与此不同的是，形成血浆胶体渗透压的血浆蛋白难以透过毛细血管壁进入组织液，所以血浆胶体渗透压（25mmHg）高于组织液胶体渗透压（15mmHg）（图 3-2），胶体渗透压的这种差别成为组织液中水分子进入毛细血管的主要力量，对维持毛细血管内外水平衡具有重要作用。当血浆蛋白浓度降低时，可因血浆胶体渗透压降低而使液体滞留于血管外，引起组织水肿和血浆容量降低。

等渗溶液是指渗透压与血浆渗透压相等的溶液，如 0.85% NaCl 溶液和 5% 葡萄糖溶液；高于或低于血浆渗透压的溶液则分别被称为高渗溶液或低渗溶液。不同物质的等渗溶液不一定都能使红细胞保持正常的体积和形态，如 1.9% 尿素溶液虽然与血浆等渗，但当红细胞置入其中后，由于尿素能自由通过细胞膜，顺浓度差进入红细胞内，导致红细胞内渗透压升高，水随之进入，造成红细胞肿胀、破裂，发生溶血。能使悬浮于其中的红细胞保持正常大小和形态的溶液称等张溶液。等张溶液实际上是指溶液中不能透过细胞膜的颗粒所形成的等渗溶液。由于 NaCl 不能自由透过细胞膜，所以 0.85% NaCl 溶液既是等渗溶液也是等张溶液；而 1.9% 尿素溶液是等渗溶液但不是等张溶液。

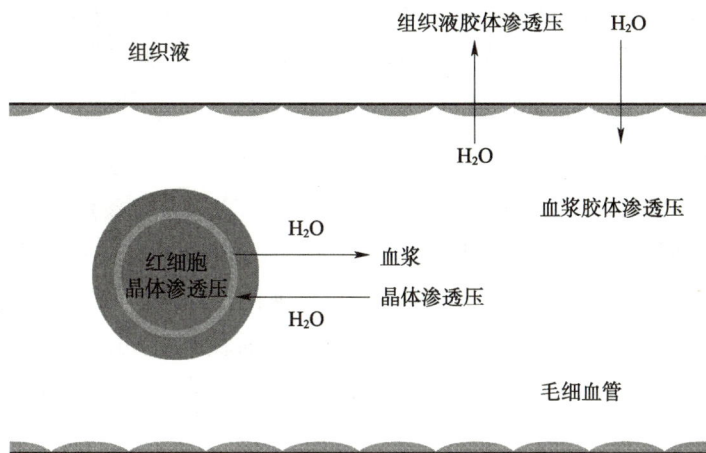

图 3 – 2　血浆晶体渗透压与胶体渗透压作用示意图

🔅 **知识链接**

等渗溶液和等张溶液

熟悉血液的理化特性。

学生思考：等渗溶液和等张溶液有什么区别？

教师解答：1. 等渗溶液是指渗透压与血浆渗透压相等的溶液。

2. 等张溶液是能使悬浮于其中的红细胞保持正常大小和形态的溶液。

3. 等张溶液实际上是指溶液中不能透过细胞膜的颗粒所形成的等渗溶液。

（五）血浆的 pH

正常人血浆 pH 为 7.35 ~ 7.45。血浆 pH 主要取决于血浆中主要的缓冲对 $NaHCO_3/H_2CO_3$ 的比值，通常此比值为 20。此外还有血浆中的蛋白质钠盐/蛋白质、Na_2HPO_4/NaH_2PO_4 缓冲对等。由于存在这些缓冲系统，且肺和肾也能对人体的酸碱平衡进行调节，因此，血浆 pH 的波动范围极小。血浆 pH 保持相对恒定对机体的生命活动是十分重要的。在病理情况下，如体内酸性或碱性物质产生过多，超过血液缓冲对的缓冲能力，机体不能将过多的酸性或碱性物质及时排出，将会发生酸中毒或碱中毒，严重者可危及生命。

第二节　血细胞

一、红细胞

（一）红细胞的数量和形态特点

红细胞是血细胞中数量最多的细胞。我国正常成年男性血液中的红细胞数量为 $(4.5 ~ 5.5) \times 10^{12}/L$，女性为 $(3.5 ~ 5.0) \times 10^{12}/L$。

成熟的红细胞无核，也无任何细胞器，胞质内充满血红蛋白，使红细胞呈红色。我国正常成年男性血液中血红蛋白的含量为 120 ~ 160g/L，女性为 110 ~ 150g/L。正常成熟红细胞呈双凹圆碟形，直径约 7.5μm，周边最厚处约为 2.5μm，中央最薄处约为 1μm，因此血涂片标本显示，中央染色较浅、周边染色较深。与同体积球形物体相比，红细胞的表面积较大，增加了红细胞的变形能力。红细胞保持正常双凹圆碟形需消耗能量。成熟红细胞无线粒体，糖酵解是其获得能量的唯一途径。一般认为红细胞数少于 $3.0 \times 10^{12}/L$、血红蛋白低于 $100g/L$ 称为贫血。贫血时血液携带氧气能力降低，导致疲乏和活动耐力减退。成年男性红细胞 $> 6.0 \times 10^{12}/L$，血红蛋白 $> 170g/L$；成年女性红细胞 $> 5.5 \times 10^{12}/L$，血红蛋白 $> 160g/L$，则为红细胞增多。

（二）红细胞的生理特性

1. 可塑变形性　红细胞在全身血管中循环运行，常要挤过口径比它小的毛细血管和血窦孔隙，这时红细胞将发生变形，通过后又恢复原状，这种正常红细胞在外力作用下具有变形能力的特性，称为红细胞的可塑变形性。人类成熟的红细胞呈双凹圆碟形，其表面积（约 $140\mu m^2$）与容积（$90\mu m^3$）的比值较大，允许红细胞发生很大的变形。衰老和异常的红细胞的变形能力低，难以通过直径小的脾窦和骨髓血窦裂隙，而被巨噬细胞清除。

2. 悬浮稳定性　虽然红细胞的比重大于血浆，但在正常情况下，红细胞下沉的速度却很慢。红细胞能相对稳定地悬浮于血浆中的特性，称为红细胞的悬浮稳定性。通常将抗凝的血液放入沉降管中垂直静置，测定第一小时末红细胞沉降的距离（mm）表示红细胞的沉降速度，称为红细胞沉降率，简称血沉（ESR）。正常成年男性血沉为 $0 \sim 15mm/h$，女性为 $0 \sim 20mm/h$（魏氏法）。血沉值越小，提示红细胞的悬浮稳定性越好。

红细胞与血浆之间有较大的摩擦力是形成悬浮稳定性的主要原因。双凹圆碟形的红细胞有较大的表面积与体积之比，因此红细胞与血浆接触面大，下沉过程中产生的摩擦力亦大，故红细胞下沉缓慢。某些疾病（如活动性肺结核、风湿热等）能引起多个红细胞彼此相贴，形成一叠的红细胞现象，称为红细胞叠连。红细胞发生叠连后，红细胞团块的总表面积与总体积之比减小，摩擦力相对减小而红细胞沉降率加快。影响红细胞叠连快慢的因素不在于红细胞本身，而在于血浆成分的变化。通常当血浆中球蛋白、纤维蛋白原及胆固醇含量增高时，可加速红细胞叠连，使红细胞沉降率增加。

3. 渗透脆性　正常人的红细胞在等渗溶液中可以保持正常形态和大小，但在 0.42% 的 NaCl 溶液中开始溶血，在 0.35% 的 NaCl 溶液中完全溶血。红细胞在低渗盐溶液中，由于水分子透入红细胞内，引起红细胞膨胀、破裂和溶血，称为红细胞的渗透脆性。红细胞的渗透脆性越高，表示红细胞膜对低渗溶液的抵抗力越弱。衰老的红细胞、遗传性球形红细胞增多症患者的红细胞对低渗溶液的抵抗力弱，渗透脆性高。故测定红细胞的渗透脆性有助对某些疾病的临床诊断。

4. 红细胞膜的通透性　红细胞膜对 O_2、CO_2 和尿素有很好的通透性。负离子较易通过红细胞膜，而正离子却很难通过。红细胞内 K^+ 浓度远高于细胞外，而 Na^+ 浓度远低于细胞外，这种细胞内外的 Na^+、K^+ 浓度差主要是依靠细胞膜上 Na^+ 泵的活动来维持的。低温储存较久的血液，由于细胞代谢几乎停止，Na^+ 泵不能活动，会出现血浆内 K^+ 浓度升高的现象。

（三）红细胞的生理功能

红细胞的主要功能是运输 O_2 和 CO_2。红细胞运输的 O_2 量约为溶解于血浆中 O_2 量的 65 倍，血液中 98.5% 的 O_2 是与血红蛋白结合成氧合血红蛋白的形式存在的，可见，红细胞运输 O_2 的功能主要靠红细胞内的血红蛋白来实现；红细胞运输的 CO_2 量约为溶解于血浆中 CO_2 量的 18 倍，血液中的 CO_2 主要以碳酸氢盐和氨基甲酰血红蛋白的形式存在。此外，红细胞内有碳酸酐酶和多种缓冲对，对血浆 pH 的变化起缓冲作用。

（四）红细胞的生成和破坏

1. 红细胞的生成

（1）生成的部位　骨髓是成年人生成红细胞的唯一场所。红骨髓内的造血干细胞首先分化为红系定向祖细胞，再经过原红细胞、早幼红细胞、中幼红细胞、晚幼红细胞，晚幼红细胞细胞核逐渐消失，成为网织红细胞。网织红细胞在脾内停留 1~2 天，继续发育成熟后进入血液循环，最后成为成熟的红细胞。机体在受到某些物理因素（γ射线、X射线）、化学因素（如氯霉素、苯）、生物因素（如病毒）等损害时，骨髓造血功能障碍而引起贫血，称为再生障碍性贫血。

素质提升

中国骨髓移植之父——陆道培院士

陆道培院士的一生，围绕着血液病患者，创造了许多个"第一"。

1964 年，完成中国首例同基因骨髓移植，也是亚洲首例，患者至今健在。1981 年创建北京大学血液病研究所，成功完成中国首例异基因骨髓移植，标志着我国造血干细胞移植事业的成熟。1984 年在国内举办第一届骨髓移植与白血病化疗学习班。1991 年第一次证明大蒜素对抑制人类巨细胞病毒有效，在世界上首先报道胎盘免疫球蛋白对骨髓移植有效。同年完成了我国首例 HLA 配型半相合的造血干细胞移植。1992 年主编我国第一部白血病治疗专著《白血病治疗学》出版。1996 年建立我国首家脐带血库。2001 年创建血液病专科医院道培医院，继续为白血病患者服务。2016 年荣获国际血液和骨髓移植研究中心颁发的"杰出贡献与服务奖"，是目前唯一获此奖项的中国科学家。

向伟大的共和国医者致敬！

（2）生成的原料　红细胞内的主要成分是血红蛋白，合成血红蛋白的基本原料是铁和蛋白质。铁的来源有两部分：一部分是体内的红细胞破坏后释放出来的"内源性铁"，另一部分是从食物中摄取的"外源性铁"。成人每天需要 20~30mg 铁用于红细胞合成，但每天仅需从食物中吸收 1mg 以补充排泄的铁，其余来自"内源性铁"的再利用。当铁的摄入不足或吸收障碍，或长期慢性失血以致机体缺铁时，可使血红蛋白合成减少，造成缺铁性贫血。由于此种贫血的特征是红细胞体积较小，又称小细胞低色素性贫血。

造血所需的蛋白质来源于食物，食物中的蛋白质经消化分解为氨基酸后，被吸收入血并运送至骨髓，在有核红细胞内合成血红蛋白。由于红细胞可优先利用体内的氨基酸来合成血红蛋白，故单纯因缺乏蛋白质而发生贫血者较为罕见。

（3）成熟的辅助因子　叶酸是合成 DNA 所必需的辅酶，如叶酸缺乏，骨髓中有核红细胞核内 DNA 合成障碍，细胞的分裂增殖速度减慢，细胞停止在初始状态而不能成熟，红细胞体积增大，形成巨幼红细胞性贫血。维生素 B_{12} 具有增加叶酸在体内利用的作用，从而间接地促进 DNA 的合成，因而维生素 B_{12} 的缺乏同样也可以引起巨幼红细胞性贫血。

（4）红细胞生成的调节　正常情况下，人体内红细胞数量保持相对恒定，这主要受促红细胞生成素和雄激素的调节。

促红细胞生成素（EPO）主要由肾合成，其主要作用是促进红系祖细胞的增殖和分化，网织红细胞的成熟和释放，以及红细胞的生成。组织缺氧是促进 EPO 分泌的生理性刺激因素。当组织缺氧时，EPO 含量增加，使红细胞生成增多，例如正常人从平原进入高原低氧环境后，外周血液的红细胞数量和血红蛋白含量增高。严重肾疾患时，因 EPO 缺乏而发生肾性贫血。

雄激素主要作用于肾，刺激 EPO 的产生而促进红细胞生成。雄激素也可直接刺激骨髓，促进红细胞生成。这是成年男性红细胞数量多于女性的重要原因。

此外，甲状腺激素、生长激素、糖皮质激素对红细胞的生成也有促进作用。

2. 红细胞的破坏　红细胞的平均寿命约为 120 天。每天约有 0.8% 的红细胞更新。衰老的红细胞可塑变形能力减弱，脆性增加，容易滞留于肝和脾等处被巨噬细胞吞噬消化，释放的铁可被重新利用，脱铁血红素转变为胆红素，最终随粪或尿排出体外。90%的衰老红细胞被巨噬细胞吞噬，因此脾功能亢进时，可使红细胞破坏增加，引起脾性贫血。此外，还有10%的衰老红细胞在血管中因机械冲击而破损。血管内破坏所释放的血红蛋白立即与血浆中的触珠蛋白结合，进而被肝摄取经处理后，铁以铁黄素形式沉着于肝细胞中，而脱铁血红素亦转变为胆红素排出。当血管内红细胞大量破坏，血红蛋白浓度过高，超过了触珠蛋白结合能力时，未能与触珠蛋白结合的血红蛋白经肾由尿排出，出现血红蛋白尿。

二、白细胞

（一）白细胞的数量和分类

白细胞是一类无色、有核的血细胞，在血液中一般呈球形。正常成年人血液中白细胞数为（4.0 ～ 10.0）×10^9/L。根据白细胞的形态、功能和来源，可将其分为粒细胞、单核细胞和淋巴细胞三大类。根据胞质颗粒的嗜色质不同，又将粒细胞分为中性粒细胞、嗜酸性粒细胞和嗜碱性粒细胞。各类白细胞的正常值见表3–2。

表3–2　各类白细胞的正常值

	绝对值（×10^9/L）	百分比（%）
白细胞总数	4.0 ～ 10.0	100
中性粒细胞（杆状核）	0.04 ～ 0.5	1 ～ 5
中性粒细胞（分叶核）	2.0 ～ 7.0	50 ～ 70
嗜酸性粒细胞	0.02 ～ 0.5	0.5 ～ 5.
嗜碱性粒细胞	0.0 ～ 0.1	0 ～ 1
单核细胞	0.12 ～ 0.8	3 ～ 8
淋巴细胞	0.8 ～ 4.0	20 ～ 40

（二）白细胞的形态特点和生理功能

白细胞是机体免疫和防御体系中的重要组成部分，在机体发生炎症、过敏反应或损伤时发挥重要作用。从防御角度可将白细胞区分为吞噬细胞和免疫细胞两大类：前者包括中性粒细胞和单核细胞，后者主要是指淋巴细胞。白细胞具有变形、游走、趋化、吞噬和分泌等特性。白细胞能借助变形运动穿过毛细血管壁游走出血管外；在某些化学物质的吸引下，白细胞可迁移到炎症区发挥生理作用；白细胞中的中性粒细胞和单核细胞具有吞噬异物及组织碎片的能力；白细胞还可分泌多种细胞因子参与对炎症和免疫反应的调控。

1. 粒细胞　包括中性粒细胞、嗜酸性粒细胞和嗜碱性粒细胞三种。

（1）中性粒细胞　是白细胞中数量最多的一种。细胞呈球形，直径 10 ～ 12 μm，核呈杆状或分叶状，分叶核呈不规则卵圆形，染色深，叶之间有细丝相连，可分为 2 ～ 5 叶，正常人以 2 ～ 3 叶为多。一般认为核分叶多是细胞衰老的标志。中性粒细胞的胞质呈极浅的粉红色，胞质内充满大量细小的、分布均匀的、染成淡紫色和淡红色的颗粒。其中体积较大、淡紫色的颗粒为嗜天青颗粒，较细小、淡红色的为特殊颗粒。嗜天青颗粒约占颗粒总数的 20%，直径 0.6 ～ 0.7 μm，电子密度高，是一种溶酶体，含过氧化物酶和酸性磷酸酶等，能消化分解吞噬的异物。特殊颗粒是一种分泌颗粒，占颗粒总数的 80%，直径 0.3 ～ 0.4 μm，呈哑铃状或椭圆形，中等电子密度，内含乳铁蛋白、吞噬素、溶菌酶等，能杀死细菌，溶解细菌表面的糖蛋白。

中性粒细胞在血管内停留的时间平均只有 6 ～ 8 小时，一旦进入组织，它们就不再返回血液。中性粒细胞有很强的趋化作用和吞噬作用。当细菌入侵时，中性粒细胞在炎症区域产生的趋化因子作用下，自毛细血管渗出而被吸引到病变部位吞噬细菌。中性粒细胞是体内游走速度最快的细胞，细菌感染发生时中性粒细胞首先到达炎症部位。中性粒细胞胞质颗粒中含有多种水解酶，它的主要功能是吞噬外来微生物、机体自身的坏死组织和衰老的红细胞。因此，中性粒细胞是人体发生急性炎症时的主要反应细胞。当中性粒细胞吞噬了数十个细菌后自身即解体，溶解的组织碎片和细菌一起形成脓液。当中性粒细胞数量减少到 1.0×10^9/L 以下时，可使机体抵抗力明显降低，较易发生感染。

（2）嗜酸性粒细胞 呈球形，较中性粒细胞稍大，直径 $10 \sim 15 \mu m$，核亦与中性粒细胞相似，为杆状或分叶状，但以 2 叶核居多。胞质内充满粗大的、分布均匀的、染成橘红色、略带折光性的嗜酸性颗粒。嗜酸性颗粒是一种特殊的溶酶体。颗粒含过氧化物酶和主要碱性蛋白等带正电荷的嗜酸性蛋白质。

嗜酸性粒细胞虽有较弱的吞噬能力，但因缺乏溶菌酶，因此在抗细菌感染中不起主要作用。嗜酸性粒细胞的主要作用有：①限制肥大细胞和嗜碱性粒细胞引起的过敏反应；②参与对蠕虫的免疫反应。因此在机体发生过敏反应或蠕虫感染时，常伴有嗜酸性粒细胞增多。但在某些情况下，嗜酸性粒细胞也可导致组织损伤，如其释放的主要碱性蛋白对支气管上皮有毒性作用，并能诱发支气管痉挛，目前认为嗜酸性粒细胞是在哮喘发生发展中引起组织损伤的主要效应细胞。

（3）嗜碱性粒细胞 是白细胞中数量最少的。细胞呈球形，直径 $10 \sim 12 \mu m$。胞核分叶或呈 S 形，着色浅淡，轮廓常不清楚。胞质内含大小不等、分布稀疏不均、深浅不同的蓝紫色嗜碱性颗粒，颗粒常覆盖在核上。颗粒具有异染性，即用甲苯胺蓝染色呈紫色。嗜碱性颗粒属于分泌颗粒，内含有组胺、肝素、缓激肽和嗜酸性粒细胞趋化因子 A 等多种生物活性物质，可被快速释放；而白三烯则存在于细胞质内，缓慢释放。

组胺和缓激肽可使毛细血管的通透性增加，引起局部充血水肿，并可使支气管平滑肌收缩，引起哮喘、荨麻疹等过敏反应的症状。肝素有很强的抗凝血作用，有利于保持血管通畅，使吞噬细胞能到达抗原入侵部位而将其破坏。嗜酸性粒细胞趋化因子 A 的作用是吸引嗜酸性粒细胞聚集于局部，限制嗜碱性粒细胞在过敏反应中的作用。

2. 单核细胞 是白细胞中体积最大的细胞，直径 $14 \sim 20 \mu m$，呈圆球形。胞核呈肾形、马蹄形或卵圆形，核染色质呈细网状，着色较浅，核仁明显，胞质丰富、呈灰蓝色，胞质内有较多细小的嗜天青颗粒。颗粒具有溶酶体样结构特点，内含过氧化物酶、酸性磷酸酶、非特异性酯酶和溶菌酶等，这些酶不仅与单核细胞功能有关，还可作为与淋巴细胞的鉴别点。

单核细胞在血液中停留 $2 \sim 3$ 天后穿过毛细血管进入组织，转变成巨噬细胞。巨噬细胞的体积更大，具有比中性粒细胞更强的吞噬能力。

3. 淋巴细胞 呈球形，大小不一，直径 $6 \sim 8 \mu m$ 的为小淋巴细胞，$9 \sim 12 \mu m$ 的为中淋巴细胞，$13 \sim 20 \mu m$ 的是大淋巴细胞。外周血以小淋巴细胞数量最多，细胞核为圆形，一侧常有一小凹陷，染色质致密，呈粗块状，染色深。胞质很少，仅在核周形成一窄缘，染成蔚蓝色，含少量较粗大的嗜天青颗粒。大、中淋巴细胞细胞核为椭圆形，染色质较疏松，着色较浅，胞质较多，可见少量嗜天青颗粒。电镜下淋巴细胞胞质内主要含丰富的游离核糖体，少量线粒体、溶酶体、粗面内质网和高尔基复合体。

淋巴细胞在机体防御疾病过程中起核心作用。根据细胞发生来源、形态特点和免疫功能等方面的不同，可将淋巴细胞分为如下三类。

（1）胸腺依赖淋巴细胞 简称 T 淋巴细胞，在胸腺内分化成熟，在淋巴细胞中约占总数的 75%，其体积小，胞质内含少量溶酶体。主要参与细胞免疫。

（2）骨髓依赖淋巴细胞 简称 B 淋巴细胞，产生于骨髓，占总数的 10% ~ 15%，其体积略大，一般不含溶酶体。B 淋巴细胞在抗原的刺激下，增殖分化为浆细胞。浆细胞合成和分泌抗体，执行体液免疫功能。

（3）自然杀伤细胞 简称 NK 淋巴细胞，产生于骨髓，占总数的 10%，含溶酶体较多。

（三）白细胞的生成和破坏

白细胞也起源于骨髓中的造血干细胞。在细胞发育过程中经历定向祖细胞、可识别的前体细胞等阶段，然后成为具有多种细胞功能的成熟白细胞。粒细胞发生历经原粒细胞、早幼粒细胞、中幼粒细胞、晚幼粒细胞，进而分化为成熟的杆状核和分叶核粒细胞。单核细胞的发生经过原单核细胞和幼单核细胞变为单核细胞。当机体出现炎症或免疫功能活跃时，幼单核细胞加速分裂增殖，以提供足量的单核细胞。淋巴细胞起源于淋巴系祖细胞，又称淋巴干细胞。一部分淋巴干细胞迁入胸腺后，经早期胸腺细胞，分化为 T 细胞；另一部分淋巴干细胞在骨髓中经前 B 细胞，分化为 B 细胞。

中性粒细胞在循环血液中停留 6~8 小时后进入组织，4~5 天后衰老死亡。单核细胞在血液中停留 2~3 天，然后进入组织，并发育成巨噬细胞，在组织中可生存 3 个月左右。

三、血小板

（一）血小板的形态特点

血小板是骨髓巨核细胞胞质脱落的细胞质小片，直径 2~4μm。血小板无细胞核，呈双凸圆盘形，当受到机械或化学刺激时，可伸出小突起，呈不规则形。血小板表面有完整的细胞膜。光镜下血小板呈单个和集聚成群，胞质呈浅紫蓝色。中央有密集的紫色颗粒（α-颗粒、致密体）称颗粒区；周边呈浅蓝色的弱嗜碱性区称透明区。血小板膜上有多种糖蛋白，它们具有受体功能，在引起血小板黏附、聚集及血小板内信号途径的活化过程中有重要作用。

健康成年人循环血液中的血小板数为（100~300）×10^9/L。血小板在循环血中的数量少于 $50×10^9$/L 时，微小创伤或仅血压增高也能使患者皮肤和黏膜下出现瘀点或紫癜，称为血小板减少性紫癜。血小板进入外周血液后，其寿命为 7~14 天，但血小板只在最初 2 天具有生理功能。除了衰老的血小板在肝、脾被破坏，血小板在发挥生理功能时也可能被破坏和消耗。

（二）血小板的生理特性

血小板具有黏附、聚集、释放、收缩、吸附等特性，这些特性在生理性止血过程中发挥重要作用。

1. 黏附 血小板与非血小板表面的黏着称为血小板黏附。血小板不能黏附于正常内皮细胞的表面；当血管壁受损时，血管内皮的完整性被破坏，流经此处的血小板被血管内皮下组织（主要是胶原纤维）激活，即黏附于其上。黏附过程需要一种由血管内皮细胞合成的 von Wilebrand 因子（简称 vWF）的参与，它与血小板膜的 I 型糖蛋白结合，成为血小板黏附的必要条件。

2. 聚集 血小板与血小板之间的相互黏着称为血小板聚集。这一过程需要纤维蛋白原、Ca^{2+} 和血小板膜上的糖蛋白的参与。黏附在血管破损处的血小板，在胶原纤维的刺激下释放生理性致聚剂，如 ADP、血栓烷 A_2（TXA_2）等，引起血小板聚集。血管内皮细胞中含有前列环素合成酶，可使 PGH_2 转化为前列环素。小剂量的阿司匹林可阻止内源性 ADP 和 TXA_2 的释放，抑制血小板的不可逆性聚集。因此，每日口服小剂量阿司匹林（100mg）对预防冠状动脉粥样硬化性心脏病（冠心病）或脑血栓有一定的益处。

3. 释放 聚集后的血小板可将贮存在致密体、α-颗粒和溶酶体中的 ADP、5-HT、儿茶酚胺、β-血小板球蛋白、血小板因子 4（PF_4）等活性物质向外排出，称为血小板释放。此外，被释放的物质也可来自于临时合成并即时释放的物质，如 TXA_2。血小板所释放的物质具有促进血管收缩、血小板聚集和参与血液凝固等多种生理功能。临床上也可通过测定血浆 β-血小板球蛋白、PF_4 的含量来了解体内血小板的活化情况。

4. 收缩　血小板中含有类似肌动蛋白与肌球蛋白的物质，在 Ca^{2+} 的作用下发生收缩。由于血小板的收缩，可使血凝块收缩，有助于止血。临床上可根据体外血块回缩的情况大致估计血小板的数量和功能是否正常。

5. 吸附　血小板表面可吸附血浆中的多种凝血因子（如凝血因子 I 、V 、XI 、XIII 等）。在血管损伤处局部发生血小板聚集后，通过血小板的吸附特性，使局部的凝血因子浓度增高，有利于血液凝固和生理性止血。

（三）血小板的生理功能

血小板的主要功能是参与生理性止血和维持血管内皮的完整性。

1. 参与生理性止血　正常情况下，小血管损伤引起的出血可在 1~4 分钟内自行停止，这种现象称为生理性止血。临床上常用小针刺破耳垂或指尖，使血液自然流出，然后测定出血延续的时间，这段时间称为出血时间，正常人不超过 9 分钟（模板法）。出血时间的长短可反映生理性止血功能的状态。当血小板减少或功能减退时 出血时间就会延长。生理性止血的过程主要包括血管收缩、血小板止血栓形成和血液凝固三个过程（图 3 - 3）。

（1）血管收缩　当小血管受损时，由于损伤刺激可迅速引起局部血管收缩，血流减少；而血小板释放的 5 - HT、TXA_2 等缩血管物质也可进一步促进血管收缩。

（2）血小板止血栓的形成　血管损伤后，内皮下胶原暴露，少量血小板黏附于胶原上使止血栓准确定位于损伤部位。黏附的血小板、局部受损红细胞和生成的凝血酶可使血小板活化而释放内源性 ADP 和 TXA_2，促使血小板发生不可逆聚集，形成血小板止血栓将伤口堵塞，达到初步的止血，称为一期止血。一期止血主要依赖于血管收缩和血小板止血栓的形成。

（3）血液凝固　血管受损也可启动凝血系统，在局部迅速发生血液凝固（详见本章第三节），使血浆中可溶性的纤维蛋白原转变成不溶性的纤维蛋白，并交织成网，以加固止血栓，称为二期止血。血小板的促凝血作用包括：①激活的血小板为凝血因子的激活提供磷脂表面；②血小板膜表面结合有许多凝血因子，从而大大加速凝血过程；③血小板伪足伸入纤维蛋白网中，当伪足中的收缩蛋白收缩时，血凝块回缩，挤出血清，形成坚固的止血栓，达到永久性止血。

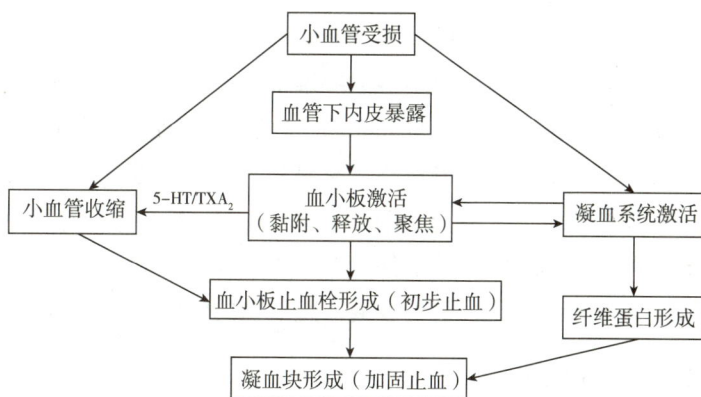

图 3 - 3　生理性止血过程示意图

2. 维持毛细血管壁的完整性　血小板黏附并融合到血管内皮的空隙中，从而维持血管内皮的完整性；此外，血小板还可释放血管内皮生长因子和血小板源生长因子，促进血管内皮细胞、平滑肌细胞和成纤维细胞的增殖，也有利于受损血管的修复。

（四）血小板的生成和破坏

骨髓中的巨核细胞系祖细胞，经原巨核细胞、幼巨核细胞发育为成熟巨核细胞。巨核细胞的胞质块脱落成为血小板。原巨核细胞分化为幼巨核细胞，体积变大，胞核常呈肾形，胞质内出现细小颗粒。幼巨核细胞的核经数次分裂，但胞体不分裂，形成巨核细胞。巨核细胞呈不规则形，直径 $40 \sim 70 \mu m$ 甚至更大，细胞核分叶状。胞质内有许多血小板颗粒，还有许多由滑面内质网形成的网状小管，将胞质分隔成许多小区，每个小区即是一个未来的血小板，内含颗粒，并可见到巨核细胞伸出细长的胞质突起沿着血窦壁，伸入窦腔内，其胞质末端膨大脱落即成血小板。每个巨核细胞可生成约 2000 个血小板。血小板进入血液后，其寿命为 7 ~ 14 天，但它只在最初 2 天具有生理功能。衰老的血小板在脾、肝和肺组织中被吞噬破坏。此外，血小板除衰老破坏外，还可在发挥生理功能时被消耗。

> **💡 知识链接**
>
> #### 造血干细胞移植——点燃白血病生命之光
>
> 　　造血干细胞移植是目前治疗白血病最为有效的方法。造血干细胞移植的本质是将正常的造血干细胞植入患者体内，利用造血干细胞具有不断自我复制和分化的能力来重建患者造血功能。
>
> 　　造血干细胞好比人体造血器官的"种子"，血细胞都是由它分化、成熟而来。骨髓捐献是骨髓移植的前提。过去，骨髓捐献采用"抽骨髓"。由于造血干细胞通常存在于人体的扁骨、不规则骨和长骨两端的红骨髓中，只能通过抽取骨髓来获得造血干细胞，因此也被称之为"骨髓移植"。近 10 年来，"抽骨髓"已渐渐被"造血干细胞移植"代替，这种方法对供者基本没有不利影响。首先让骨髓中的造血干细胞大量释放到血液中去，这个过程称"动员"。然后，通过血细胞分离机分离获得大量造血干细胞用于移植，这种方法称"外周血造血干细胞移植"。也就是说，现在捐赠骨髓已不再抽取骨髓，而只是"献血"了。

第三节　血液凝固和纤维蛋白溶解

血液凝固是血液由液态转变为不能流动的凝胶状态的过程，是生理性止血过程的重要组成部分，其实质就是把血浆中的可溶性纤维蛋白原转变成不溶性纤维蛋白的过程。纤维蛋白交织成网，把血细胞和血液的其他成分网罗在内，从而形成血凝块。Macfarlane 于 1964 年提出了凝血过程的瀑布样反应学说，认为凝血是一系列凝血因子激活，最终生成凝血酶，凝血酶则使纤维蛋白原转变为纤维蛋白凝块的一系列酶促反应过程。每步酶促反应均有放大效应，例如 1 分子 FXIa 最终可产生上亿分子的纤维蛋白。整个凝血过程是由一系列凝血因子参与的瀑布式酶促反应的级联放大效应。当组织损伤所形成的止血栓在完成止血使命后，又将逐步溶解，以恢复血管的畅通。止血栓的溶解主要依赖于纤维蛋白溶解系统。

一、凝血因子与凝血过程

（一）凝血因子

血浆与组织中参与血液凝固的物质统称为凝血因子。已知的凝血因子有 14 种（表 3 - 3），即 12 种以罗马数字命名的凝血因子（简称 F I ~ FXIII，其中 FVI 就是 FV 的活性形式，故取消）和 2 种未编号的激肽酶，即高分子量激肽原和前激肽释放酶。在上述凝血因子中，FIV 为 Ca^{2+}，主要作用是介导凝血因子与磷脂表面形成复合物，从而加速凝血因子的激活。其余的凝血因子均为蛋白质，而且 FII、FVII、

FIX、FX、FXI、FXII和前激肽释放酶等都是丝氨酸蛋白酶，能对特定的肽链进行水解；但它们在正常情况下是以无活性的酶原形式存在的，必须被其他酶水解而暴露出活性中心后才具有酶的活性。被激活的凝血因子以在右下角标"a"（actived）表示。这些蛋白水解酶依次被激活，形成级联式反应，有明显的放大效应。组织因子是唯一由多种组织细胞合成，且不存在于正常人血浆中，而是广泛分布于各种不同组织细胞中的凝血因子。另外，FII、FVII、FIX、FX的生成需要维生素K参与，故又称依赖维生素K的凝血因子。因缺乏维生素K所致的出血症状可经补充维生素K而得到治疗，所以维生素K又称为凝血维生素。当凝血因子缺乏或不足时，可引起出血性疾病。

表3-3　按国际命名法编号的凝血因子

因子	同义名	合成部位	因子	同义名	合成部位
I	纤维蛋白原	肝细胞	VIII	抗血友病因子	肝细胞
II	凝血酶原	肝细胞（需维生素K）	IX	血浆凝血激酶	肝细胞（需维生素K）
III	组织因子	内皮细胞	X	斯图亚特因子	肝细胞（需维生素K）
IV	Ca^{2+}		XI	血浆凝血活酶前质	肝细胞
V	前加速素	内皮细胞和血小板	XII	接触因子	肝细胞
VII	前转变素	肝细胞（需维生素K）	XIII	纤维蛋白稳定因子	肝细胞和血小板

（二）凝血过程

凝血系统的基本功能是在血管损伤引起出血时，通过一系列凝血因子相继酶解激活的级联反应，使纤维蛋白原转变为稳定的纤维蛋白的过程。在血管壁受损局部形成血小板血栓后，由稳定的纤维蛋白多聚体包绕血小板及其他血细胞形成坚固的血凝块。凝血过程可分为凝血酶原酶复合物的形成、凝血酶的形成和纤维蛋白的形成三个基本步骤（图3-4）。

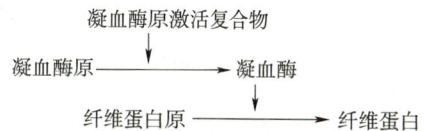

图3-4　血液凝固的基本过程

1. 凝血酶原酶复合物的形成　凝血酶原酶复合物可通过内源性凝血途径和外源性凝血途径生成。两条凝血途径的主要区别在于启动和参加的凝血因子不完全相同。

（1）内源性凝血途径　由因子XII启动。当血液与异物（特别是血管内膜下的胶原纤维）接触时，首先是因子XII结合到异物表面，并被激活为XIIa。XIIa再激活因子XI成为XIa。此外，XIIa还可激活前激肽释放酶使之转化为激肽释放酶，后者反过来又能激活因子XII，通过这一正反馈过程形成大量XIIa。因子XIa在Ca^{2+}的参与下，可激活因子IX生成IXa。IXa与因子VIII、Ca^{2+}和PF3形成复合物，该复合物能将因子X激活为Xa。此过程中，因子VIII属于辅助因子，可使IXa对因子X的激活速度提高20万倍。参与上述过程的凝血因子均存在血浆中，故称为内源性凝血途径。

（2）外源性凝血途径　由因子III启动。当组织损伤血管破裂时，组织释放因子III到血液中，与血浆中Ca^{2+}、因子VII形成复合物，激活因子X生成Xa。因子III为磷脂蛋白，广泛存在组织中，尤其是在脑、肺和胎盘组织中特别丰富。

2. 凝血酶的形成　内源性和外源性凝血途径生成的Xa与$Va-Ca^{2+}$和PF3形成凝血酶原激活物，可激活II生成IIa。IIa是一种多功能的凝血因子，主要作用是分解纤维蛋白原，使纤维蛋白原（四聚体）转变为纤维蛋白单体。

3. 纤维蛋白的形成　纤维蛋白原在凝血酶的作用下被激活形成纤维蛋白单体。同时，凝血酶在Ca^{2+}帮助下激活因子XIII，XIIIa使纤维蛋白单体聚合成不溶性的纤维蛋白多聚体。后者交织成网，网罗红细胞形成血凝块，完成凝血过程（图3-5）。

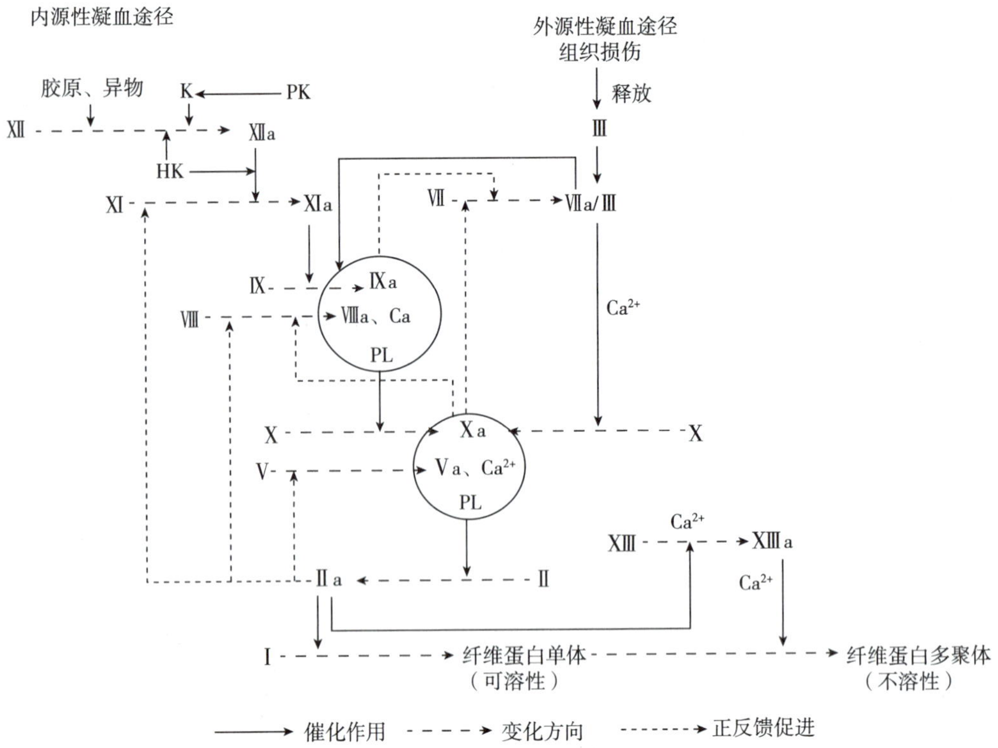

图 3 – 5　外源性凝血和内源性凝血示意图

PL：磷脂；PK：前激肽释放酶；K：激肽释放酶；HK：高分子激肽原；罗马数字表示相应凝血因子

凝血过程本质上是一系列连锁的酶促反应，每一步骤都是密切联系的，一个环节受阻则整个凝血过程就会受到影响甚至停止，如缺乏因子Ⅷ、Ⅸ的患者，凝血过程缓慢，轻微外伤常引起出血不止，分别称为甲型、乙型血友病。凝血过程是一种正反馈，每步酶促反应都有放大效应，一旦触发，就会迅速连续进行，形成"瀑布"样反应链，直到完成为止。将静脉血放入玻璃试管中，自采血开始到血液凝固所需的时间，称为凝血时间。正常人为 4 ~ 12 分钟。血液凝固后 1 ~ 2 小时，血凝块回缩，析出淡黄色的液体，称为血清。血清与血浆的区别在于血清中缺少纤维蛋白原和凝血过程中消耗掉的一些凝血因子，但也增添了少量凝血过程中由血小板释放的物质。在生理性止血过程中，既有内源性凝血途径的激活，也有外源性凝血途径的激活。目前认为，外源性凝血途径在体内生理性凝血反应的启动中起关键作用，而内源性凝血途径则在凝血过程的维持中起重要作用。

（三）抗凝和促凝

在正常情况下，血液在心血管内循环流动是不会发生凝固的，即使在生理性止血时，凝血也只限于受损伤的局部，并不蔓延到其他部位。这是一个多因素作用的结果，包括血管内皮的光滑完整、循环血液的稀释作用、纤维蛋白的吸附、单核细胞的吞噬、血浆中含有多种抗凝物质以及纤溶系统的作用等。

1. 抗凝血物质　可分为生理性抗凝物质和体外抗凝剂。生理性抗凝物质主要包括抗凝血酶Ⅲ、蛋白 C 系统、组织因子途径抑制物和肝素。

（1）抗凝血酶Ⅲ　是肝细胞和血管内皮细胞分泌的一种丝氨酸蛋白酶抑制物，能与凝血酶结合形成复合物而使其失活，还能封闭因子ⅦA、ⅨA、ⅩA、ⅪA、Ⅻa 的活性中心，使这些因子失活达到抗凝作用。在正常情况下，抗凝血酶Ⅲ的直接抗凝作用弱而慢，但它与肝素结合后，其抗凝作用可显著增加。

（2）蛋白 C 系统　主要包括蛋白质 C、蛋白质 S、血栓调节蛋白和活化蛋白 C 抑制物。蛋白质 C

是由肝细胞合成的维生素 K 依赖因子，以酶原的形式存在于血浆中。激活后的蛋白质 C 能够灭活因子 Va 和Ⅷa，抑制因子 X 和凝血酶原的激活，促进纤维蛋白溶解，因而具有抗凝作用。

（3）组织因子途径抑制物　来源于小血管的内皮细胞。它的作用是直接抑制因子 Xa 的活性，在 Ca^{2+} 的存在下，灭活因子Ⅶ与组织因子的复合物，从而发挥抑制外源性凝血途径的作用。

（4）肝素　是一种黏多糖，存在于组织中，尤以肝、肺组织中为最多，主要由肥大细胞和嗜碱性粒细胞产生。它与抗凝血酶Ⅲ结合，使其与凝血酶的亲和力增强，并使两者的结合更稳定，从而促使凝血酶失活。肝素还能抑制凝血酶原的激活过程，阻止血小板的黏附、聚集与释放反应，促使血管内皮细胞释放凝血抑制物和纤溶酶原激活物。所以肝素是一种很强的抗凝物质，已在临床实践中广泛应用于体内、外抗凝。在体外，草酸盐和柠檬酸盐由于可以去除游离 Ca^{2+}，故可阻断凝血过程，以达到抗凝目的，常作为体外抗凝剂。

2. 促进和延缓血液凝固的方法　某些理化因素可促进或延缓血液凝固。在一定范围内升高温度，酶的活性增强，可以加速酶的反应速度，从而促进血液凝固；而温度降低，参加凝血过程的酶活性降低，反应减慢，可以延缓血液凝固。此外，由于粗糙的表面可以加速血小板聚集，促进血液凝固过程，故也是一种促凝因素。临床手术中采用温热生理盐水纱布压迫止血，一方面提高手术野的温度，另一方面，提供了粗糙的表面，以促进血液凝固过程。

二、纤维蛋白的溶解和抗纤溶

（一）纤维蛋白的溶解

纤维蛋白被分解液化的过程称为纤维蛋白溶解，简称纤溶。其作用是将纤维蛋白溶解酶原转变为纤维蛋白溶解酶（纤溶酶），纤溶酶再降解纤维蛋白或纤维蛋白原，最终使血凝块溶解，保证血流通畅。当纤溶系统功能亢进时易发生出血现象；反之，纤溶功能下降时，则易导致血栓形成。纤溶过程分为纤溶酶原的激活和纤维蛋白（或纤维蛋白原）的溶解两个阶段。

1. 纤溶酶原的激活　纤溶酶在血浆中以纤溶酶原形式存在，它主要是由肝脏合成。纤溶酶原在各种纤溶酶原激活物的作用下，形成有活性的纤溶酶。纤溶酶原的激活途径有两条：其一是由内源性凝血系统的有关凝血因子，如 FⅫa、激肽释放酶等，使纤溶酶原转变为纤溶酶，这一途径也称内源性激活途径；其二是由来自血管内皮细胞、单核细胞等合成的组织型纤溶酶原激活物（t-PA）和由肾小管和集合管上皮细胞合成的尿激酶型纤溶酶原激活物（u-PA）组成的激活途径，也称外源性激活途径。

2. 纤维蛋白的溶解　纤溶酶是一种丝氨酸蛋白酶，其主要作用是使纤维蛋白和纤维蛋白原降解为许多可溶性小肽，称为纤维蛋白降解产物。这些产物通常不再发生凝固，其中，部分小肽还有抗凝血作用。

（二）抑制纤溶系统的物质

1. 纤溶酶原激活物的抑制物 -1　主要由血管内皮细胞产生，通过与 t-PA 或 u-PA 形成复合物使其失活，从而抑制纤溶酶原的激活（图 3-6）。

2. 纤溶酶的抑制剂　主要是指由肝脏合成的 α_2-抗纤溶酶，它能与纤溶酶形成复合物，使其失活。

综上所述，凝血与纤溶、纤溶与抗纤溶、凝血与抗凝血，是正常人体内存在的相互联系、相互制

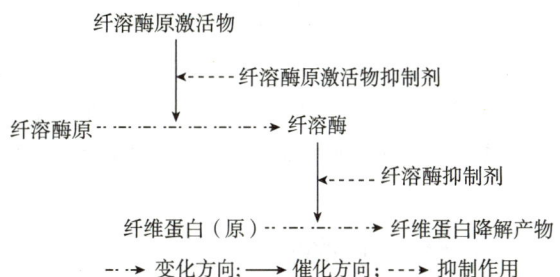

图 3-6　纤维蛋白溶解系统激活与抑制示意图

约、对立统一的动态平衡过程。因此，维持上述各过程的动态平衡对于保证血液的正常生理功能是极其重要的。

第四节　血型和输血

血型是指红细胞膜上特异性抗原的类型，是人体免疫系统识别"自我"或"异己"的标志。至今已经发现 29 个不同的红细胞血型系统，其中医学上最重要的血型系统是 ABO 和 Rh 血型系统。当给人体输入血型不相容的血液时，在血管内可发生红细胞凝集和溶血反应，甚至危及生命。因此，血型鉴定是安全输血的前提。由于血型是由遗传决定的，血型鉴定还在组织器官移植、法医学以及人类学等学科领域中具有重要的价值。

白细胞上最强的同种抗原是人类白细胞抗原（HLA）。由于在无关个体间 HLA 表型完全相同的概率极低，所以 HLA 的分型成为法医学上用于鉴定个体或亲子关系的重要依据之一。

一、ABO 血型系统

（一）ABO 血型的抗原和分型

区分 ABO 血型的依据是红细胞膜上所含的特异性抗原，即凝集原的种类。ABO 血型系统中有 A 与 B 两类凝集原，称为凝集原 A 和凝集原 B。ABO 血型系统的血型抗原是红细胞膜上的糖蛋白或糖脂上所含的糖链。由半乳糖 - 乙酰葡萄糖胺 - 半乳糖 - 葡萄糖组成的寡糖链，称为前驱物质；在前驱物质的第一个半乳糖基上接上一个 L - 岩藻糖，就成为 H 抗原；在 H 抗原第一个半乳糖的基础上，若再接上一个 N - 乙酰 - D - 半乳糖胺即成为 A 抗原，或者接上一个 D - 半乳糖则成为 B 抗原。

红细胞膜上含有凝集原 A 者称 A 型血，含凝集原 B 者称 B 型血，同时含 A、B 凝集原者称 AB 型血，无 A、B 凝集原者称 O 型血。人体血液据此可分为 A 型、B 型、AB 型和 O 型等四种血型（表 3 - 4）。

表 3 - 4　ABO 血型系统中的凝集原和凝集素

血型	红细胞膜上的凝集原	血清中的凝集素
A	A	抗 B
B	B	抗 A
AB	A + B	无
O	无	抗 A + 抗 B

红细胞凝集的本质是抗原 - 抗体反应。红细胞膜上的抗原在凝集反应中被称为凝集原，能与红细胞膜上的凝集原起反应的特异抗体则称为凝集素。

（二）ABO 血型的抗体

人体不同血型的血清中含有能与红细胞膜上的凝集原发生反应的特异性抗体，称为凝集素，但不含有对抗其自身红细胞凝集原的凝集素。例如，在 A 型血的血清中只含有抗 B 凝集素；B 型血的血清中只含有抗 A 凝集素；AB 型血的血清中没有抗 A 和抗 B 凝集素；而 O 型血的血清中则含有抗 A 和抗 B 凝集素。

（三）ABO 血型的鉴定

当凝集原与其相对应的凝集素相遇时将发生红细胞凝集反应。所谓凝集反应是指某一血型的红细胞和与其对应的凝集素相遇，如凝集原 A 与抗 A 凝集素相遇时，红细胞彼此聚集在一起，成为一簇簇不规则的细胞团的现象。一旦发生凝集反应，在补体的参与下可出现红细胞溶血现象。

临床上 ABO 血型的鉴定方法，是用已知的标准 A 型血清（含抗 B 凝集素）和 B 型血清（含抗 A 凝集素），分别与被鉴定人的红细胞悬液混匀，依其发生凝集反应的结果，判定被鉴定人红细胞膜上所含的凝集原，再根据所含凝集原确定血型（表 3 –5）。

表 3 –5 ABO 血型的鉴定

血型检测	抗 B 血清	抗 A 血清	抗 A + 抗 B 血清
A 型	–	+	+
B 型	+	–	+
AB 型	+	+	+
O 型	–	–	–

注："+"表示凝集反应阳性；"–"表示凝集反应阴性。

现已发现，人体 ABO 血型系统中有多个亚型。其中与临床关系密切的主要是 A 型中的 A_1 和 A_2 两个亚型。A_1 亚型红细胞膜上含 A 和 A_1 凝集原，血清中只含抗 B 凝集素；A_2 亚型红细胞膜上只含 A 凝集原，但血清中含抗 A_1 和抗 B 凝集素。同时抗 A_1 凝集素是 B 型血和 O 型血血清中的正常成分，即在这两种血清中除有抗 A 凝集素外，还有抗 A_1 凝集素。由于 A_1、A_2 亚型的存在，也就出现了 A_1B 和 A_2B 两个亚型。汉族人中，A_1 亚型占 99% 以上，A_2 亚型极少见。

ABO 血型亚型的存在可引起血型的误定。红细胞膜上亚型凝集原的抗原性强弱依次为 A_1、A_2、A_1B 和 A_2B。如果测定血型用的 ABO 标准血清效价较低，则易将亚型漏掉而误定血型。如常见由于抗 A 血清效价减低时，在体外不能与 A_2 或 A_2B 型血的红细胞产生凝集反应，将会误定为"O"或"B"型血。因此，在输血前检验时应注意血型亚型的存在。

二、Rh 血型系统

（一）Rh 血型的抗原和分型

人的红细胞膜上除存在 A、B 两种凝集原外，还有另一类较常见的凝集原，这种凝集原最先是在恒河猴的红细胞上发现的，亦称为 Rh 抗原。多数人的红细胞膜上存在 Rh 抗原。因为 Rh 抗原的 D 抗原的抗原性最强。因此，通常将红细胞表面含有 D 抗原者称为 Rh 阳性，而红细胞膜上缺乏 D 抗原者称为 Rh 阴性。

（二）Rh 血型的特点及其临床意义

Rh 血型系统与 ABO 血型系统相比有两个显著特点：其一，在人血清中不存在抗 Rh 的天然抗体，只有当 Rh 阴性的人接受 Rh 阳性的血液后，通过体液性免疫才产生抗 Rh 的抗体。因此 Rh 阴性的受血者第一次输入 Rh 阳性血液时，不会发生凝集反应，但其血中会产生抗 Rh 抗原的抗体；当他再次接受 Rh 阳性输血时，就会发生抗原－抗体反应，输入的 Rh 阳性红细胞将被凝集而溶血。因此，即使是重复输入同一供血者的血液，也可能因 Rh 血型不合而引起输血反应。其二，Rh 系统的抗体主要是不完全抗体 IgG，分子较小，能透过胎盘。当 Rh 阴性的女性孕育 Rh 阳性胎儿时，胎儿的红细胞可少量进入母体，使母体产生抗 Rh 抗体；这种抗体可以透过胎盘进入胎儿的血液，使胎儿的红细胞发生凝集和溶血，导致胎儿死亡。但一般只有在分娩时才有胎儿红细胞进入母体，而母体血液中的抗体浓度是缓慢增加的。因此，当 Rh 阴性母亲第一次怀 Rh 阳性的胎儿时，胎儿很少出现新生儿溶血；但在第二次怀 Rh 阳性的胎儿时，母体内的抗 Rh 抗体就有可能进入胎儿体内而引起新生儿溶血。因此，在 Rh 阴性的母亲生育第一胎 Rh 阳性胎儿后，及时输注特异性抗 D 免疫球蛋白，中和进入母体的 D 抗原，避免 Rh 阴性母亲致敏，可预防第二次妊娠时新生儿溶血的发生。

三、血量与输血

(一) 血量

血量是指全身血液的总量。人体血液总量为体重的 7%～8%，因此，体重为 60kg 的人，血量为 4.2～4.8L。静息时，绝大部分血液在心血管中迅速地循环流动，这部分血液称为循环血量；还有一部分血液滞留在肝、肺、腹腔静脉和皮下静脉丛等处，流动较慢，称为贮备血量。在运动或大出血等情况下，贮备血量可被动员，补充循环血量。

正常情况下，由于神经、体液的调节作用，体内血量保持相对恒定。血量的相对恒定是维持正常血压和各组织、器官正常血液供应的必要条件。出血时，如果失血较少（不超过正常血量的 10%），血管内血液充盈度不发生显著改变；如果失血量达到正常血量的 20% 时，机体的代偿功能将不足以维持正常血压，便出现一系列临床症状；如果失血量超过 30%，就可能危及生命。

(二) 输血原则

输血已成为治疗某些疾病、抢救伤员生命和保证一些手术得以顺利进行的重要手段。但是，如果输血不当，就会损害受血者的健康，甚至危及生命。因此，为了保证输血的安全和提高输血效果，必须遵守输血原则，注意输血安全。

1. 输血前必须鉴定血型 输血前首先必须鉴定受血者和供血者的血型，保证供血者与受血者的 ABO 血型相容，因为 ABO 血型系统不相容的输血常引起严重的反应。对在生育年龄的妇女和需要反复输血的患者，还必须使供血者与受血者的 Rh 血型相合，特别要注意避免 Rh 阴性受血者产生抗 Rh 抗体的情况发生。

2. 输血前必须进行交叉配血试验 为保证输血安全，即使已知供血者与受血者的 ABO 血型相同，仍必须分别将供血者的红细胞与受血者的血清、以及受血者的红细胞与供血者的血清进行混匀，观察有无凝集反应，这一检验称为交叉配血试验。交叉配血试验主要是检测受血者的血浆中有没有使供血者的红细胞发生凝集的抗体，因此把供血者的红细胞与受血者的血清进行配合，称交叉配血的主侧；再将受血者的红细胞与供血者的血清进行配血试验，称交叉配血的次侧（图 3-7）。这样，既可检测血型鉴定是否有误，又可发现供血者和受血者的红细胞或血清中是否还存在其他不相容的凝集原或凝集素。在进行此试验时，应在 37℃ 环境中进行，以保证可能有的凝集反应得以充分显示。如主侧、次侧都无凝集反应，即为配血相合，可以进行输血；如主侧有凝集反应，则为配血不合，不能输血；如主侧无凝集反应，而次侧有凝集反应，只能在紧急情况下输血。输血时不宜太快、太多，并密切观察，如发生输血反应，立即停止输血，或者制备成不含血浆的血液成分进行输注。

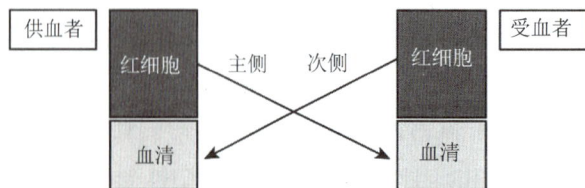

图 3-7 交叉配血试验示意图

3. O 型血不是"万能供血者" 认为"O 型血可以输给其他血型的人"的说法是不足取的，因输入血量较大时，供血者的凝集素未被受血者的血浆足够稀释时，受血者的红细胞会被广泛凝集。因此，只有在无法得到同型血液的紧急情况下，才考虑将 O 型血输给其他血型的人，但输血量要少，限于 300ml 内，速度要慢并避免反复输入，并在输血过程中密切观察受血者的情况，一旦发生输血反应，必须立即停止输注。同样，被认为是"万能受血者"的 AB 型的人也不能大量接受其他血型供血者的输血。

4. 成分输血的应用和发展　近年来，由于血液成分分离技术的广泛应用，输血疗法已从原来的单纯输全血，发展到成分输血。成分输血就是把人血中的各种有效成分，如红细胞、粒细胞、血小板和血浆分别制备成高纯度或高浓度的制品，根据不同患者的需要，可输注血液的不同成分。这样既经济实用又能提高疗效，减少不良反应。另外，还有一种自身输血，即将人的自体血液抽出，经过适当的方法进行处理、保存，在需要时再输回本人。这样可避免由于异体输血造成肝炎、艾滋病等传染病的传播，也可以防止一些因异体输血而导致的并发症。

目标检测

一、单项选择题

1. 血浆胶体渗透压决定于（　）

　　A. 血浆氯化钠含量　　　　　B. 血浆总蛋白含量　　　　　C. 红细胞数目

　　D. 血浆白蛋白含量　　　　　E. 血浆球蛋白含量

2. 最能反映血液中红细胞和血浆相对数量变化的是（　）

　　A. 血液黏度　　　　　　　　B. 血细胞比容　　　　　　　C. 血浆渗透压

　　D. 血液比重　　　　　　　　E. 血红蛋白量

3. 血清与血浆的主要不同点是前者不含有（　）

　　A. 钙离子　　　　　　　　　B. 球蛋白　　　　　　　　　C. 白蛋白

　　D. 凝集素　　　　　　　　　E. 纤维蛋白原

4. 能增强抗凝血酶Ⅲ抗凝作用的物质是（　）

　　A. 肝素　　　　　　　　　　B. 蛋白质 C　　　　　　　　C. 凝血酶调制素

　　D. 组织因子途径抑制剂　　　E. α_2 - 巨球蛋白

5. 外源性凝血系统的作用起始于（　）

　　A. 组织受伤释放组织因子Ⅲ　B. 凝血酶的形成　　　　　　C. 第Ⅻ因子被激活

　　D. 血小板第Ⅲ因子的释放　　E. 第 X 因子被激活

6. 下列关于输血的描述，错误的是（　）

　　A. ABO 血型相符者输血前仍需做交叉配血

　　B. O 型血可少量、缓慢输给其他血型者

　　C. 父母的血可直接输给子女

　　D. Rh 阳性者有可能接受 Rh 阴性的血液

　　E. AB 型者可少量、缓慢接受其他血型血

7. 决定血浆 pH 值最主要的缓冲对是（　）

　　A. $KHCO_3/H_2CO_3$　　　　　B. K_2HCO_3/KH_2CO_3　　　　C. $NaHCO_3/H_2CO_3$

　　D. Na_2HPO_3/NaH_2CO_3　　　E. 蛋白钠盐/蛋白质

8. 献血者为 A 型血，经交叉配血试验，主侧不凝集而次侧凝集，受血者的血型应为（　）

　　A. A 型或 B 型　　　　　　　B. AB 型　　　　　　　　　C. B 型

　　D. O 型　　　　　　　　　　E. A 型

二、思考题

列表比较血浆晶体渗透压与血浆胶体渗透压的区别。

（郭　兵）

第四章　血液循环

◎ 学习目标

　　1. 通过本章学习，重点把握心率和心动周期的概念及其关系；心脏泵血过程中心室压力、容积以及瓣膜的启闭和血流方向的变化；搏出量、射血分数、心输出量、心指数的概念及影响心输出量的因素；第一心音和第二心音的特点、形成机制和生理意义；心室肌细胞和窦房结 P 细胞的动作电位；心肌细胞的生理特性；正常心电图的波形及生理意义；各类血管的功能特征；动脉血压的形成及其影响因素；中心静脉压及影响静脉回心血量的因素；组织液的生成与回流及其影响因素；支配心脏和血管的神经及其作用；颈动脉窦和主动脉弓压力感受性反射；肾上腺素和去甲肾上腺素对心血管活动的作用。

　　2. 学会运用所学知识，评估心的泵血功能；心瓣膜的活动情况；心的电活动情况；组织液的变化，具有刻苦钻研的工匠精神，热爱劳动和岗位的品质。

　　循环系统是一个相对封闭的管道系统，包括心血管系统和淋巴系统。心血管系统由心、血管和存在于心腔和血管腔内的血液组成，其中血管又分为动脉、毛细血管和静脉。心脏不停地跳动，推动血液在心血管系统中按一定方向周而复始地流动的过程，称为血液循环（blood circulation）。心脏是血液循环的动力器官，动脉将血液分配到全身组织和器官，在毛细血管进行组织细胞同血液之间的物质交换，静脉将血液收集回心脏。淋巴系统由淋巴管和淋巴器官组成，淋巴管里的淋巴液途经淋巴结最后汇入静脉，故淋巴系统可以看作是静脉的辅助部分。

　　血液循环的主要功能是完成体内各种物质的运输。通过血液循环，运输营养物质和代谢产物，保证机体新陈代谢的正常进行；运输内分泌激素及其他生物活性物质，实现机体的体液调节。从而得以实现内环境的相对稳定和血液的防御与调节功能。血液循环一旦障碍，机体的新陈代谢将不能正常进行，一些重要器官将受到严重损害，甚至危及生命。研究证实，心血管系统还具有内分泌功能。

》》情境导入

　　情景描述　患者，男，58 岁。反复心累 3 年。既往有高血压病史。脉搏 126 次/分，血压 106/76mmHg，心率 126 次/分，律齐，各瓣膜听诊区未闻及杂音。心电图示窦性心动过速，偶发室性早搏，ST－T 改变；心脏彩超显示射血分数 43%。

　　讨论　该患者各项检查是否正常，其含义是什么？

第一节　心脏生理

　　心脏通过节律性的收缩和舒张实现对血液的驱动作用，称为心的泵血功能，是心的主要生理功能。心脏这种节律性收缩和舒张是在心肌生理特性的基础上产生的，而心肌的各种生理特性又与心肌细胞的生物电现象密切相关。因此，本节主要从以下三个方面来阐明心脏的生理功能：心脏的泵血功能、心肌细胞的生物电现象和心肌的生理特性。

一、心脏的泵血功能

心脏通过节律性地收缩和舒张实现泵血功能。心脏收缩时，将血液射入动脉，并通过动脉系统将血液分配到全身各组织器官；心脏舒张时，则通过静脉系统将血液回流到心脏，为下一次射血做准备。心脏的泵血功能周而复始，并受多种因素影响。正常成年人安静时，心脏每分钟可泵出血液 5~6L。

（一）心动周期和心率

心房或心室每收缩和舒张一次所经历的时间，称为一个心动周期（cardiac cycle），即一次心跳。心动周期可以分为心房的心动周期和心室的心动周期，均由收缩期和舒张期组成，由于心室在心脏泵血活动中起主要作用，故心动周期通常是指心室的心动周期。

每分钟心跳的次数，称为心率（heart rate）。正常成年人在安静时心率为 60~100 次/分，平均 75 次/分。在临床上，成年人安静时心率超过 100 次/分，称为心动过速；低于 60 次/分，称为心动过缓。心率因年龄、性别和生理状况不同而异。新生儿心率可达 130 次/分，随着年龄增长而逐渐减慢，至青春期接近于成人。成年女性心率较男性稍快。经常进行体育锻炼或从事体力劳动者，心率较慢。同一个人，安静或睡眠时心率较慢，情绪激动或运动时心率较快。

心动周期与心率呈反变关系，按平均心率 75 次/分计算，则一个心动周期为 0.8 秒。在一个心动周期中，两侧心房首先收缩，持续 0.1 秒，然后心房舒张，持续 0.7 秒（图 4-1）。心房进入舒张期时，心室开始收缩，持续 0.3 秒，随后进入舒张期，持续 0.5 秒。其中在心室舒张的前 0.4 秒，心房也处于舒张期，称全心舒张期。可见，无论是心房还是心室，舒张期均明显长于收缩期。当心率加快时，心动周期缩短；当心率减慢时，心动周期延长。心动周期的缩短和延长主要影响心舒期，心缩期虽然也有相应变化，但其变化幅度远远小于心舒期。心率过快或过慢均不利于心的泵血功能。在一个心动周期中，左、右两个心房的活动是同步进行的，左、右两个心室的活动也是同步进行的。

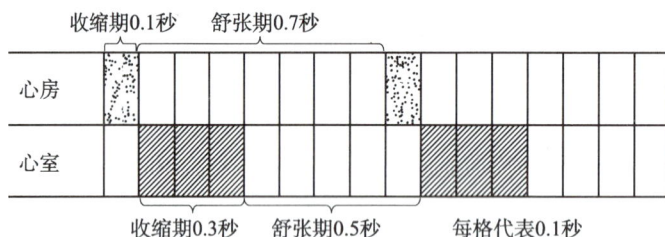

图 4-1 心动周期中心房和心室的活动

（二）心脏的泵血过程

由于心室在心泵血活动中起主要作用，加之左、右心室的泵血过程相似，几乎同时进行，故常以左心室为例来说明一个心动周期中心室射血和充盈的过程。

1. 心室收缩期 心室的收缩过程即心室收缩期（period of ventricular systole），可分为等容收缩期和射血期，而射血期又分为快速射血期和减慢射血期。

（1）等容收缩期 心室收缩之前，室内压低于房内压和主动脉血压，此时房室瓣开放，主动脉瓣关闭。心室开始收缩后，室内压迅速增高，当室内压超过房内压时，房室瓣关闭。此时，室内压仍低于主动脉血压，主动脉瓣仍处于关闭状态，心室腔处于封闭状态，无血液进出心室，心室容积不变，故称为等容收缩期（period of isovolumic contraction），持续约 0.05 秒（图 4-2）。由于心室继续收缩，室内压急剧升高，室内压上升速率达到最大值。显然，如果心肌收缩力减弱，使室内压上升速率减慢，或主动脉血压升高，使射血时间推迟，等容收缩期均将延长。

（2）心室射血期　心室继续收缩，室内压力进一步升高，当室内压超过主动脉血压时，血液冲开主动脉瓣使其开放，这标志着等容收缩期结束，进入心室射血期（period of ventricular ejection）（图4 - 2）。心室射血期又可因射血速度的快慢而分为快速射血期和减慢射血期。

1）快速射血期　在心室射血的早期，血液快速由心室射入主动脉，故称为快速射血期（period of rapid ejection），历时约0.1秒。此期射出的血量占整个心缩期总射血量的2/3。此期室内压随着心室的强烈收缩而上升达最高值，心室容积随着血液的射出而明显减小（图4 - 2）。

2）减慢射血期　在心室射血的后期，由于大量血液从心室射入主动脉，主动脉内血液量剧增，压力上升；同时，由于心室内血液减少，心室收缩强度减弱，导致射血速度减慢，射血量减少，称为减慢射血期（period of reduced ejection），历时约0.15秒。在减慢射血期内，室内压已略低于主动脉血压，但心室内的血液在惯性作用下，继续挤入主动脉。减慢射血期末，心室容积达到最小值（图4 - 2）。

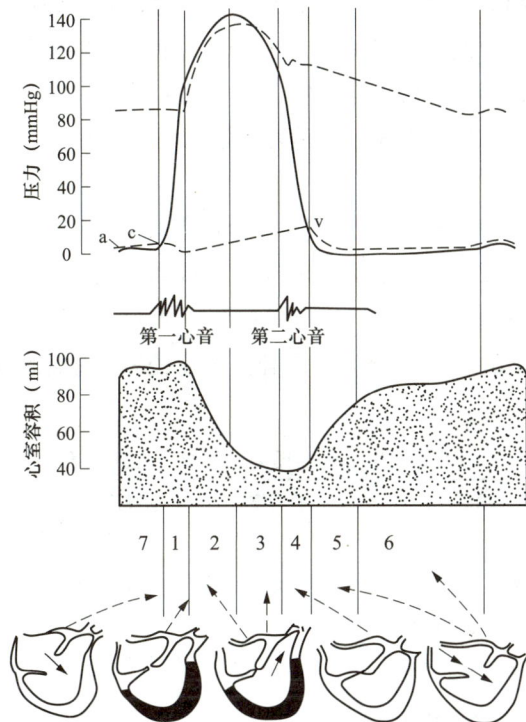

图4 - 2　心动周期中左心室内压力、容积、瓣膜等变化

1. 等容收缩期；2. 快速射血期；3. 缓慢射血期；4. 等容舒张期；5. 快速充盈期；6. 缓慢充盈期；7. 心房收缩期

2. 心室舒张期　心室舒张过程即心室舒张期（period of ventricular diastole），可分为等容舒张期和心室充盈期，心室充盈期又可分为快速充盈期、减慢充盈期，也包括心房收缩期在内。

（1）等容舒张期　减慢射血期末，心室开始舒张，室内压迅速下降，当室内压低于主动脉血压时，主动脉内血液向心室反流，推动主动脉瓣迅速关闭；此时室内压仍然高于房内压，房室瓣的瓣膜仍处于关闭状态，心室再次形成密闭的腔。由于此期无血液进出心室，心室容积不变，故称为等容舒张期（period of isovolumic relaxation），历时0.06～0.08秒（图4 - 2）。由于心室继续舒张，室内压迅速下降，室内压下降速率达到最大值。

（2）心室充盈期　心室继续舒张，左心室内压力进一步下降，当室内压低于房内压时，血液冲开房室瓣快速流入心室，进入心室充盈期（period of ventricular filling）。

1）快速充盈期　在心室充盈早期，血液快速由心房流入心室，故称为快速充盈期（period of rapid filling），历时约0.11秒（图4 - 2）。此期是心室充盈的主要阶段，进入心室的血液量约占心室总充盈量的 2/3。此时心房也处于舒张状态，心房内的血液向心室内快速流动，主要是由于心室舒张时，室内压下降形成的"抽吸"作用。此时，大静脉内的血液也经心房流入心室。此期室内压下降达最低值（图 4-2）。

2）减慢充盈期　在心室充盈的后期，随着心室内血量的增多，心室与心房和大静脉间的压力差逐渐减小，血液流向心室的速度减慢，血液流量减少，称减慢充盈期（period of reduced filling）。静脉内的血液经心房缓缓流入心室，历时约 0.22 秒。

3）心房收缩期　在心室舒张期的最后 0.1 秒，心房开始收缩，房内压上升，血液顺压力差挤入心室，使心室进一步充盈，称为心房收缩期（period of atrial systole）。使左心室充盈量再增加总量的10%～30%，心室容积达到最大值（图 4-2）。心室充盈过程到此完成，并立即开始下一次心室收缩的过程。

综上所述，心室肌的收缩和舒张引起室内压的上升和下降，造成心房和心室之间、心室和主动脉之间压力梯度差的形成，血液顺压力差流动（减慢射血期依靠惯性），推动瓣膜开放、关闭，瓣膜的开闭又决定了血液只能是单向流动，即从心房流向心室，心室流向动脉（表 4-1）。可见，心动周期中心室肌的收缩与舒张是引起压力变化、瓣膜启闭、血液流动和容积的改变的主要原因，决定了心脏的充盈和射血的交替进行。

心室通过收缩提供的动力可完成心脏的射血功能，实现全身组织器官的血液灌注，保证组织细胞功能活动的正常进行；心室通过舒张，得到足够血液充盈的同时，使自身也得到充分的休息和血液供应。临床上，如果心室收缩异常，不能正常射血，则心脏的泵血功能立即发生障碍，将危及生命。右心室收缩力量较弱，室内压只有左心室的 1/4～1/6，但因肺循环途径短，血流阻力较体循环小，肺动脉血压也较低，因此两心室射血量几乎相等。

表 4-1　心动周期中心腔内压力、瓣膜、血流、容积等变化

分期	心房、心室、动脉压力	房室瓣	动脉瓣	血流方向	心室容积
等容收缩期	房内压 < 室内压 < 动脉压	关	关	无血液流动	不变
快速射血期	房内压 < 室内压 > 动脉压	关	开	心室→动脉	减小
减慢射血期	房内压 < 室内压 < 动脉压	关	开	心室→动脉	减小
等容舒张期	房内压 < 室内压 < 动脉压	关	关	无血液流动	不变
快速充盈期	房内压 > 室内压 < 动脉压	开	关	心房→心室	增大
减慢充盈期	房内压 > 室内压 < 动脉压	开	关	心房→心室	增大
心房收缩期	房内压 > 室内压 < 动脉压	开	关	心房→心室	增大

（三）心脏泵血功能的评价

1. 每搏输出量和射血分数　一侧心室每次收缩射入动脉的血量，称为每搏输出量（stroke volume），简称搏出量，相当于心室舒张末期容积与收缩末期容积之差。正常成人静息状态下，左心室舒张末期的容积约为 125ml，收缩末期容积约为 55ml，搏出量约为 70ml（60～80ml）。可见，心室在每次射血时，并未将心室内的血液全部射出。

搏出量占心室舒张末期容积的百分比，称为射血分数（ejection fraction，EF）。健康成年人的射血分数为 55%～65%。在正常情况下，搏出量与心室舒张末期容积是相适应的，即当心室舒张末期容积增加时，搏出量也相应增加，故射血分数改变很少。在心室功能减退、心室异常扩大的情况下，虽然搏出量与正常人相比可能没有明显区别，但射血分数明显下降。因此，与搏出量相比，射血分数能更准确地反映心泵血功能，对早期发现心泵血功能异常具有重要意义。

2. 每分输出量和心指数　一侧心室每分钟射入动脉的血量称为每分输出量（cardiac output），也称

心输出量，它等于搏出量与心率的乘积。左、右两侧心室的心输出量基本相等。正常成人安静状态下，搏出量为 60~80ml，心率按 75 次/分计算，心输出量为 4.5~6.0L/min，平均 5.0L/min 左右。心输出量与机体的新陈代谢水平相适应。成年女性比同体重男性心输出量约低 10%，老年人的心输出量比青年人略低。成年人重体力劳动或剧烈运动时，心输出量可达 25~35L/min，在麻醉情况下可降到 2.5L/min 左右。

心输出量是以个体为单位衡量的，身材不同的个体，维持正常新陈代谢所需的心输出量不同。所以用心输出量来衡量不同个体的心功能显然是不全面的。资料显示，人体静息时的心输出量并不与体重成正比，而与其体表面积（m^2）成正比关系。以单位体表面积（m^2）计算的心输出量，称为心指数（cardiac index）。

安静和空腹情况下测定的心指数称为静息心指数。我国成年人中等身材的体表面积为 1.6~1.7m^2，安静和空腹情况下心输出量为 4.5~6.0L/min，静息心指数为 3.0~3.5L/(min·m^2)。心指数可以因年龄、代谢不同而异。一般静息心指数在 10 岁左右时最大，可达 4L/(min·m^2) 以上。以后随年龄增长逐渐下降，到 80 岁时，静息心指数降到接近于 2L/(min·m^2)。运动、妊娠、情绪激动和进食等情况下，心指数均有不同程度地增高。

由于心指数的测定并未考虑心室舒张末期容积的变化，因此在评价病理状态下心室的射血功能时，其价值不如射血分数。

3. 心脏做功量　心脏必须克服动脉血压形成的阻力才能完成向动脉内射血。在不同动脉血压的条件下，心脏射出相同的血液量所消耗的能量或做功量是不同的。当动脉血压升高时，心肌必须增加收缩强度才能克服增加的射血阻力使搏出量维持稳定，这样就导致心脏做功量增加。在动脉血压降低时，心脏做同样的功，可以射出更多的血液。可见，结合心脏做功这一指标，比单用心输出量作为评价心功能的指标更为全面。

心室收缩射血一次所做的功，称为每搏功（stroke work）。搏出功与心率的乘积，称为每分功（minute work）。心室收缩射血时，其心肌张力与缩短距离的变化可以转为室内压力与容积的变化。以左心室搏出功为例：由于心室收缩射血中室内压力是一个动态变化的过程，计算比较困难，故在实际工作中用平均动脉血压代替左心室收缩期内压，用平均左心房压代替左心室舒张末期充盈压。因此，每搏功可以用下式计算：

左心室每搏功(J) = 搏出量(L) ×（平均动脉血压 − 左心房平均压)(mmHg) ×13.6 ×9.807 ×(1/1000)

在正常情况下，左右心室的搏出量基本相等，但肺动脉的平均血压仅为主动脉平均血压的 1/6，故右心室做功量也约为左心室做功量的 1/6。

4. 心力储备　心输出量随机体代谢需要而提高的能力称为心力储备（cardiac reserve）。正常成人在安静时心输出量为 5.0~6.0L/min，剧烈运动时可以提高到 25.0~30.0L/min，为安静时的 5~6 倍。心力储备来自搏出量和心率变化两个方面。

（1）搏出量储备　同安静状态比较，心室收缩时射血量增加，称为收缩期储备。舒张期充盈量增加，称为舒张期储备。正常成人安静时的心室舒张末期容积约为 125ml，搏出量约为 70ml，心室射血期末，心室内余血量约为 55ml。由于心包的限制作用和心肌的弹性特征，心室腔不能过分地扩大，心室舒张末期容积一般只能增加到 140ml 左右。当心室做最大程度收缩时，心室内余血量可减少到 15~20ml。因此，收缩期储备（可达 35~40ml）要比舒张期储备（仅 15ml 左右）大得多。

（2）心率储备　充分动用心率储备可以使心输出量增加 2.0~2.5 倍。健康成人安静时心率平均为 75 次/分，在剧烈活动时可增快至 160~180 次/分。在一般情况下，动用心率储备是提高心输出量的主要途径。

心力储备能较全面地反映心脏的功能状况。经常参加体育锻炼的人，心脏射血能力增强，同时心率比较慢，因而心力储备增大。如运动员的心输出量可以增大到安静时的 7 倍以上。缺乏锻炼的人，虽然在安静状态下心输出量能满足代谢的需要，但因心力储备较小，一旦进行剧烈运动，心输出量就不能满足整体代谢的需要而表现为缺血和缺氧。

（四）影响心输出量的因素

如前所述，心输出量等于搏出量乘以心率，因此凡能影响搏出量和心率的因素均可影响心输出量。

1. 搏出量 搏出量的多少取决于心室的前负荷、后负荷和心肌收缩能力。

（1）前负荷 心室肌的前负荷是指心室肌收缩之前所遇到的阻力或负荷。因此，心室舒张末期的容积就是心室肌的前负荷，在实验中常用心室舒张末期压力来反映前负荷。心室舒张末期容积的大小主要取决于心室舒张末期充盈的血液量。心室舒张末期充盈量的多少决定了心室肌收缩前的长度，即初长度。

在动物实验中，逐渐改变心室舒张末期压力值，同时测算心室的每搏功，以心室舒张末期压力值为横坐标，心室每搏功为纵坐标，绘成的曲线，称为心室功能曲线（ventricular function curve）（图 4-3）。从心室功能曲线上可以看出，左心室舒张末期压力在 5~15mmHg 范围时，增加心室舒张末期压力即前负荷（初长度），心肌收缩力增强，搏出量增多，每搏功增大。这种通过改变心肌初长度而引起心肌收缩力改变的调节，称为异长自身调节（hetero-metric autoregulation）。其机制在于粗、细肌丝之间相互重叠程度的变化。

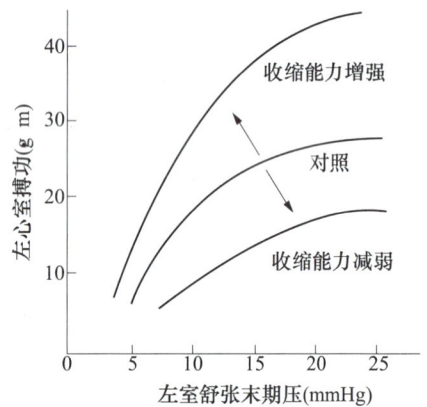

图 4-3 左心室功能曲线

当左心室舒张末期压力为 12~15mmHg 时，心室每搏功达到最大，此时前负荷称为最适前负荷，心室肌细胞的长度称为最适初长度。当心室舒张末期压力超过最适前负荷后，心室功能曲线逐渐平坦，但不出现明显的下降支。这是因为正常心室肌细胞具有较强的抗过度延伸的特性，肌节一般不会超过 2.25~2.30μm，如果强行将肌节拉伸至 2.60μm 或更长，心肌将会断裂。所以当心室肌长度达到最适初长度后心肌长度便不再随室内压增加而增加，心室每搏功也就不会随之而明显减小。只有在有些慢性心脏病患者，当心脏被过度扩张时，心室功能曲线可出现降支。

心室舒张末期充盈量是静脉回心血量与射血后心室剩余血量二者之和。正常情况下，射血后心室内剩余血量基本不变，静脉回心血量的多少是决定心室舒张末期充盈量多少的主要因素。在一定范围内，静脉回心血量增多，心室舒张末期充盈量增多，心肌初长度增加，心室舒张末期压力（前负荷）增加，心肌收缩力增强，搏出量增加。反之，静脉回心血量减少，搏出量减少。

（2）后负荷 心室肌的后负荷是指心室肌收缩时所遇到的阻力或负荷。心室收缩时，必须克服大动脉血压，冲开动脉瓣，才能将血液射入动脉内。因此，大动脉血压就是心室肌的后负荷。

在心肌前负荷、收缩能力和心率都不变的情况下，如果大动脉压升高即后负荷越大，心室为了克服大动脉血压，等容收缩期室内压峰值将增高，导致等容收缩期延长而射血时间缩短，则搏出量减少。但是，当大动脉血压突然增高而使搏出量减少时，必然会造成射血后心室内的剩余血量增多，如果此时静脉回心血量不变，将使心室舒张末期充盈量增多，心肌初长度增加，通过上述心肌异长自身调节的作用，心室肌收缩力增强，使搏出量恢复到原有水平。

因此，在整体条件下，正常人主动脉压在 80~170mmHg 范围内变动时，心输出量一般并不发生明显的改变。但若大动脉压持续保持在较高水平，心室肌因长期加强收缩活动，久而久之心肌将逐渐发生肥厚，最终导致泵血功能的减退。如在高血压病引起心脏病变时，可先后出现左心室肥厚、扩张以致左心衰竭。当动脉血压降低时，若其他条件不变，则心输出量将增加。可见，动脉血压降低，有利于心室射血。因此对后负荷增大引起的心力衰竭患者，临床上用舒血管药物降低后负荷以提高心输出量，改善患者的心功能。

（3）心肌收缩能力　前负荷和后负荷是影响心脏泵血功能的外在因素。心肌收缩能力是指心肌细胞不依赖于前、后负荷而能改变收缩强度和速度的一种内在特性。在完整的心室，心肌收缩能力增强，在相同的前负荷（初长度）条件下，每搏功增加，心泵血功能增强。这种通过改变心肌收缩能力而影响心泵血功能的调节，称为等长调节（homometric regulation）。

兴奋 - 收缩耦联过程中活化的横桥数量和 ATP 酶的活性是影响心肌收缩能力的主要因素。在一定初长度下，活化的横桥增多，心肌细胞的收缩能力增强，搏出量即增大；反之，则减少。活化的横桥数目取决于心肌细胞兴奋时胞质内 Ca^{2+} 的浓度和（或）肌钙蛋白对 Ca^{2+} 的亲和力。运动时，交感神经活动增强，肾上腺素和去甲肾上腺素分泌增多，使细胞质内 Ca^{2+} 浓度升高，从而使心肌收缩能力增强，每搏输出量增多；安静状态下，迷走神经活动增强时，则引起相反的效应。

2. 心率　可随年龄、性别和不同生理状态而发生较大的变动。在一定范围内，心率加快，心输出量增加。如果心率过快，超过 160 ~ 180 次 / 分，则心动周期缩短，尤以心室舒张期缩短明显，使心室内血液充盈量不足，搏出量和心输出量反而降低。反之，心率太慢，低于 40 次 / 分，将使心室舒张期过长，但心室充盈有一定限度，再延长心室舒张时间也不能相应增加心室充盈量和搏出量，反而因为心率过低而导致心输出量减少。可见，心率最适宜时，心输出量最大；心率过快或过慢，心输出量都会减少。

心率受自主神经的控制，交感神经活动增强时，心率增快；迷走神经活动增强时，心率减慢。影响心率的体液因素主要有循环血液中的肾上腺素、去甲肾上腺素以及甲状腺激素。此外，心率受体温的影响，体温每升高 1℃，心率将增加 12 ~ 18 次 / 分。这些改变心率的因素，都会导致心输出量的改变。

（五）心音

在心动周期中，由心肌的收缩与舒张、瓣膜的开闭、血流撞击心室壁和大动脉管壁等因素引起的机械振动，经周围组织传到胸壁，可用听诊器在胸壁表面某些部位听到，此声音称为心音（heart sound）。若将这些机械振动通过换能器转换成电信号并记录下来，便得到心音图。

正常人在一次心动周期中可产生四个心音，即第一、第二、第三和第四心音。通常用听诊器只能听到第一和第二心音，在某些青年人和健康儿童可听到第三心音，第四心音在心音图上可能出现。

1. 第一心音　发生在心室收缩期，标志着心室收缩的开始。在心尖搏动处即第 5 肋间隙左锁骨中线内侧（二尖瓣听诊区）听得最清楚。其特点是音调较低，持续时间较长，为 0.12 ~ 0.14 秒。它的产生与心室肌收缩房室瓣关闭，心室射血冲击主动脉根部等原因引起的振动有关。其中房室瓣关闭的振动是第一心音产生的主要原因。第一心音的强弱可反映心室肌的收缩强弱和房室瓣的功能状态。心室收缩能力越强，第一心音越响。

2. 第二心音　发生在心室舒张期，标志着心室舒张的开始。在第 2 肋间胸骨的左、右缘（肺动脉瓣听诊区、主动脉瓣听诊区）听得最清楚。其特点是音调较高，持续时间较短，为 0.08 ~ 0.10 秒。它的产生与心室舒张动脉瓣关闭，以及血液返回冲击动脉根部引起振动有关。其中动脉瓣关闭的振动是第二心音产生的主要原因。第二心音的强弱可反映动脉血压高低和动脉瓣的功能状态。

第一心音开始至第二心音开始之间的间隔为心室收缩期。第二心音开始与后一心动周期的第一心音开始之间的间隔则为心室舒张期。

3. 第三心音 在某些青年人和健康儿童，偶尔可听到第三心音。第三心音发生在心室快速充盈期末。可能是由于心室从快速充盈转入减慢充盈，血流速度突然变慢，引起心室壁和瓣膜振动而产生，亦称舒张早期音。特点是音调低、时间短。

4. 第四心音 出现在心室舒张的晚期，是心房收缩血液进入心室引起振动而产生，故又称心房音。正常心房收缩时一般不产生声音，但异常强烈的心房收缩和左心室顺应性下降时，可产生第四心音。

听取心音可了解心率及心律、心肌收缩能力、瓣膜的功能状态等是否正常。瓣膜关闭不全或狭窄时，均可使血液产生涡流而发生杂音。因此，心音听诊在某些心脏疾病的诊断中有重要意义。

二、心肌细胞的生物电现象

如前所述，心脏的泵血功能是通过心肌不停的节律性收缩和舒张来实现的，而心脏这种节律性的收缩和舒张与心肌细胞的生物电活动密切相关。

（一）心肌细胞的分类

根据心肌细胞的生物电特点可以将心肌细胞分为不同的类型。

1. 工作细胞和自律细胞 根据心肌细胞的组织学和电生理学特点，可以将心肌细胞分为工作细胞和自律细胞。①工作细胞（cardiac working cell）：为普通的心肌细胞，包括心房肌和心室肌。这类细胞主要执行收缩功能，故称工作细胞。又因无自律性（见后），和房室交界的结区细胞一起组成非自律细胞。②自律细胞（autorhythmic cell）：为特殊分化的心肌细胞，包括窦房结 P 细胞、房室交界的房结区和结希区、房室束（又称希氏束）、左右束支和浦肯野细胞，它们共同构成心的特殊传导系统。这类细胞在没有外来刺激的条件下，会自动产生节律性兴奋，故称自律细胞。自律细胞几乎没有收缩功能，主要功能是产生和传播兴奋，控制心的节律性活动。

2. 快反应细胞和慢反应细胞 根据心肌细胞动作电位去极化速率的快慢，又可将心肌细胞分为快反应细胞和慢反应细胞。心肌细胞膜上有钠通道和钙通道，钙通道激活和失活的速度比钠通道慢。主要由钠通道激活而产生动作电位的细胞，称快反应细胞（fast response cell），包括心房肌、心室肌、房室束和浦肯野细胞。主要由钙通道激活而产生动作电位的细胞，称慢反应细胞（slow response cell），包括窦房结 P 细胞和房室交界细胞。

依照以上两个标准可以将心肌细胞分为四种类型：①快反应非自律细胞，包括心房肌和心室肌细胞；②快反应自律细胞，包括房室束和浦肯野细胞；③慢反应自律细胞，包括窦房结 P 细胞和房室交界内房结区和结希区细胞；④慢反应非自律细胞，房室交界的结区细胞。

（二）心肌细胞的跨膜电位及其形成机制

心肌细胞的跨膜电位和神经纤维、骨骼肌细胞跨膜电位的形成机制相似，也是由跨膜离子流形成。但心肌细胞跨膜电位有显著特点，其波形和离子流机制要复杂得多。不同类型心肌细胞的跨膜电位也不完全相同（图 4-4）。

1. 工作细胞的跨膜电位及其形成机制 工作细胞的生物电与神经纤维及骨骼肌细胞相似，分为安静时的静息电位及受到有效刺激时产生的动作电位。现以心室肌细胞为例来说明工作细胞的跨膜电位及其形成机制。

（1）静息电位 心室肌细胞的静息电位约为 -90mV。其形成机制与神经纤维和骨骼肌细胞相似，主要是由细胞内的 K⁺ 顺电化学梯度向细胞外扩散形成的 K⁺ 的平衡电位（图 4-5）。因此，凡能降低细胞膜对 K⁺ 通透性或降低膜内外 K⁺ 浓度差的因素，都可降低心室肌静息电位。

（2）动作电位 心室肌细胞的动作电位与神经纤维和骨骼肌细胞有明显不同。神经纤维和骨骼肌细胞的动作电位时程短，去极化和复极化的速度几乎相等，动作电位的升支和降支基本对称，呈尖锋

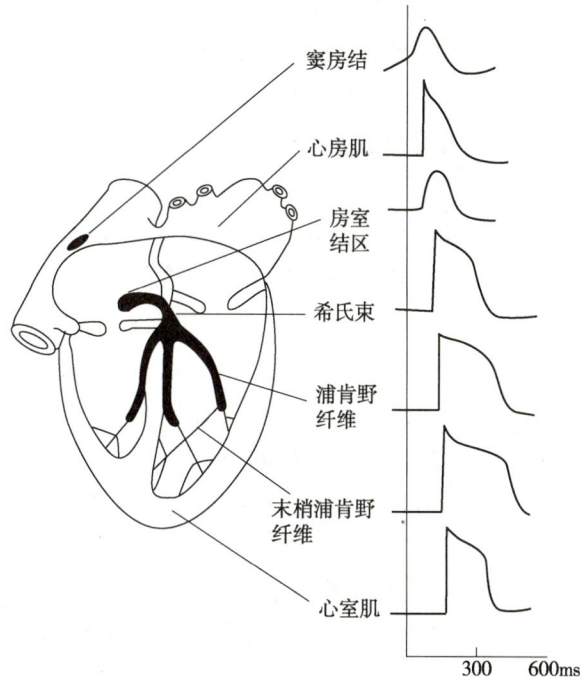

图 4 − 4　部分心肌细胞的跨膜电位

状。心室肌细胞的动作电位复极过程比较复杂，持续时间很长，动作电位的升支和降支很不对称。一般可将心室肌细胞的动作电位分为 0、1、2、3、4 五个期（图 4 − 5）。

0 期（去极化期）：心室肌细胞兴奋时，膜内电位由静息状态时的 − 90mV，迅速升高到 + 30mV 左右，即膜两侧由原来的极化状态迅速转变为反极化状态，形成动作电位的上升支，即 0 期。该期的特点是：去极化速度快；持续时间短，仅 1 ~ 2ms；去极化幅度大，约达 120mV。

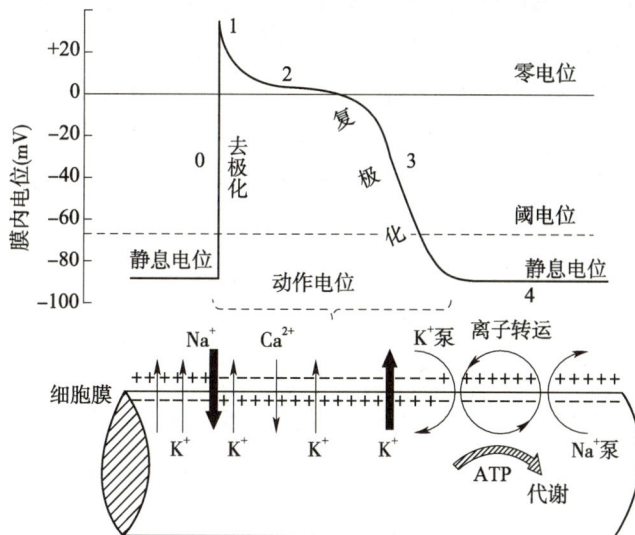

图 4 − 5　心室肌细胞动作电位及其离子转运

其产生机制与神经纤维和骨骼肌细胞相似，由细胞外的 Na^+ 顺电化学梯度向细胞内扩散形成的 Na^+ 的平衡电位（图 4 − 5）。心室肌细胞受到有效刺激时，首先引起心肌细胞膜上的 Na^+ 通道部分开放，少量 Na^+ 内流，使膜局部去极化。当去极化达到阈电位（ − 70mV）时，大量的 Na^+ 通道被激活，Na^+ 顺浓度梯度和电位梯度快速大量内流，膜内电位迅速上升到 + 30mV，达到 Na^+ 的平衡电位。0 期去极的 Na^+

通道激活快，失活也快，为快通道，可被 TTX 选择性阻断。

1 期（快速复极初期）：0 期后，膜电位由 +30mV 快速下降到 0mV 左右，形成 1 期。此期历时约 10ms，与 0 期形成锋电位。此期 Na^+ 通道已经失活关闭，Na^+ 停止内流，主要是膜上的 K^+ 通道被激活，K^+ 快速外流所致。由于 0 期和 1 期的膜电位变化迅速，在记录的动作电位图形上呈尖峰状，称之为称锋电位。

2 期（缓慢复极期）：当复极化使膜电位达到 0mV 左右时，复极化过程变得非常缓慢，基本停止于 0mV 水平持续一段时间，形成 2 期，又称平台期（plateau）。这是心室肌细胞动作电位持续时间较长的主要原因，也是心室肌细胞动作电位区别于神经纤维与骨骼肌细胞的主要特征。此期持续 100 ~ 150ms。2 期是方向相反的两种离子流共同形成的。复极化后，K^+ 通道开放，K^+ 的外流随时间而逐渐增强。心室肌细胞膜上有一种电压依赖性的 Ca^{2+} 通道，当细胞膜去极化到 -40mV 时，Ca^{2+} 通道打开，Ca^{2+} 顺其浓度和电位梯度由膜外向膜内扩散。在 2 期，这种缓慢持久的 Ca^{2+} 内流与 K^+ 外流相互抵消，使膜电位保持在 0mV 附近（图 4 - 5）。Ca^{2+} 通道激活、失活及再复活过程均较缓慢，为慢通道。Ca^{2+} 通道可被维拉帕米（异搏定）和 Mn^{2+} 所阻断。

3 期（快速复极末期）：膜内电位由 0mV 左右较快地下降到 -90mV，完成复极化过程，形成 3 期，持续 100 ~ 150ms。该期内 Ca^{2+} 通道已经失活，Ca^{2+} 内流终止。而 K^+ 通道的开放随时间而递增，K^+ 较快外流，致使细胞内电位迅速下降。

4 期（静息期）：在 3 期后，膜电位基本上稳定于静息电位水平，故又称静息期。但由于在形成动作电位过程中，细胞内外原有的离子分布有所改变，激活了膜上的 $Na^+ - K^+$ 泵，将内流的 Na^+ 泵出，同时摄回外流的 K^+；并通过膜上 $Na^+ - Ca^{2+}$ 交换机制，将内流的 Ca^{2+} 排出细胞；此外，少量 Ca^{2+} 泵也可主动排出 Ca^{2+}。这样，细胞内外离子分布恢复至静息时的水平，为心肌细胞的再度兴奋做好准备。

心房肌细胞的静息电位较低，约 -80mV。心房肌细胞的动作电位与心室肌细胞很相似，但心房肌细胞无明显的 2 期，复极化较快，故动作电位持续时间较短，仅历时 150 ~ 200ms（图 4 - 6）。

2. 自律细胞的跨膜电位及其形成机制 如前所述，工作细胞在未受到刺激时不会产生动作电位，4 期膜电位稳定。而自律性细胞动作电位在 3 期复极末达到的最大电位值称为最大复极电位（maximal repolarization potential），此后的 4 期膜电位并不稳定于这一水平，而是立即开始自动去极化，当去极化达阈电位时可引起细胞产生一个新的动作电位，这种现象周而复始，动作电位就不断发生。因此，自律细胞与工作细胞的最大区别在于 4 期自动去极化（phase 4 spontaneous depolarization）。不同类型的自律细胞 4 期自动去极化的速度和机制不尽相同（图 4 - 6）。

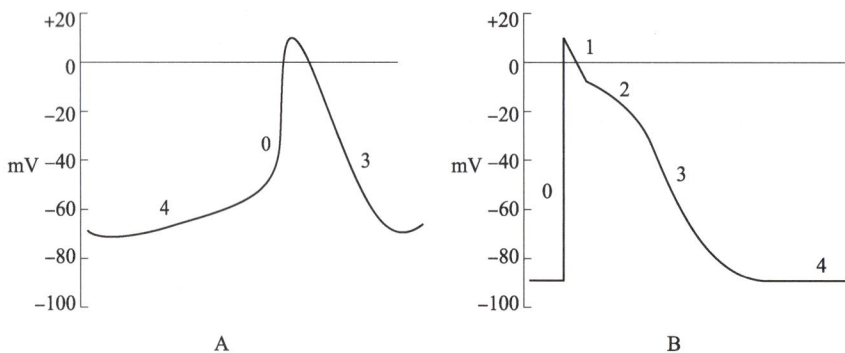

图 4 - 6　自律细胞动作电位示意图
A. 窦房结 P 细胞；B. 浦肯野细胞

（1）浦肯野细胞的动作电位　浦肯野细胞属于快反应自律细胞，最大复极电位约为 -90mV，其动作电位的 0、1、2、3 期的形态及产生机制与心室肌细胞相似（图 4 - 6），不同之处在于它的 4 期缓慢自动去极化，但其自动去极化的速度较窦房结 P 细胞慢，约 0.02V/s。

浦肯野细胞 4 期自动去极化的离子基础是，外向 K^+ 电流的进行性减弱，而内向 Na^+ 电流的逐渐增强，造成 4 期净内向离子电流，导致自动去极化。这里 Na^+ 流经的通道称为 I_f 通道，不同于快 Na^+ 通道，I_f 通道是逐渐激活，快 Na^+ 通道呈爆发性激活，I_f 通道不能被 TTX 所阻断，但可被铯离子（Cs^+）所阻断。交感神经兴奋和去甲肾上腺素可提高浦肯野细胞的自律性，即是通过增强 I_f 所引起。

（2）窦房结 P 细胞的动作电位　窦房结 P 细胞属于慢反应自律细胞，其动作电位的形态与心室肌细胞明显不同，主要特征如下：①无明显的复极化 1 期和 2 期，仅表现为 0、3、4 三个时期；②动作电位 0 期去极化速度较慢、振幅较小，0 期去极化结束时，膜内电位仅上升到 0mV 左右，无明显的极化反转；③3 期最大复极电位和阈电位的绝对值较小，分别为 -70mV 和 -40mV；④4 期自动去极化的速度较快，约 0.1V/s。

窦房结 P 细胞动作电位的形成机制如下。①0 期主要是由 Ca^{2+} 的内流引起的。当膜电位由最大复极电位自动去极化达阈电位水平时，膜上的 Ca^{2+} 通道激活，Ca^{2+} 较缓慢地内流，导致 0 期去极化，由于 Ca^{2+} 通道是慢通道，因此，0 期去极化的速度较慢。②随后 Ca^{2+} 通道失活，Ca^{2+} 内流逐渐减少，而 K^+ 通道被激活，K^+ 外流逐渐增加，膜电位便逐渐复极化形成 3 期。③窦房结 P 细胞 4 期自动去极化，目前认为与 3 种离子流有关，即 K^+ 外流的进行性衰减、Na^+ 内流的进行性增加以及 Ca^{2+} 通道开放，Ca^{2+} 内流。其中衰减性 K^+ 外流是最重要的。

房室交界的房结区和结希区细胞的动作电位形成机制和窦房结 P 细胞相似，但 4 期自动去极化速度较窦房结慢。结区细胞无 4 期去极化的能力，动作电位 0 期去极化由 Ca^{2+} 内流引起，3 期复极和 4 期电位均系 K^+ 外流所致。

三、心肌的生理特性

心肌的生理特性包括自律性、传导性、兴奋性和收缩性。其中自律性、兴奋性、传导性是以生物电活动为基础的，属于电生理特性，它们反映了心脏兴奋的产生和传播。收缩性是以心肌细胞内的收缩蛋白质的功能活动为基础的，属于机械特性，它反映了心脏的泵血功能。心肌组织的这些生理特性共同决定着心脏的机械活动。这些特性在不同心肌表现程度可不一样，如窦房结的自律性最高、浦肯野纤维对兴奋的传导速度最快、心室肌的收缩能力最强。

（一）自动节律性

组织或细胞在没有外来刺激的作用下，具有自动产生节律性兴奋的能力或特性，称为自动节律性，简称自律性（autorhythmicity）。单位时间（每分钟）内能够自动发生兴奋的次数是衡量自律性高低的指标，单位时间内能够自动发生兴奋的次数越多，自律性越高，反之越低。心肌的自律性来源于心特殊传导系统的自律细胞，包括窦房结、房室交界的房结区和结希区、房室束及其分支、浦肯野纤维。正常情况下，窦房结的自律性最高，约为 100 次/分；房室交界和房室束分别为 50 次/分和 40 次/分；浦肯野细胞自律性最低，约为 25 次/分。

1. 心的正常起搏点和潜在起搏点　在生理情况下，心脏的活动是由自律性最高的组织产生兴奋而控制的。正常情况下窦房结的自律性最高，所以窦房结是心脏活动的正常起搏点（normal pacemaker）。由窦房结起搏而形成的心跳节律称为窦性心律（sinus rhythm）。其他自律组织在正常情况下因自律性较低，自身的节律性并不表现出来，仅起传导兴奋的作用，故称为潜在起搏点（latent pacemaker）。异常情况下，当潜在起搏点的自律性升高、窦房结的自律性降低或兴奋传导阻滞时，潜在起搏点就可取代窦房结成为异位起搏点（ectopic pacemaker）。由异位起搏点起搏而形成的心跳节律称为异位心律（ectopic pacemaker），其中心跳起源于房室交界区的称为交界性心律，起源于房室束及其束支和浦肯野纤维等室内传导系统的，则称为室性心律。

2. 影响自律性的因素 心肌细胞的自律性是通过 4 期自动去极化使膜电位从最大复极电位达到阈电位所引起的。所以 4 期自动去极化速度、最大复极电位和阈电位水平均是影响自律性的因素，其中以 4 期自动去极速率为主要因素。

（1）4 期自动去极化的速度 在其他条件不变的情况下，4 期自动去极化速度越快，从最大复极电位到阈电位所需的时间越短，单位时间内产生兴奋的次数越多，自律性就越高。反之，自律性降低（图 4 - 7）。例如，交感神经兴奋，其末梢释放的去甲肾上腺素，可提高窦房结 P 细胞膜对 Na^+、Ca^{2+} 的通透性，使 4 期中 Na^+、Ca^{2+} 内流增多，自动去极化速度加快，自律性增高，使心率增快。

（2）最大复极电位水平 在 4 期自动去极化速度和阈电位水平不变的情况下，最大复极电位的数值越大，与阈电位的距离就越远，自动去极化达阈电位的时间越长，因而自律性降低；反之自律性增高（图 4 - 7）。如迷走神经兴奋，末梢释放的递质乙酰胆碱，可提高窦房结 P 细胞膜对 K^+ 的通透性，使 3 期复极化中 K^+ 外流增多，最大复极电位增大，自律性降低，心率减慢。

（3）阈电位水平 如 4 期自动去极化的速度和最大复极电位不变，阈电位下移，最大复极电位与阈电位之间的差距减小，去极化达到阈电位所需的时间缩短，自律性增高；反之，则自律性降低（图 4 - 7）。细胞外液 Ca^{2+} 浓度升高时，阈电位水平上移，自律性降低。一般条件下，阈电位变化不大。

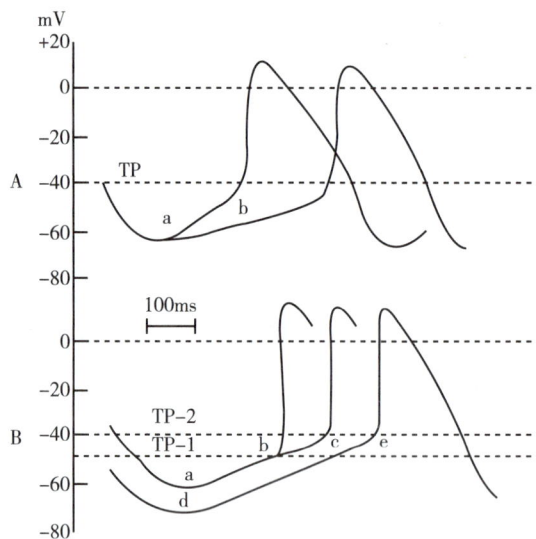

图 4 - 7 自律性的影响因素

（二）兴奋性

心肌与骨骼肌一样，具有对刺激发生反应的能力，即兴奋性。在一次兴奋过程中，心肌细胞的兴奋性不是一成不变的，它发生着周期性的变化。现以心室肌为例说明其兴奋性的周期性变化。

1. 心肌细胞兴奋性的周期性变化 心肌细胞兴奋是以离子通道能够被激活为前提的。心肌细胞每发生一次兴奋，膜上的离子通道经历了备用、激活、失活的变化过程，从而导致其兴奋性出现周期性的变化。心肌细胞在一次兴奋过程中，根据其兴奋性的变化分为有效不应期、相对不应期和超常期（图 4 - 8）。

（1）有效不应期 在心肌细胞发生一次兴奋过程中，从 0 期去极化开始到复极化膜电位达到 -55mV 这一段时间内，无论给予多么强大的刺激，都不能产生去极化，表明此期兴奋性已降低为零，这段时间称为绝对不应期（absolute refractory period，ARP）。此期心肌细胞兴奋性的暂时缺失是由于 Na^+ 通道处于完全失活的状态所致。

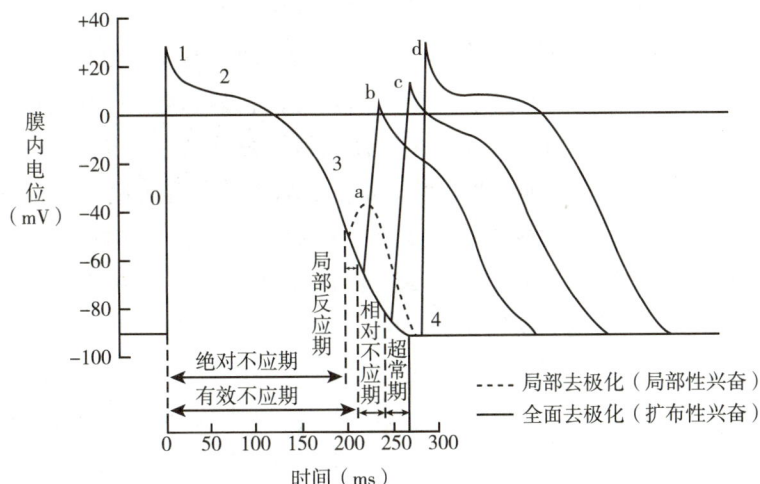

图4-8　心室肌动作电位兴奋性的周期性变化

从复极化 -55 ~ -60mV 这一段时间内，给予足够强大的刺激，可引起心肌细胞局部去极化（局部兴奋），但仍不会产生新的动作电位，表明此期心肌兴奋性极低，这一时段称为局部反应期（local response period）。此期只有少量的 Na^+ 通道复活到备用状态，给予足够强大的刺激可以引起 Na^+ 通道开放，少量 Na^+ 内流，产生局部兴奋，但不足以达到阈电位，不能引起新的动作电位。

因绝对不应期与局部反应期，心肌细胞均不能接受刺激产生新的动作电位，故合称为有效不应期（effective refractory period，ERP）。

（2）相对不应期　在有效不应期之后，膜电位从复极化 -60mV 至 -80mV 的时间内，给予阈刺激，心肌仍不能产生新的动作电位，须给予阈上刺激才可以使心肌细胞膜产生新的动作电位，说明此期兴奋性低于正常，这段时间称为相对不应期（relative refractory period，RRP）。此期已有相当数量的 Na^+ 通道复活到备用状态，但在阈刺激下激活的 Na^+ 通道数量仍不足以使膜去极化达到阈电位，只有给予阈上刺激才能引起新的动作电位。

（3）超常期　膜电位从复极化 -80mV 至 -90mV 的时间内，给予一个阈下刺激即能引起新的动作电位，表明兴奋性高于正常，这段时间称为超常期（supranormal period，SNP）。此期 Na^+ 通道已大部分恢复到备用状态，且膜电位与阈电位之间的距离小于正常，因而细胞兴奋性高于正常。

在相对不应期和超常期，由于膜电位数值低于静息电位，Na^+ 通道开放的数量和速率均低于静息电位水平，故新产生的动作电位去极化的速度和幅度也都低于正常，兴奋的传导速度也比较慢。心肌细胞复极化完毕，膜电位恢复至静息水平，细胞的兴奋性也恢复到正常状态。

2. 影响心肌细胞兴奋性的因素　心肌细胞兴奋的产生是由于心肌细胞受到刺激，在静息电位的基础上，离子通道激活开放，使膜0期去极化达到阈电位水平产生动作电位。故影响心肌细胞兴奋性的因素包括静息电位水平、阈电位水平及引起0期去极化的离子通道状态。

（1）静息电位或最大复极电位水平　在阈电位不变的条件下，静息电位增大，则它与阈电位的距离加大，引起兴奋所需的阈值增大，故兴奋性降低；反之，静息电位减小，使之与阈电位的距离缩短，引起兴奋所需的阈值减小，兴奋性升高。但若静息电位过低，则可由于部分 Na^+ 通道失活而使阈电位水平上移，其兴奋性反而降低。例如，当细胞外 K^+ 浓度轻度升高时，心肌细胞兴奋性升高；而当细胞外 K^+ 浓度明显升高时，心肌细胞兴奋性反而降低。

（2）阈电位水平　若静息电位不变，阈电位减小，与静息电位间的差距增大，所需要的阈值增大，则兴奋性降低；阈电位增大，与静息电位间的差距减小，所需要的阈值减小，则兴奋性增高。如低

Ca²⁺时阈电位降低,导致兴奋性升高。一般情况下阈电位变化较少。

(3)引起0期去极化的离子通道状态 如前所述,引起心肌细胞动作电位0期去极化的离子通道都有备用、激活、失活三种状态。以心室肌细胞为例,当膜电位在静息电位 -90mV 时,膜上 Na⁺通道全部处于备用状态;在此状态下,心肌细胞受到阈刺激使细胞膜去极化达阈电位时,引起 Na⁺通道大量激活开放,Na⁺内流而发生0期去极化,细胞兴奋性正常。随后 Na⁺通道迅速失活而关闭,Na⁺停止内流,处于失活状态的 Na⁺通道,任何强度的刺激均不能使之再次激活开放,此时细胞的兴奋性暂时丧失。当膜电位恢复到 -55mV 时,少量 Na⁺通道由失活状态转为备用状态,且随着膜电位的恢复,转为备用状态的 Na⁺通道数量逐渐增多,当膜电位恢复到静息电位水平时,Na⁺通道又全部处于备用状态,细胞兴奋性也恢复到正常。由此可见,细胞膜上 Na⁺通道是否处于备用状态是心肌细胞是否具有兴奋性的前提,Na⁺通道处于不同的状态是上述心肌细胞兴奋性发生周期性变化的内在机制。Na⁺通道的状态还受许多药物的影响,使之激活或失活,这是各种抗心律失常药物发挥作用的基础。

3. 期前收缩和代偿性间歇 正常情况下,窦房结每次产生的兴奋,经心内传导系统传到心房肌和心室肌,并引起其收缩,整个心脏按照窦房结发出的兴奋节律进行活动。如果在有效不应期之后,下一次窦房结的兴奋到达之前,心室受到一次阈值或阈值以上的人工或病理性的额外刺激,则导致心室肌提前产生一次兴奋,称为期前兴奋(premature excitation)。由期前兴奋所引起的收缩称为期前收缩(premature systole),又称早搏。期前兴奋也有自己的有效不应期,如果紧接在期前兴奋后的一次窦房结兴奋传到心室时,正好落在心室期前兴奋的有效不应期内,将不能引起心室的兴奋和收缩,即出现一次兴奋和收缩的"脱失",必须等到再下一次窦房结的兴奋传来时才能引起心室的兴奋和收缩。这样,在一次期前收缩之后往往会出现一段较长的心室舒张期,称为代偿间歇(compensatory pause)(图4-9),然后恢复窦性节律。但在窦性心律较慢时,紧接在期前兴奋后的窦房结兴奋,也可落在期前兴奋的有效不应期后,在这种情况下,代偿间歇将不会出现。

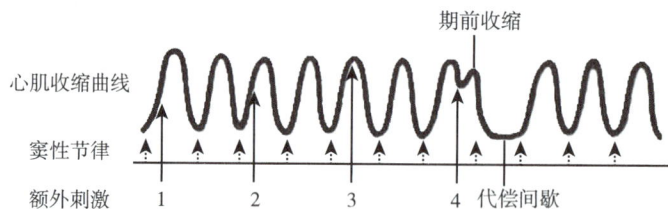

图4-9 期前收缩和代偿性间歇

正常人可因情绪激动、过度疲劳、过量烟、酒、茶等原因引起偶发性期前收缩,因持续时间短,对血液循环影响不大。但病理情况下的"频发早搏"可造成严重的心律紊乱,甚至危及生命。

(三)传导性

心肌细胞具有传导兴奋的能力或特性,称为传导性(conductivity)。心肌细胞传导性的高低可用兴奋的传播速度来衡量。

1. 兴奋在心内的传导途径 正常情况下,窦房结的兴奋通过心房肌直接传至右心房和左心房,引起两心房的兴奋和收缩。心房中还有一些小的肌束传导速度较快,组成"优势传导通路",可将兴奋快速传至房室交界,再经房室束、左、右束支,浦肯野纤维传至左、右心室,引起两侧心室肌兴奋(图4-10)。

心脏不同部位的兴奋传导速度存在差异:一般心房肌的传导速度约0.4m/s;心房"优势传导通路"为 1.0~1.2m/s;房室交界中的结区仅为0.02m/s,传导速度最慢;浦肯野纤维传导速度最快,达2~4m/s;心室肌约1m/s。房室交界是窦房结的兴奋从心房传向心室的唯一通路,且此处兴奋传导速度最慢，因此兴奋经过房室交界将出现一个时间延搁（约0.1秒），称为"房室延搁"（atrioventricular delay），之后才能传向心室。房室延搁具有重要的生理和病理意义，它使得心房肌的兴奋不能过快地传到心室，从而保证心房内的血液在心室收缩前排入心室，有利于心室的充盈和射血；但也使得房室交界成为传导阻滞的好发部位。

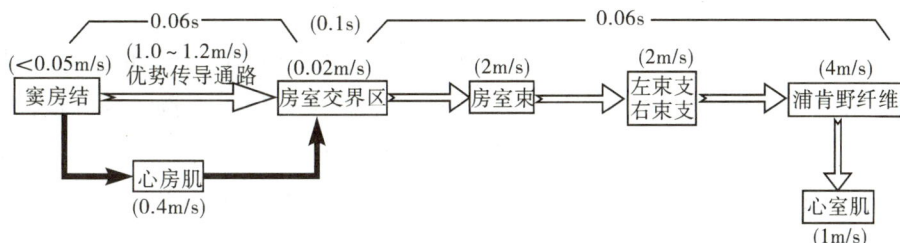

图 4 - 10　兴奋在心内的传导途径及速度

2. 影响传导性的因素　心肌传导性受心肌细胞结构和生理两方面因素的影响。结构因素相对固定，生理因素变动较大，是影响心肌传导性的主要因素。其中生理因素包括动作电位0期去极化的速度和幅度，以及邻近未兴奋部位膜的兴奋性。

（1）心肌细胞结构　心肌细胞的直径是决定传导性的主要结构因素。动作电位（兴奋）的传导是通过局部电流实现的，细胞直径越大，细胞内电阻越小，局部电流越大，传导速度越快；反之亦然。心房肌、心室肌、浦肯野细胞的直径都较大，所以传导速度很快。而房室交界结区细胞的直径很小，所以传导速度很慢。此外，细胞间缝隙连接方式构成了细胞间的低电阻通道，缝隙连接通道数量越多，传导性越好。

（2）动作电位0期去极化的速度和幅度　是影响心肌传导速度最重要的因素。动作电位0期去极化的速度越快，兴奋和未兴奋部位之间电流形成越快，故兴奋传导速度越快；0期去极化的幅度越大，兴奋和未兴奋部位之间的电位差越大，形成的局部电流越强，兴奋传导速度也就越快。反之，则传导速度减慢。

（3）邻近未兴奋部位膜的兴奋性　兴奋的传导是细胞膜依次发生兴奋的过程，因此未兴奋部位膜的兴奋性高低必将影响兴奋的传导。当邻近未兴奋部位静息电位（在自律细胞为最大复极电位）与阈电位之间的差距增大，兴奋性降低时，产生动作电位所需的时间延长，则传导速度减慢；反之，则传导加快。此外，如果邻近未兴奋部位膜电位过低，使膜中的Na^+通道处于失活状态，则传来的兴奋不能使之产生新的动作电位，传导将受阻于此。

在上述因素出现异常的情况下，起源于窦房结的兴奋不能正常向全心传播，可能在某一部位发生停滞，称为传导阻滞。最常见的阻滞部位是房室交界区，称为房室传导阻滞。

（四）收缩性

心肌的收缩原理与骨骼肌基本相同，即先产生动作电位，然后通过兴奋－收缩耦联，引起肌丝滑行，从而使整个肌细胞收缩。但心肌细胞的结构和电生理特性与骨骼肌不完全相同，故其收缩有其自身的特点。

1. 同步收缩　心房或心室肌细胞间有低电阻的闰盘存在，兴奋可通过缝隙连接在细胞间迅速传播，引起所有心房或心室肌细胞几乎同步兴奋和收缩；由于房室交界是唯一连接心房和心室的结构，且传导速度很慢，因此，左、右心房与左、右心室分别构成一个功能合胞体。心肌一旦兴奋，左、右心房几乎同步收缩，然后左、右心室发生同步收缩。这种同步收缩有利于心脏产生强大的射血能力。心肌的同步收缩也称"全或无"式收缩。

2. 不发生强直收缩　心肌细胞的有效不应期特别长，几乎占据整个收缩期和舒张早期，即心肌从收缩开始到舒张早期之间，不能再次接受刺激产生兴奋和收缩。只有在收缩完毕开始舒张以后，兴奋性进入相对不应期或超常期时，才可能再次接受刺激发生兴奋和收缩，使得心肌在每次收缩之后必定跟随一个舒张期。因此，心肌不能像骨骼肌那样产生强直性收缩，而始终保持收缩与舒张交替进行，这有利于心的充盈和泵血功能。

3. 对细胞外液 Ca^{2+} 的依赖性　Ca^{2+} 是心肌兴奋 – 收缩耦联的耦联因子，而心肌细胞肌质网的终池不发达，容积较小，Ca^{2+} 贮量少，故其兴奋 – 收缩耦联过程高度依赖于细胞外 Ca^{2+} 的内流。心肌兴奋时，细胞外 Ca^{2+}（10% ~ 20%）经肌膜和横管膜中的 L 型 Ca^{2+} 通道流入胞质（心室肌动作电位 2 期 Ca^{2+} 内流），触发肌质网释放大量 Ca^{2+}（80% ~ 90%）而使胞质 Ca^{2+} 浓度升高引起心肌收缩，这一过程也称为钙诱导钙释放。当心肌舒张时，肌质网上的钙泵将 Ca^{2+} 逆浓度差泵回肌质网（80% ~ 90%），肌膜中的 $Na^+ – Ca^{2+}$ 交换体将 Ca^{2+} 排出胞外（10% ~ 20%），使胞质中 Ca^{2+} 浓度下降，心肌细胞得以舒张。

在一定范围内，细胞外液的 Ca^{2+} 浓度升高，兴奋时内流的 Ca^{2+} 增多，心肌收缩增强；反之，细胞外液的 Ca^{2+} 浓度降低，则收缩减弱。因缺氧、代谢障碍等因素使钙通道受抑制时，Ca^{2+} 内流显著减少，心可兴奋（产生动作电位），却不发生收缩，这一现象称为兴奋 – 收缩脱耦联。因此，临床上，心电图不能作为检查心跳停止与否的直接依据。

四、体表心电图

在正常人体，每一个心动周期中，由窦房结发出的兴奋沿心内兴奋的传导途径依次传向心房和心室，引起整个心脏的兴奋。心脏各部分在兴奋过程中出现的生物电变化，可通过心脏周围的导电组织和体液传到体表。如果将测量电极置于体表的一定部位，即可将这种电变化用心电图机记录在特殊的记录纸上，成为心电图（electrocardiogram，ECG）。心电图反映的生物电活动，并不是单个心肌细胞的膜电位变化，而是整个心脏兴奋的发生、传导和恢复过程中电变化的综合。心电图作为一种无创记录方法，在临床上被广泛应用于心律失常和心肌损害等多种心脏疾病的诊断。

将测量心电图的电极置于人体不同部位，或改变记录电极的连接方式，即导联，就能记录到不同的心电图波形。但用不同导联记录到的心电图都包含一个 P 波、一个 QRS 波群和一个 T 波，有时在 T 波后还可出现一个小的 U 波。国际通用的心电图导联共有三类 12 个，包括三个标准肢体导联（Ⅰ、Ⅱ、Ⅲ），三个加压单极肢导联（aVR、aVL、aVF）及六个单极胸导联（V₁、V₂、V₃、V₄、V₅、V₆）。以下主要以标准Ⅱ导联心电图为例，介绍心电图各波和间期的形态和意义（图 4 – 11）。

1. P 波　在心电图上最早出现的一个小而圆钝的波。它反映左、右心房去极化过程的电位变化，起点标志心房兴奋的开始，终点表示左、右心房已全部兴奋。历时 0.08 ~ 0.11 秒，波幅不超过 0.25mV。当心房肥厚时，P 波时间和波幅超过正常。

2. QRS 波群　简称 QRS 波，继 P 波之后，出现的一个尖锐的波群。典型的 QRS 波群包括三个紧密相连的电位波动：第一个向下的波为 Q 波，其后是高而尖峭的向上的 R 波，最后是向下的 S 波。但在不同导联中，这三个波不一定都出现。QRS 波群反映左、右心室去极化过程的电位变化，起点标志心室兴奋的开始，终点表示左、右心室已全部兴奋。正常 QRS 波群历时 0.06 ~ 0.10 秒，代表心室肌兴奋扩布所需的时间，各波波幅在不同导联中变化较大。在心室肥厚或心室内兴奋传导阻滞时，QRS 波群将增宽。

3. T 波　QRS 波群后的一个持续时间较长、波幅较低的波。它反映心室复极化过程的电位变化。历时 0.05 ~ 0.25 秒，波幅一般为 0.1 ~ 0.8mV，在 R 波较高的导联中，T 波不应低于 R 波的 1/10。T 波的

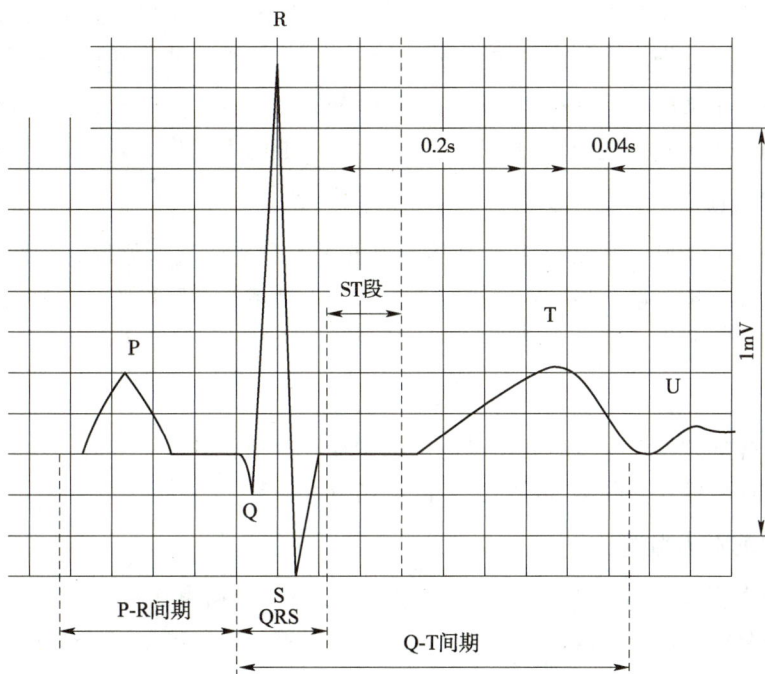

图 4 – 11　正常人体心电图模式图

方向与 QRS 复合波的主波方向相同。如果出现 T 波低平、双向或倒置，则称为 T 波改变，主要反映心肌缺血。

4. U 波　在 T 波后 0.02 ~ 0.04 秒可能出现的一个低而宽的波。历时 0.1 ~ 0.3 秒，波幅一般小于 0.05mV，方向一般与 T 波一致。U 波的意义和成因尚不十分清楚。

5. P – R 间期（或 P – Q 间期）　是指从 P 波起点到 QRS 波起点之间的时间，代表窦房结产生的兴奋经由心房、房室交界和房室束到达心室，并引起心室开始兴奋所需要的时间，故也称房室传导时间。P – R 间期正常为 0.12 ~ 0.20 秒。在房室传导阻滞时，P – R 间期延长。

6. Q – T 间期　是指从 QRS 波起点到 T 波终点之间的时间，代表心室从开始去极化到完全复极化总共所需要的时间。正常成人一般为 0.36 ~ 0.44 秒。Q – T 间期的长短与心率成反变关系，心率越快，Q – T 间期越短。

7. ST 段　是指从 QRS 波结点到 T 波起点之间的时间。由于 ST 段代表心室各部分细胞均处于去极化状态（相当于动作电位的平台期），各部分之间电位差很小，因此正常时 ST 段与基线平齐，常描记为一段直线。ST 段的异常压低或抬高表示心肌缺血或损伤。

第二节　血管生理

　　血管是一个连续且相对密闭的管道系统，包括动脉、毛细血管和静脉，它们与心脏一起构成心血管系统。血液由心房进入心室，再从心室到动脉，经毛细血管、静脉，回流到心房，如此反复循环。毛细血管中部分血液经毛细血管壁滤过到组织间隙形成组织液，其中部分组织液进入淋巴管形成淋巴液，最终回流到静脉。本节主要介绍血管的生理功能，也简要介绍淋巴循环。

一、各类血管的功能特点

　　各类血管管壁的组织结构各具特点，动脉和静脉管壁从内向外依次为内膜、中膜和外膜。其中内膜主要由内皮细胞构成；中膜主要由血管平滑肌、弹性纤维和胶原纤维组成，其组成成分的比例和厚度可因血管种类的不同而异。毛细血管仅由一层内皮细胞构成，外包被一薄层基膜。血管按照组织学结构可分为大动脉、中动脉、小动脉、微动脉、毛细血管、微静脉、小静脉、中静脉和大静脉。由于各类血管的组织结构不尽相同造成了其生理功能的差异，按其生理功能的不同将血管分为以下几类。

（一）弹性贮器血管

弹性贮器血管是指主动脉、肺动脉主干及其发出的最大分支。其管壁厚，中膜含有丰富的弹性纤维，具有良好的弹性和可扩张性。当心室收缩时，射入的血液使大动脉扩张，一部分血液可以暂时储存下来；心室舒张时，扩张的大动脉发生弹性回缩，将储存的血液继续推向外周。

（二）分配血管

分配血管是指从弹性贮器血管以后到小动脉前的中动脉。中膜平滑肌丰富，具有较好的收缩性。中动脉不断发出分支将血液输送到各器官、组织，故称为分配血管。

（三）毛细血管前阻力血管

毛细血管前阻力血管包括小动脉和微动脉，其管径较小，分别为 0.3～1mm 和 0.3mm 以下，对血流的阻力较大，尤其是微动脉管壁富含平滑肌，通过平滑肌舒缩活动可使血管管径发生明显的变化，从而改变血流的阻力，进而影响血管所在组织器官的血流量，故称为毛细血管前阻力血管。

（四）交换血管

交换血管是指毛细血管，其分布广泛，相互连通，形成毛细血管网。毛细血管管径小，管壁薄，管壁仅由一层内皮细胞组成，外包绕一薄层基膜，通透性很高，是血液和组织液进行物质交换的场所，故称毛细血管。

（五）毛细血管后阻力血管

毛细血管后阻力血管指微静脉，其管径较小，可对血流产生一定的阻力，但其阻力仅占血管系统总阻力的一小部分。

（六）容量血管

容量血管即静脉系统，与同级动脉相比，静脉数量多、管壁薄、管径大、可扩张性大，故其容量大。在安静状态下，静脉系统可容纳 60%～70% 的循环血量，故把这类血管称为容量血管。

（七）短路血管

短路血管是指血管床中小动脉和小静脉之间的直接吻合支。它们主要分布在手指、足趾、耳郭等处的皮肤中，当短路血管开放时，小动脉内的血液可不经毛细血管直接进入小静脉，参与体温的调节。

二、血流动力学

血流动力学是指血液在心血管系统中流动的力学，是流体力学的一个分支。由于血液中含有血细胞和胶体物质等多种成分，故不是理想液体；而且血管是较复杂的弹性管道，也不是刚性管道，因此血流动力学既具有一般流体力学的共性，又具备其自身的特点。

（一）血流量

单位时间内流经血管某一截面的血量称为血流量，也称容积速度，其单位为 ml/min 或 L/min。可通过下式计算得出：

$$Q = \Delta P / R$$

对于某个器官来说，其血流量取决于灌注该器官的动脉压和静脉压之差（ΔP）和该器官内的血流阻力（R）。正常情况下，静脉压很低，所以，影响器官血流量的主要因素是动脉血压和血流阻力。在不同功能状态下，灌注各器官的动脉血压的值相差并不大，故血流阻力是器官内血流量的决定因素。

（二）血流方式

血液在血管内流动的方式有层流和湍流两种（图4－12）。层流时，血液中每个质点的流动方向一致，与血管的长轴平行，但各质点的流速不相同，管道轴心处流速最快，越靠近管壁流速越慢。也就是说液体的流动具有层次，造成这种速度差异的原因，是由于液体分子之间及液体分子与管壁之间的磨擦力。

在正常情况下，人体的血液流动方式以层流为主。然而当血流速度过快、血管管径过大，或血液黏度过低时，层流即被破坏而产生漩涡，称为湍流或涡流。此时，血液中每个质点的流动方向不再一致。

在生理情况下，心室腔和主动脉内的血流方式是湍流，其余血管系统中的血流方式为层流。但在病理情况下，如房室瓣、主动脉瓣狭窄以及动脉导管未闭时，均可因湍流形成杂音。

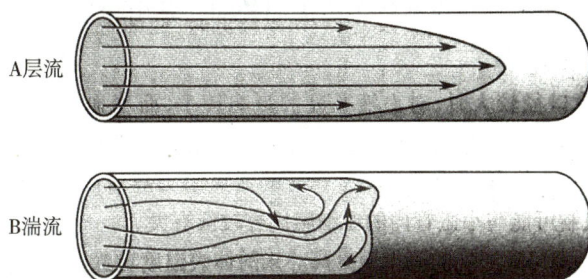

图4－12　层流与湍流示意图
A. 血管中的层流；B. 血管中的湍流
图中箭头方向表示血流的方向，箭头长度表示流速

（三）血流阻力

血液流经血管时所遇到的阻力称为血流阻力。血流阻力主要由血液与血管壁以及血液内部分子间的相互摩擦而产生。摩擦需要消耗能量，因此血液在血管内流动时能量逐渐被消耗，使血压逐渐降低。涡流比层流消耗的能量多。

血流阻力可通过下式计算得出：

$$R = 8\eta L / \pi r^4$$

由该式可知，血流阻力（R）与血管的长度（L）和血液的黏度（η）成正比，与血管半径的4次方（r^4）成反比。由于在同一血管床内，血管长度和血液黏度在一段时间内变化不大，因此血流阻力主要取决于血管的半径，可见产生阻力的主要部位是微动脉。

把血流阻力的公式代入 Q = ΔP/R，则得下式即泊肃叶定律（Poiseuilli law）：

$$Q = \pi \Delta P r^4 / 8\eta L$$

由该式可知单位时间内的血流量与血管两端的压力差（ΔP）、血管半径的4次方（r^4）成正比，而与血管的长度（L）、黏度（η）成反比。所以血流量的多少主要取决于血管的直径。机体对循环血流量的调节，就是通过控制各器官阻力血管的半径来调节各器官之间血流分配的。

（四）血压

血压（blood pressure，BP）是血管内流动的血液对单位面积血管壁的侧压力。按照国际标准计量单位规定，其单位是帕（Pa）或千帕（kPa），习惯上常以毫米汞柱（mmHg）表示，1mmHg = 0.133kPa。血压分为动脉血压、毛细血管血压和静脉血压，通常所说的血压是指动脉血压。如前所述，血液从左心室射出流经外周血管时，不断克服血流阻力，血压逐渐降低，所以动脉血压 > 毛细血管血压 > 静脉血压，这个压力差是推动血液流动的基本动力。因大静脉压和心房压较低，常以厘米水柱（cmH_2O）为单位，$1cmH_2O = 0.098kPa$。

三、动脉血压与动脉脉搏

（一）动脉血压

动脉血压（arterial blood pressure）是指血液对单位面积动脉管壁的侧压力，一般是指大动脉血压，由于在大动脉与中动脉内测得的压力变化很小，故在生理研究和临床实践中，通常用肱动脉血压来代表动脉血压。

1. 动脉血压的形成

（1）动脉血压形成的机制　在一个心动周期中，心室收缩，克服阻力，将 60~80ml 血液射入主动脉。由于外周阻力的存在，射出的血液仅有约 1/3 流向外周，其余约 2/3 则暂时贮存于主动脉和大动脉内。贮存血液携带的动能使主动脉和大动脉扩张（图 4-13），使血压上升，同时动能转化为势能贮存于扩张的管壁内。在射血中期，主动脉和大动脉内容积被扩张到最大，血压上升达最高值。心室收缩期，动脉血压升高达到的最高值，称为收缩压（systolic pressure）。

当心室进入舒张期，被扩张的主动脉和大动脉管壁发生弹性回缩，贮存的势能转化为血流的动能，推动血液继续流向外周。随着动脉管壁的回缩，其容积逐渐减小，在下一个心动周期心室射血前，其容积达最小，血压下降至最低。心室舒张期，动脉血压下降达到的最低值，称舒张压（diastolic pressure）。

收缩压与舒张压之差称脉搏压（pulse pressure），简称脉压。在一个心动周期中动脉血压的平均值，称平均动脉血压（mean arterial pressure），心动周期中心舒期较长，因此平均动脉血压低于收缩压和舒张压两个数值的平均值，更接近于舒张压，约等于舒张压加 1/3 脉压。

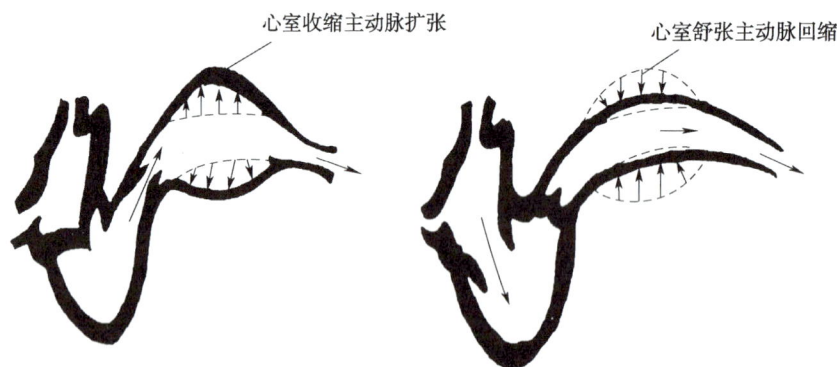

图 4-13　主动脉管壁弹性对动脉血压的影响

（2）动脉血压形成的条件　心血管系统有足够的血液充盈是动脉血压形成的前提条件。若循环血量不足，血液对血管壁就没有侧压力，血压的形成就无从谈起。循环系统中血液的充盈程度可用循环系统平均充盈压（mean circulatory filling pressure）来表示。在动物实验中，用电刺激造成心室颤动，使心暂停射血，总血量均匀分布于心血管系统中，此时循环系统中各处所测得的压力相等，这一压力数值称为循环系统平均充盈压，动物约 7.0mmHg，人的循环系统平均充盈压接近于这个数值。

由此可见，心脏射血是动脉血压形成的必要条件。心脏射血提供能量，推动血液进入血管，这些能量一部分克服阻力以动能形式推动血液流动；另一部分以弹性势能的形式使主动脉扩张而储存起来，当心室舒张时，主动脉管壁弹性回缩，再将这部分势能转变为动能，推动血液继续向前流动。由于心脏的射血是间断的，因而心动周期中动脉血压发生着周期性的变化。外周阻力主要是指小动脉和微动脉对血流的阻力，如果没有外周阻力，那么在心室收缩时射入大动脉的血液将全部迅速地流向外周，心室所释放的能量将全部表现为血液的动能，而不对动脉血管壁产生侧压，即不形成动脉血压。

主动脉和大动脉的弹性储器作用对减小动脉血压在心动周期中的波动幅度具有重要意义。心室收缩射血时，主动脉和大动脉被扩张，使收缩压不会升得太高。心室舒张时，扩张的主动脉和大动脉发生弹性回缩，使舒张压不会过度降低。此外，依靠主动脉和大动脉的弹性回缩作用，可以推动心缩期暂时贮存在主动脉和大动脉的血液继续流向前方，使间断的心室射血变成连续的血液流动。

2. 动脉血压的正常值　在安静状态下，我国健康年轻人收缩压为 100～120mmHg，舒张压为 60～80mmHg，脉压为 30～40mmHg，平均动脉压为 100mmHg。目前我国采用国际上统一标准，在安静状态下，收缩压持续 ≥130mmHg 和（或）舒张压持续 ≥80mmHg 称为高血压；如果收缩压 <90mmHg 和（或）舒张压 <60mmHg 称为低血压。血压过低或过高对健康均有害。

动脉血压存在个体、年龄和性别差异。随着年龄的增长，血压呈逐渐升高的趋势，且收缩压升高比舒张压升高更为显著。女性的血压在更年期前略低于同龄男性，而更年期后与同龄男性基本相同，甚至略高。通常情况下，正常人双侧上臂的动脉血压也存在左高右低的特点，甚至差异可达 5～10mmHg。此外，正常人还存在昼夜波动的节律，在凌晨 2～3 时最低，上午 6～10 时及下午 4～8 时各有一个高峰。从晚上 8 时起呈缓慢下降趋势，这种现象在老年人和高血压患者中更为显著。

3. 影响动脉血压的因素　动脉血压的形成与心脏的射血、外周阻力、大动脉管壁的弹性以及心血管系统血液充盈量等因素有关（表 4-2）。凡能影响动脉血压形成的因素，如搏出量、心率、外周阻力、大动脉的弹性以及循环血量与血管容量，都能影响动脉血压。在生理情况下，动脉血压的变化是多种因素综合作用的结果。为了便于理解和讨论，下面单独分析某一影响因素时，都假定其他因素不变。

（1）搏出量　搏出量增多，心缩期射入动脉的血量增多，管壁所承受的侧压力增大，收缩压明显升高。收缩压升高使近心大血管与外周血管的压力差增大，血流速度加快，流向外周的血量增多；在心舒末期存留在大动脉内的血量增加并不多，故舒张压升高不如收缩压明显，脉压增大。反之，当搏出量减少时，收缩压的降低比舒张压更为显著，故脉压减小。可见，在一般情况下，收缩压的高低主要反映搏出量的多少。

（2）心率　心率加快，心舒期较心缩期明显缩短，由大动脉流向外周的血液减少，留在大动脉内的血量增多，舒张压明显升高。由于心舒末期存留在大动脉内的血量增多，在搏出量不变的情况下，心缩期大动脉血量增多，收缩压也相应增高，但由于血压升高使近心大血管与外周血管的压力差增大，血流速度加快，流向外周的血量增多，在心缩期存留在大动脉内的血量增加并不多，故收缩压升高不如舒张压明显，脉压减小。反之，心率减慢，舒张压的降低较收缩压明显，脉压增大。

（3）外周阻力　外周阻力增大，心舒期血液流向外周的速度减慢，大动脉内存留血量增多，舒张压明显升高。心缩期，由于动脉血压升高使血流速度加快，动脉内增多的血量相对较少，因而收缩压升高不如舒张压明显，故脉压减小。相反，当外周阻力减小时，舒张压的降低较收缩压明显，脉压增大。可见，一般情况下，舒张压的高低主要反映外周阻力的大小。临床上常见的原发性高血压病多是由于小动脉、微动脉弹性降低、管腔变窄使外周阻力增大所致，故以舒张压升高为主。

（4）大动脉管壁的弹性贮器作用　如前所述，大动脉管壁的弹性贮器作用能缓冲血压的波动，使收缩压不会升得太高，舒张压不会过度降低。随着年龄的增长，大动脉管壁的弹性纤维逐渐减少，弹性贮器作用减弱，使收缩压升高而舒张压降低，脉压增大。但老年人多伴有小动脉和微动脉硬化，外周阻力增大，舒张压也随着年龄的增长而升高，故收缩压和舒张压都升高，只是收缩压比舒张压升高更明显。

（5）循环血量与血管容量　正常情况下，循环血量与血管容量相匹配，从而保持血管内有足够的血液充盈，这是形成动脉血压的前提条件。如果发生大失血，循环血量减少，而血管容量不变，则引起动脉血压下降，应及时给患者输血、输液以补充循环血量。相反，细菌毒素的作用或药物过敏使外周血管广泛扩张，血管容量增大，若循环血量不变，则血管充盈度降低，血压急剧下降，此时应使用血管收缩药物，血管容量变小，血压回升。

表 4 – 2　影响动脉血压的各个因素对动脉血压的影响

影响因素	变化情况	收缩压	舒张压	脉压
搏出量	增多	显著升高	升高	增大
心率	加快	升高	显著升高	减小
外周阻力	增大	升高	显著升高	减小
大动脉管壁的弹性	降低	升高	降低	增大
循环血量与血管容量比值	减小	显著降低	降低	减小

（二）动脉脉搏

在每个心动周期中，动脉内的压力和容积发生周期性的变化，进而导致动脉血管壁产生周期性扩大与缩小的搏动，称为动脉脉搏（arterial pulse），简称脉搏。脉搏用手指即能在浅表动脉所在的皮肤表面触摸到或用脉搏描记仪记录到，桡动脉是临床上最常用来感触脉搏的部位。

左心室收缩时将血液快速射入主动脉，主动脉内压力急剧上升，管壁向外扩张；左心室舒张时，主动脉内压力降低，管壁回缩。主动脉的这种搏动即脉搏，可沿动脉管壁向末梢血管传播。脉搏波的传播速度远比血流速度快。几乎在每次心跳的同时，桡动脉部位即可触到这次心跳所引起的脉搏。动脉管壁的弹性越大，脉搏波的传播速度就越慢。主动脉弹性最大，脉搏波传播最慢，为 3 ~ 5m/s。大动脉的传播速度为 7 ~ 10m/s，到小动脉可加快至 15 ~ 39m/s，由于小动脉、微动脉对血液阻力很大，故在微动脉后段脉搏波大大减弱，到毛细血管基本消失。老年人血管弹性降低，脉搏波的传播速度较青年人快。

四、微循环

微循环（microcirculation）是指微动脉与微静脉之间的血液循环。

（一）微循环的血流通路

典型的微循环结构包括微动脉、后微动脉、毛细血管前括约肌、真毛细血管（即通称的毛细血管）、通血毛细血管、动 – 静脉吻合支和微静脉等（图 4 – 14）。机体组织器官的结构和功能不同，微循环的组成也不同。根据微循环的组成，可将微循环分为三条通路（表 4 – 3）。

1. 迂回通路（circuitous channel）　是指血液由微动脉经后微动脉、毛细血管前括约肌、真毛细血管网进入微静脉的通路。真毛细血管数量多，分布广，穿行于组织细胞之间，交织成网，迂回曲折，血流速度非常缓慢，故而得名。加之其管壁薄，有较大的通透性，因而是血液和组织液间进行物质交换的主要场所，又称"营养通路"。真毛细血管是交替开放的，安静状态下，同一时间内约有 20% 的真毛细血管处于开放状态。真毛细血管开放的多少取决于所在器官、组织的代谢活动水平。

2. 直捷通路（thoroughfare channel）　是指血液由微动脉经后微动脉、通血毛细血管进入微静脉的通路。此通路多见于骨骼肌。由于通血毛细血管是后微动脉的直接延续，压力大，加之血管较短、直、粗，无平滑肌，故阻力较小，血流速度较快，因此该通路的主要功能是使一部分血液快速进入静脉，以保证静脉回心血量，进行物质交换的功能较小。直捷通路经常处于开放状态。

3. 动－静脉短路（arterio－venous shut）　是指血液由微动脉经动－静脉吻合支直接进入微静脉的通路。微动脉与微静脉之间压力差较大，动－静脉吻合支一旦开放，血液很快从微动脉流入微静脉，加之动－静脉吻合支管壁较厚，故血液流经此通路时不能进行物质交换。该通路在皮肤内较多，其主要功能是参与体温调节。在一般情况下，皮肤的动－静脉吻合支经常处于关闭状态，有利于保存体内的热量；当环境温度升高时，动－静脉吻合支开放，皮肤血流量增多，有利于辐射散热。动－静脉吻合支开放的增多，在一定程度上减少了血液与组织之间的物质交换，能引起组织相对缺氧。如感染性休克或中毒性休克时，由于动－静脉吻合支的大量开放，加重了组织的缺氧，从而能使病情恶化。

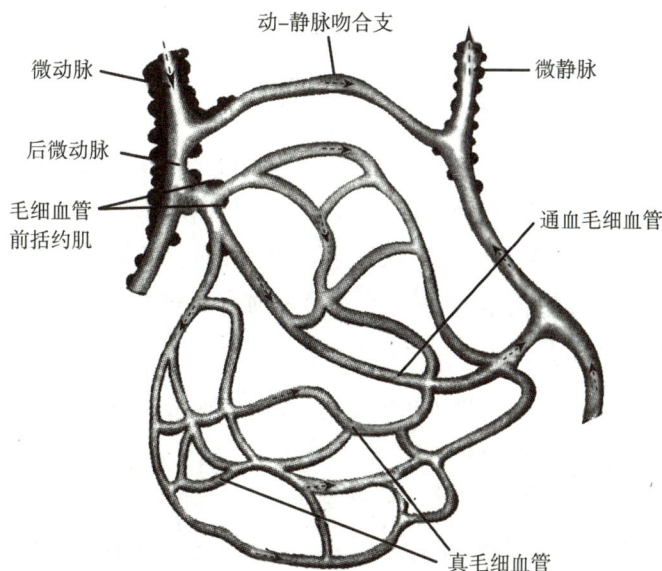

图4－14　微循环的组成和构成的通路

表4－3　三条微循环血流通路的血流特点和生理意义

血流通路	主要结构	主要分布	生理意义	开放情况
迂回通路	真毛细血管	广泛	物质交换的主要场所	交替开放
直捷通路	通血毛细血管	骨骼肌	保证血液迅速回流	经常开放
动－静脉短路	动－静脉吻合支	皮肤	调节体温	经常关闭

（二）微循环的"闸门"

1. 微动脉　是小动脉的末梢分支，管壁厚，中层主要是平滑肌，可受神经、体液因素的影响而舒缩。当微动脉管壁环形平滑肌收缩时，毛细血管前阻力增加，进入微循环的血流量减少；舒张时，进入微循环的血流量增多。故微动脉起着控制微循环血流量"总闸门"的作用。

2. 后微动脉和毛细血管前括约肌　微动脉的直接分支称为后微动脉，其管壁的平滑肌呈节段性分布，阻力小于微动脉。后微动脉分支形成真毛细血管，在真毛细血管的入口处有平滑肌包绕，称为毛细血管前括约肌。后微动脉和毛细血管前括约肌主要受体液因素的影响而舒缩，其舒缩状态决定了进入真毛细血管的血流量及真毛细血管开放的数量，从而控制微循环内血量的分配，起着微循环"分闸门"的作用。

3. 微静脉　内皮较薄。最细的微静脉管径不超过 $20\sim30\mu m$，管壁没有平滑肌，属于交换血管。较大的微静脉有平滑肌，属于毛细血管后阻力血管，平滑肌收缩，毛细血管后阻力增大，毛细血管内血液不易流出，起着微循环"后闸门"的作用。此外，毛细血管后阻力增大使静脉回流量减少。微静脉也受神经、体液因素调节。

（三）微循环血流量的调节

如前所述，微动脉、后微动脉、毛细血管前括约肌和微静脉的管壁都有平滑肌，其收缩和舒张将直接影响微循环的血流量。在微循环的血管中，微动脉和微静脉既接受交感神经支配又接受体液因素的调节，而后微动脉和毛细血管前括约肌则主要受体液因素的调节。

1. 神经调节 交感缩血管神经兴奋时，血管平滑肌收缩，因微动脉的神经支配密度大于微静脉，微动脉较微静脉收缩更为强烈，导致微循环中血流量减少；交感缩血管神经抑制时，血流量增多。此外，微静脉对儿茶酚胺的敏感性也较微动脉低，但对缺 O_2 与酸性代谢产物的耐受性比微动脉大。

2. 体液调节 血管平滑肌的舒缩活动受缩血管物质如肾上腺素、去甲肾上腺素等和舒血管物质的影响，其中舒血管物质主要为局部代谢产物，如 CO_2、乳酸等。安静状态下，组织代谢水平低，局部代谢产物积聚较慢，在缩血管物质的作用下，后微动脉和毛细血管前括约肌收缩，其后的毛细血管关闭；关闭一段时间后，该毛细血管周围组织的 O_2 分压降低、CO_2 和乳酸等代谢产物积聚，导致局部后微动脉和毛细血管前括约肌舒张，毛细血管开放，局部组织积聚的代谢产物被血流清除。接着，后微动脉和毛细血管前括约肌又收缩，如此周而复始。当组织代谢活动加强时，开放的毛细血管增多，从而使血液和组织细胞之间交换面积增大且距离缩短。可见，微循环的血流量和组织的代谢活动水平相适应。

（四）毛细血管的物质交换方式

组织液是存在于血管外组织细胞间隙中的液体，组织液和血液通过毛细血管壁进行物质交换。大小和性质不同的分子在血液和组织液之间的交换方式也不同。

1. 扩散 是血液和组织液之间物质交换的最重要的方式。脂溶性小分子物质如 O_2、CO_2 等，可以直接通过毛细血管的细胞膜扩散；水溶性物质若溶质分子直径小于毛细血管壁的孔隙，如 Na^+、Cl^-、葡萄糖等，则通过毛细血管壁孔隙进行扩散。

2. 滤过和重吸收 在毛细血管两侧静水压差和胶体渗透压差的作用下，液体由毛细血管内向组织间隙移动的现象称为滤过，而液体由组织间隙回流入毛细血管的现象称为重吸收。在滤过与重吸收的过程中，液体中能够通过毛细血管壁孔隙的溶质分子也随之移出或进入毛细血管。滤过和重吸收在物质交换中仅占很小一部分，但对组织液的生成和回流具有重要作用。

3. 入胞和出胞 当溶质分子直径大于毛细血管壁孔隙时，如分子质量较大的血浆蛋白，可通过入胞作用（吞饮）转运入毛细血管内皮细胞内，再通过出胞作用转运到毛细血管内皮细胞的另一侧。

五、组织液的生成与回流

组织液绝大部分呈胶冻状，不能自由流动，因此不会因为重力作用而流至身体低垂部位，也不能被抽吸出来。组织液是组织细胞赖以生存的环境，组织细胞通过细胞膜和组织液进行物质交换，组织液与血液之间则通过毛细血管壁进行物质交换，因此，组织细胞和血液之间的物质交换需通过组织液作为中介。组织液的成分除蛋白质浓度明显低于血浆外，其他与血浆相同。

（一）组织液生成与回流的机制

血浆中的某些成分经毛细血管壁进入组织间隙的过程，称为组织液的生成；组织液经毛细血管壁重吸收入毛细血管内的过程，称为组织液的回流。毛细血管壁的通透性是组织液生成的结构基础。组织液是生成还是回流，取决于四种力量的对比：存在于毛细血管内的毛细血管血压、血浆胶体渗透压与存在于组织液中的组织液静水压、组织液胶体渗透压（图4－15）。其中，毛细血管血压和组织液胶体渗透压是促进组织液生成的力量，血浆胶体渗透压和组织液静水压是促使组织液回流的力量。这两种力量之差，称为有效滤过压（effective filtration pressure），可用下式表示：

有效滤过压 =（毛细血管血压 + 组织液胶体渗透压）-（血浆胶体渗透压 + 组织液静水压）

若有效滤过压为正值，则生成组织液；若有效滤过压为负值，组织液则回流入血液。毛细血管血压动脉端约30mmHg，静脉端约12mmHg，组织液胶体渗透压约15mmHg，血浆胶体渗透压约25mmHg，组织液静水压约10mmHg，故毛细血管动脉端有效滤过压 =（30 + 15）-（25 + 10）= 10mmHg，静脉端有效滤过压 =（12 + 15）-（25 + 10）= - 8mmHg。

由此看来，组织液由毛细血管动脉端不断生成，随着血液向前流动毛细血管血压逐渐下降，有效滤过压也逐渐下降至零。血液继续向前流动毛细血管血压更低，有效滤过压降至负值，生成的组织液又逐渐回流，直至到毛细血管静脉端，生成的组织液约90%又回流到血液中，另约10%的组织液则进入毛细淋巴管，成为淋巴液，最终又注入到静脉。因此，组织液的生成与回流处于动态平衡中。

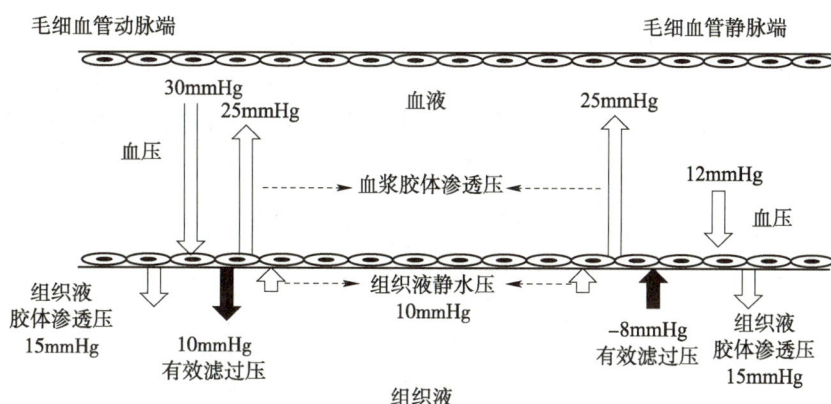

图 4 - 15　组织液生成与回流示意图

（二）影响组织液生成与回流的因素

正常情况下，组织液不断生成又不断回流，二者保持动态平衡，这是保证血浆与组织液含量相对稳定的重要因素。如果由于某种原因，这种动态平衡被打破，造成组织液生成过多或回流过少，就会出现过多的组织液潴留在组织间隙产生水肿。根据组织液生成与回流的机制，凡能影响有效滤过压、毛细血管壁通透性和淋巴液回流的因素，都会影响组织液的生成与回流。在组成有效滤过压的四个力量中，存在于组织液中的组织液胶体渗透压和组织液静水压相对变化较少，而存在于毛细血管内的毛细血管血压和血浆胶体渗透压则容易发生变化。

1. 毛细血管血压　是影响组织液生成与回流的主要因素。在其他因素不变的情况下，毛细血管血压升高，有效滤过压增大，使组织液生成增多和回流减少而发展为水肿。如右心衰竭时，右心室射血功能减弱，室内压升高，体循环静脉压升高，静脉回流受阻，全身毛细血管后阻力增大，毛细血管血压增高，引起全身水肿；而左心衰竭可因肺静脉压升高而引起肺水肿。

2. 血浆胶体渗透压　是促进组织液回流的因素，它主要由血浆蛋白质分子形成。当血浆蛋白减少，如营养不良蛋白摄入不足、肝脏疾病导致血浆蛋白合成减少或某些肾脏疾病导致血浆蛋白丢失过多时，都可使血浆胶体渗透压降低，有效滤过压增大，组织液生成过多和回流减少而产生水肿。

3. 毛细血管壁的通透性　正常情况下，蛋白质难以通过毛细血管壁，这就使血浆胶体渗透压比组织液胶体渗透压高。若毛细血管壁通透性异常增大，致使部分血浆蛋白漏出血管，使得血浆胶体渗透压降低，而组织液胶体渗透压升高，结果有效滤过压增大，组织液生成增多，引起局部水肿。如在感染、烧伤、过敏等病理情况下，病变部位局部释放大量组胺、缓激肽等物质，使毛细血管壁通透性增大，有效滤过压增大而发生局部水肿。

4. 淋巴液回流　由于生成的组织液约10%经淋巴管回流入血，故当丝虫病或肿瘤压迫等造成淋巴管阻塞时，受阻部位远心端的组织液回流障碍，出现局部水肿。

六、淋巴液的生成与回流

(一) 淋巴液生成与回流的机制

小部分组织液进入毛细淋巴管形成淋巴液。毛细淋巴管以盲端起始于组织间隙，管壁由单层内皮细胞组成，没有基膜。在毛细淋巴管起始端，相邻内皮细胞像瓦片般互相覆盖，形成向管腔内开启的单向活瓣 (图 4 - 16)，使组织液只能流入不能倒流。毛细淋巴管内皮细胞通过胶原细丝与结缔组织相连，使毛细淋巴管总是处于扩张状态，因此组织液中的蛋白质及其代谢产物、漏出的红细胞、侵入的细菌以及经消化吸收的小脂肪滴都很容易进入毛细淋巴管。淋巴液生成的动力是组织液与毛细淋巴管内淋巴液的压力差，当组织液压力升高时，压力差增大，淋巴液的生成速度加快。

淋巴液由毛细淋巴管汇入淋巴管，途径淋巴结，最后经胸导管和右淋巴导管注入静脉。因此，淋巴系统可以看做是静脉的辅助部分。健康成年人安静状态下每小时约有 120ml 淋巴液返回血液，每日大约生成 2~4L 淋巴液，大致相当于人体的血浆总量。

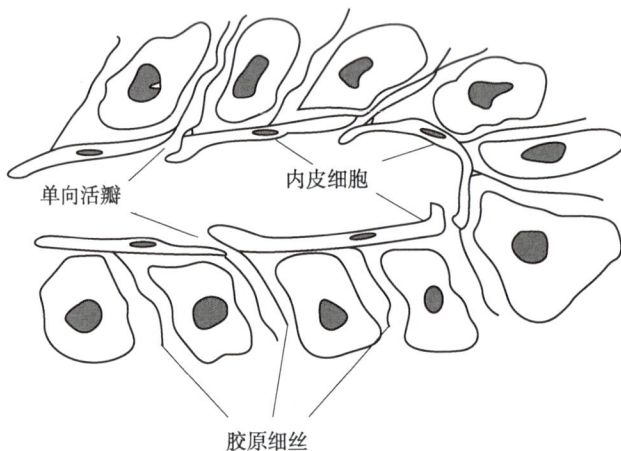

图 4 - 16　毛细淋巴管盲端结构示意图

(二) 淋巴液生成与回流的意义

1. 回收蛋白质　是淋巴液回流最重要的功能。组织液中的蛋白质不能逆浓度差进入毛细血管，但易于进入毛细淋巴管。淋巴液回流时，回收细胞合成和经毛细血管微量滤出的蛋白质。正常成人每天由淋巴液回收到血液的蛋白质 75~200g，这样就使组织液的蛋白质保持较低水平，对维持血管内外胶体渗透压及水平衡具有重要生理意义。如果淋巴管阻塞，可导致组织液中蛋白质增加，胶体渗透压增高，诱发淋巴水肿。

2. 运输营养物质　由肠道吸收的脂肪，80% ~90% 是经毛细淋巴管输送入血液，因此来自小肠的淋巴液呈白色乳糜状。

3. 调节体液平衡　生成的组织液约 10% 经淋巴管回流入血，因此在调节血浆量和组织液量的平衡中起重要作用。若淋巴回流受阻，可导致受阻部位水肿。

4. 防御和免疫功能　淋巴液在回流过程中经过淋巴结时，具有吞噬功能的巨噬细胞可将从组织间隙进入淋巴液的红细胞和细菌等异物进行清除。同时淋巴结所产生的淋巴细胞和浆细胞还参与机体的免疫调节。

七、静脉血压与静脉回心血量

静脉的主要功能是汇集毛细血管的血液回流入心，而且其管径大，易扩张，人体安静时60%～70%的循环血量容纳于静脉系统内，故也起着血液储存库的作用。静脉的收缩和舒张能有效地调节回心血量和心输出量，以适应机体在不同生理条件下的需要。

(一) 静脉血压

毛细血管和静脉因距离心脏远，血压比较低，无收缩压和舒张压之分。当血液经动脉、毛细血管到达微静脉时，由于克服血流阻力而不断消耗能量，血压已降低至15～20mmHg。越接近心脏，静脉血压越低，至下腔静脉时血压为3～4mmHg，到达右心房时，血压降至最低，接近于0mmHg。

1. 中心静脉压　通常把右心房和胸腔内大静脉的血压称为中心静脉压（central venous pressure, CVP）。中心静脉压值较低，正常波动范围为4～12cmH$_2$O，其高低取决于心射血能力和静脉回心血量之间的相互关系。若心射血能力减弱（如心力衰竭），血液淤积在右心房和腔静脉，中心静脉压升高。另一方面，如果静脉回心血量增多或回流速度加快（如输液、输血过多或过快），中心静脉压也会升高；反之，中心静脉降低。可见，测定中心静脉压可了解心脏的功能状态和静脉回心血量，中心静脉压是反映心血管功能的重要指标，也可作为控制补液速度和补液量的检测指标。当以输液治疗休克患者时，如中心静脉压高于正常或有升高趋势，常提示输液过快或心射血功能不全；如中心静脉压偏低或有下降趋势，则提示输液量不足。

2. 外周静脉压　各器官的静脉压称为外周静脉压（peripheral venous pressure）。通常以机体平卧时的肘静脉压为代表，正常值为5～14cmH$_2$O。当心射血功能减弱而使中心静脉压升高时，静脉回流将会减少，较多的血液滞留在外周静脉内，故外周静脉压也升高。因此外周静脉压也可以作为判断心功能的参考指标。

(二) 静脉回心血量及其影响因素

静脉回心血量是指单位时间内由静脉回流入心的血量，其多少主要取决于外周静脉压与中心静脉压之差，以及静脉血流阻力的变化。故凡能影响外周静脉压、中心静脉压以及静脉血流阻力的因素，都能影响静脉回心血量。

1. 体循环平均充盈压　是反映血管系统充盈程度的重要指标，它是由循环血量和血管容量之间的相对关系决定的。当循环血量增加或血管容量减小时，体循环平均充盈压升高，静脉回心血量增多；反之，当循环血量减少或血管容量增大时，循环系统平均充盈压降低，静脉回心血量则减少。

2. 心肌收缩力　是影响静脉回心血量最重要的因素。心肌收缩力增强时，由于射血量增多，心室内剩余血量减少，使心舒期室内压较低，从而对心房和静脉内血液的"抽吸"作用增强，中心静脉压降低，故静脉回心血量增多；反之，心肌收缩力减弱，静脉回心血量减少。右心衰竭时，右心室收缩力减弱，静脉回心血量减少，血液淤积在右心房和体循环静脉内，患者可出现颈静脉怒张、肝充血肿大、下肢水肿等体循环静脉淤血的症状；左心衰竭时，左心室收缩力减弱，血液淤积在左心房和肺静脉，患者可出现肺淤血、肺水肿等肺循环障碍的症状。

3. 骨骼肌的挤压作用　骨骼肌收缩，肌肉内和肌肉间的静脉受到挤压，外周静脉压增高，因为静脉瓣的作用，促进血液向心脏方向流动。肌肉舒张时，由于静脉内血液减少，外周静脉压降低，因为静脉瓣的作用，血液由毛细血管流入静脉，静脉充盈。可见，骨骼肌交替、节律性的舒缩和静脉瓣一起对静脉血的回流起着"泵"的作用，称为"肌肉泵"。人长时间站立或处于坐位，下肢静脉缺乏肌肉挤压，血液淤积于下肢，易形成静脉曲张和下肢水肿。长期卧床的患者，可因下肢肌肉萎缩，导致肌肉泵的作用减弱，如果突然站立，可能会因静脉回心血量突然减少而晕厥。

4. 呼吸运动　吸气时，胸廓扩大，胸腔内的大静脉和右心房被牵引而扩张，中心静脉压降低，因此有利于外周静脉内的血液回流入右心房。呼气时，胸廓缩小，胸腔内的大静脉和右心房受到挤压而缩小，中心静脉压升高，静脉回心血量减少。可见，呼吸运动对静脉回流也起着"泵"的作用，称为"呼吸泵"。

5. 重力和体位　血液重力对静脉回心血量影响的大小取决于人体的体位。在平卧位时，全身静脉与心处于同一水平位，血液重力对静脉回心血量影响不大。直立位时，身体部位越低垂，受到的重力影响越大（图 4 - 17），导致心脏以下静脉扩张，容纳血量增加，静脉回心血量减少。因此，当人体由平卧位或下蹲位突然转为直立位时，由于重力的作用，回心血量减少，可能会导致脑供血不足而出现眩晕、眼前发黑，甚至晕厥等现象。这种变化称为直立性低血压，在健康人由于神经系统的迅速调节不易被察觉或症状较轻，长期卧床或体弱多病的人由于神经调节能力减弱而会出现明显症状。

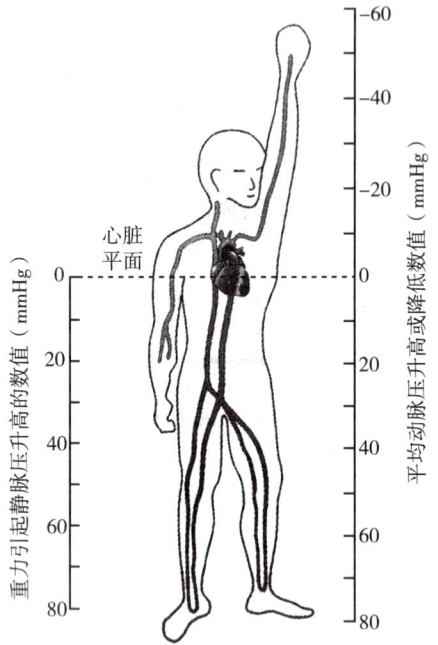

图 4 - 17　直立体位重力对静脉压的影响

第三节　心血管活动的调节

人体在不同生理条件下，组织器官的代谢水平不同，对血流量的需求也不同。心血管活动的调节不仅能为全身各组织、器官提供足够数量的血液，以保证其新陈代谢的正常进行，还能在机体内外环境发生变化时做出相应的调整，以适应当时代谢活动改变的需要。心血管活动的调节包括神经调节、体液调节和自身调节。

一、神经调节

神经调节的基本方式是反射。神经系统对心血管活动的调节也是通过各种心血管反射来实现的。

（一）心脏和血管的神经支配

1. 心脏的神经支配　心脏受心交感神经和心迷走神经的双重支配，心交感神经兴奋增强心脏的活动，心迷走神经抑制心脏的活动。

（1）心交感神经　心交感神经节前纤维起自脊髓第 1~5 胸段灰质侧角神经元，至颈上、中、下神经节和上胸部神经节换元，发出颈上、中、下心神经及胸心支，进入心脏后支配窦房结、房室交界、房室束、心房肌和心室肌等部位。左、右心交感神经对心的支配存在差异，支配窦房结的交感神经纤维主要来自右侧心交感神经，支配房室交界的交感神经纤维主要来自左侧心交感神经。

心交感神经节后纤维末梢释放去甲肾上腺素，去甲肾上腺素与心肌细胞膜上 β_1 肾上腺素能受体（简称 β_1 受体）结合后，激活腺苷酸环化酶，使细胞内 ATP 转化为 cAMP；由于细胞内 cAMP 浓度升高，激活蛋白激酶，使心肌细胞内蛋白质磷酸化，导致心肌细胞膜对 Ca^{2+}、Na^+ 的通透性增高，对心脏的活动起兴奋作用；表现为心率增快、心房肌和心室肌收缩力增强，房室传导加快，分别称为正性变时、正性变力和正性变传导作用。普萘洛尔作为 β 受体拮抗剂，可阻断心交感神经对心脏的兴奋作用，进而引起心肌收缩力减弱，常用于治疗高血压。

（2）心迷走神经　支配心脏的副交感神经节前纤维由延髓迷走神经背核和疑核发出，在心内神经节换元。心迷走神经节后纤维与心交感神经节后纤维一起构成心丛，支配窦房结、心房肌、房室交界、房室束及其分支，亦有少量迷走神经纤维支配心室肌。两侧心迷走神经对心的支配也有差异，右侧迷走神经对窦房结的影响占优势，而左侧迷走神经则对房室交界的作用较明显。

心迷走神经节后纤维末梢释放乙酰胆碱，乙酰胆碱与心肌细胞膜上 M 型胆碱能受体（简称 M 受体）结合后，抑制腺苷酸环化酶；使细胞内 cAMP 浓度降低，蛋白激酶活性降低，导致心肌细胞膜对 Ca^{2+}、Na^+ 的通透性降低，同时对 K^+ 的通透性增高，对心脏的活动起抑制作用；表现为心率减慢、心房肌收缩力减弱、房室传导速度减慢，分别称为负性变时、负性变力和负性变传导作用。阿托品作为 M 受体拮抗剂，可阻断心迷走神经对心脏的抑制作用，逆转心率的减慢。

心迷走神经与心交感神经相互拮抗，共同调节心脏活动。在通常情况下，心迷走神经对心脏的作用占优势；在机体处于兴奋或运动状态下，心交感神经的活动占优势。

2. 血管的神经支配　支配血管平滑肌的神经纤维称为血管运动神经纤维，分为缩血管神经纤维和舒血管神经纤维两大类。因真毛细血管壁无平滑肌，故不受自主神经支配。

（1）缩血管神经纤维　都属交感神经纤维，故称交感缩血管纤维。交感缩血管神经节前纤维起自脊髓胸、腰段灰质的中间外侧柱，至椎旁和椎前神经节换元。支配躯干和四肢小血管的交感缩血管神经节后纤维来自椎旁神经节，支配内脏血管的交感缩血管神经节后纤维来自椎前神经节。交感缩血管神经节后纤维末梢释放去甲肾上腺素。血管平滑肌细胞有 α_1、β_2 两种肾上腺素能受体，去甲肾上腺素与 α_1 受体结合可引起血管平滑肌收缩；而与 β_2 受体结合则引起血管平滑肌舒张。去甲肾上腺素和 α_1 受体结合的能力较强，和 β_2 受体结合能力较弱，故交感缩血管纤维兴奋时产生缩血管效应。α 受体拮抗剂酚妥拉明可阻断交感缩血管神经对血管的收缩作用。

大多数血管仅受交感缩血管神经纤维的单一支配。在安静状态下，交感缩血管神经纤维持续发放 $1 \sim 3\,Hz$ 的低频率冲动，称为交感缩血管紧张。这种紧张性活动使血管平滑肌保持一定程度的收缩。交感缩血管紧张加强时，血管平滑肌收缩加强；而交感缩血管紧张减弱时，血管平滑肌收缩减弱，血管舒张。

体内几乎所有的血管都接受交感缩血管神经纤维的支配，但其纤维末梢在不同部位的血管中分布密度不同，皮肤血管分布的密度最大，骨骼肌血管和内脏血管次之，冠状血管和脑血管最少，故交感缩血管紧张的变化对心脑血管的影响较小。交感缩血管神经纤维在同一器官中各类血管的分布密度也有差别，同名动脉的分布密度高于静脉，以微动脉的密度最高，毛细血管前括约肌中密度最低。因此，当交感缩血管神经纤维兴奋时，由于总外周阻力增加，动脉血压升高；当支配某一器官的交感缩血管神经纤维兴奋时，因该器官的血流阻力增大，血流量减少；由于毛细血管前阻力大于毛细血管后阻力，毛细血管血压降低，组织液的生成减少而回流增加；因容量血管收缩，外周静脉压增大，静脉回心血量增加。

（2）舒血管神经纤维　体内有一部分血管除接受缩血管神经纤维的支配外，还接受舒血管神经纤维的支配。舒血管的神经纤维有交感和副交感两种。

1）交感舒血管神经纤维　交感舒血管神经节后纤维主要分布在骨骼肌血管，其末梢释放乙酸胆碱，与血管平滑肌细胞膜上 M 受体结合，引起骨骼肌血管舒张，骨骼肌血流量增加。此类神经纤维平时无紧张性活动，在调节血压中起的作用小，只有在情绪激动、恐慌或剧烈运动时才发挥作用。在这种情况下，体内其他器官的血管则因交感缩血管神经纤维兴奋而发生收缩，体内血液重新分配，从而使运动着的骨骼肌得到充足的血液供应。

2）副交感舒血管纤维　少数器官如脑膜、唾液腺、胃肠外分泌腺和外生殖器的血管平滑肌接受交感舒血管神经纤维的支配，其末梢释放乙酰胆碱，与血管平滑肌细胞膜上的 M 受体相结合，引起血管舒张和局部血流增加，对整个血液循环的外周阻力影响很小。

(二) 心血管中枢

中枢神经系统中与控制心血管活动有关的神经元集中的部位称为心血管中枢。心血管中枢广泛分布于从脊髓到大脑皮层的各个水平，各级心血管中枢间存在密切的纤维联系和互相作用，共同调节心血管活动，使心血管活动适应机体活动的需要。

1. 延髓心血管中枢　延髓是心血管活动调节的基本中枢。动物实验时，在延髓以上水平横断脑干后，血压无明显变化，但如果逐步将横断水平下移，动脉血压就逐渐降低，当横断水平下移至延髓闩部时，血压降低至 40mmHg 左右。所以，心血管的紧张性活动起源于延髓，因为只要保留延髓及其以下中枢部分完整，血压就能接近正常水平，并完成一定的心血管反射活动。

延髓心血管中枢包括四个功能部位。①缩血管区：位于延髓头端腹外侧区，心交感中枢和交感缩血管中枢所在部位，分别发出神经纤维控制脊髓内心交感和交感缩血管神经纤维的节前神经元。这些中枢神经元在平时都有紧张性活动，分别称为心交感紧张和交感缩血管紧张。②抑制区：位于延髓的迷走神经背核和疑核，心迷走中枢所在部位，心迷走神经的节前纤维即是从这里发出。平时有紧张性活动，称心迷走紧张。③心舒血管区：位于延髓尾端腹外侧部。该区的神经元在兴奋时可以抑制缩血管区神经元的活动，导致交感缩血管紧张性活动降低，血管舒张。④传入神经接替站：延髓孤束核的神经元一方面接受来自颈动脉窦和主动脉弓压力感受器、颈动脉体和主动脉体化学感受器、心肺感受器、骨骼肌感受器和肾脏等内脏感受器的传入信息，以及来自中枢神经系统其他部位与心血管调节有关的核团的纤维投射，另一方面发出纤维到心迷走中枢、交感缩血管中枢和下丘脑室旁核等区域，从而影响心血管活动。

2. 延髓以上的心血管中枢　在延髓以上的脑干部分以及下丘脑、大脑和小脑中，都有与心血管活动有关的神经元，对心血管活动和机体其他功能活动进行复杂的整合。所谓整合，是指把许多不同的生理反应统一起来，构成一个完整的互相配合、互相协调的生理过程。例如，电刺激下丘脑的防御反应区，除引起警觉状态、骨骼肌紧张加强、准备进攻的姿势等行为变化外，还出现一系列心血管活动的改变，表现为心率加快、心输出量增多、皮肤和内脏血管收缩、骨骼肌血管舒张、血压稍有升高。可见，心血管活动改变总是与机体当时的状态相协调。各种生理活动都包含有相应的心血管活动的改变，如体温调节、摄食、水平衡、睡眠、性行为以及情绪如发怒、恐惧等。在中枢系统中，下丘脑是整合以上各种功能的较高级部位。

(三) 心血管反射

当机体生理状态或内外环境发生变化时，神经系统可通过各种心血管反射，使心血管活动发生相应改变，以适应机体所处的状态或环境的变化。

1. 颈动脉窦和主动脉弓压力感受性反射　当动脉血压突然升高时，可反射性引起心率减慢、心肌收缩力减弱、心输出量减少、血管舒张、外周阻力降低、回心血量减少，血压下降，这一反射称为压力感受性反射或降压反射。

颈动脉窦和主动脉弓压力感受性反射的感受器为颈总动脉末端与颈内动脉起始处、主动脉弓血管壁外膜下的感觉神经末梢，称为压力感受器 (图 4 - 18)。压力感受器的适宜刺激并不是动脉血压本身的变化，而是血液对动脉管壁的机械牵张刺激。当动脉血压升高时，动脉管壁被牵张的程度加大，压力感受器的传入冲动增多。当血压在 60 ~ 180mmHg 范围内，压力感受器的传入冲动频率与动脉管壁的扩张程度成正比。须注意的是，压力感受器对快速性血压变化较为敏感，而对缓慢的血压变化不敏感。在同一血压水平，颈动脉窦压力感受器比主动脉弓压力感受器更敏感。

当动脉血压突然升高时，颈动脉窦和主动脉弓压力感受器传入冲动增多，分别经窦神经和迷走神经

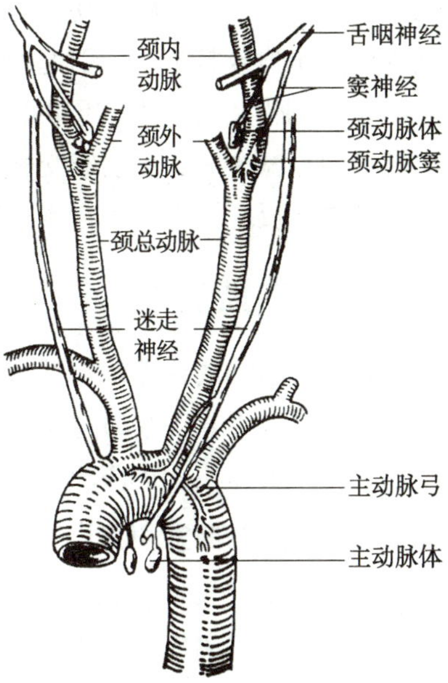

传入，到达心血管中枢，使心交感中枢和交感缩血管中枢抑制，导致心交感神经和缩血管神经紧张减弱，心交感神经和交感缩血管神经传出冲动减少；使心迷走中枢兴奋，导致心迷走神经紧张增强，心迷走神经传出冲动增加。最终使心率减慢，心肌收缩力减弱，心输出量减少；血管扩张，外周阻力降低，回心血量减少，血压降低到原先正常水平。相反，动脉血压降低时，压力感受器传入冲动减少，经过压力感受性反射的调节，血压回升。压力感受性反射是一种负反馈调节，其生理意义主要是在短时间内快速调节动脉血压，使动脉血压相对稳定。如在急性出血或由平卧突然改变为直立位时，颈动脉窦内压力降低，通过压力感受性反射可使动脉血压回升，避免血压过低引起晕厥和休克等不良反应。

　　动物实验中，将一侧颈动脉窦和循环系统其余部分隔离开来，保留该侧窦神经与中枢联系，切断对侧窦神经和双侧主动脉神经。改变隔离的颈动脉窦内压。该实验表明，当窦内压在正常血压水平附近变动时，压力感受反射的调节功能最灵敏，纠正异常血压的能力最强。当动脉血压偏离正常水平越远，压力感受性反射纠正异常

图 4 - 18　颈动脉窦区、主动脉弓区压力感受器与化学感受器

血压的能力越弱。如高血压病患者的压力感受器产生适应现象，对牵张刺激敏感性降低，压力感受性反射在一个高于正常水平的范围内工作，使血压在较高水平保持相对稳定。

　　2. 颈动脉体和主动脉体化学感受性反射　颈动脉体和主动脉体化学感受性反射的感受器是颈动脉体和主动脉体化学感受器，分别位于颈总动脉分叉处和主动脉弓下方（图 4 - 18）。当血液中 O_2 分压下降、CO_2 分压增高、H^+ 浓度升高时，颈动脉体和主动脉体化学感受器传入冲动增多，分别经窦神经和迷走神经传入至延髓孤束核，使延髓内呼吸神经元和心血管活动神经元的活动发生改变，这一反射称为化学感受性反射。动脉血 CO_2 分压增高时，CO_2 也可通过血 - 脑屏障进入脑脊液，生成 H^+ 再作用于延髓腹外侧中枢化学感受器，引起化学感受性反射。

　　化学感受性反射的效应主要是调节呼吸，反射性地引起呼吸加深、加快，通过呼吸的改变再反射性影响心血管活动。化学感受性反射在平时对心血管活动的调节作用并不明显，只有在缺氧、窒息、失血、血压过低和酸中毒等情况下才起调节作用。缺 O_2、窒息等引起的化学感受性反射可兴奋交感缩血管中枢，使骨骼肌和大部分内脏血管收缩，总外周阻力增大，血压升高。但由于心和脑的血管无明显收缩或发生轻微收缩，因此循环血量得以重新分配，从而保证心、脑等重要器官在危急情况下优选获得血液供应。

　　3. 心肺感受器引起的心血管反射　心肺感受器是指一些位于心房、心室和肺循环大血管壁内对机械牵拉（如压力升高、血容量增多）和化学刺激（如前列腺素、腺苷、缓激肽）敏感的感受器。其中，生理状态下心房壁所受的牵拉刺激主要由血容量增多引起，故又称容量感受器。心肺感受器的传入神经纤维走行于迷走神经或交感神经内。

　　容量感受器兴奋时，交感神经紧张减弱，心迷走神经紧张加强，导致心率减慢，心输出量减少，总外周阻力降低，血压下降，还使血浆血管升压素和醛固酮水平降低，减少肾远曲小管和集合管对钠和水的重吸收，降低循环血量和细胞外液量。

　　4. 其他心血管反射　①躯体感受器引起的心血管反射：皮肤的冷热刺激、各种伤害性刺激和骨骼肌的活动均可引起心血管反射。刺激躯体传入神经引起的心血管效应取决于感受器的性质、刺激的强度和频率等因素。当皮肤受到伤害性刺激时，使微动脉舒张，局部皮肤充血。②内脏感受器引起的心血管

反射：扩张肺、胃、肠、膀胱等空腔器官，或挤压睾丸，常可引起心率减慢和外周血管舒张。上腹部突然受钝力压迫或打击也可引起心率减慢和血压下降，严重时甚至出现心停搏，称为高尔兹反射（Goltz reflex）。③眼－心反射：压迫眼球，可反射性地引起心率减慢，称为眼－心反射。④脑缺血反应：当脑血流量明显减少时，可引起交感缩血管紧张性显著增强，外周血管强烈收缩，动脉血压升高，这种反应称为脑缺血反应，有助于在紧急情况下改善脑的血液供应。

二、体液调节

心血管活动的体液调节是指血液和组织液中所含的某些化学物质对心肌和血管平滑肌活动的调节作用。这些体液因素有些通过血液运输，广泛作用于心血管系统，属于全身性体液调节；有些在局部组织中形成，主要作用于局部的血管或心肌，调节局部的血流量，属于局部性体液调节。

（一）肾上腺素和去甲肾上腺素

肾上腺素（epinephrine，E 或 adrenaline）和去甲肾上腺素（norepinephrine，NE 或 noradrenaline，NA）都属于儿茶酚胺类物质。循环血液中的肾上腺素和去甲肾上腺素主要来自肾上腺髓质，其中肾上腺素约占80%，去甲肾上腺素约占20%。交感神经节后纤维末梢释放的去甲肾上腺素也有一小部分进入血液循环。

肾上腺素和去甲肾上腺素对心血管的作用是通过与相应的受体结合而实现的。心肌细胞膜上能与肾上腺素或去甲肾上腺素结合的受体为 β_1 受体，血管平滑肌细胞膜上为 α_1、β_2 两种受体。α_1 受体和 β_1 受体被结合后主要是产生兴奋效应，β_2 受体被结合后主要是产生抑制效应。肾上腺素对 β 受体的亲和力强，对 α 受体的亲和力弱；去甲肾上腺素对 α_1 受体的亲和力强，对 β_1 受体次之，对 β_2 受体最弱。

在心脏，肾上腺素与 β_1 受体结合后，可使心率加快，心肌收缩力加强，心输出量增加。在血管，肾上腺素的作用取决于血管平滑肌上 α_1、β_2 两种受体的分布情况（表4－4），小剂量的肾上腺素常以兴奋 β_2 受体的效应为主，引起 β_2 受体占优势的冠状血管、骨骼肌血管舒张，大剂量时由于 α_1 受体也兴奋，也引起 α_1 受体占优势的皮肤、脑血管、腹腔内脏血管平滑肌收缩。由此可见，肾上腺素可在降低或不增加外周阻力的情况下增加心输出量，因此在临床上被用作强心药。去甲肾上腺素也可与心肌的 β_1 受体结合，使心率加快。在血管，由于去甲肾上腺素与 α_1 受体的结合力强于 β_2 受体，故静脉注射去甲肾上腺素可使全身血管广泛收缩，外周阻力增加，动脉血压升高，而血压升高又使得压力感受性反射活动增强，由于其对心的直接效应超过了去甲肾上腺素，最终导致心率减慢。因此去甲肾上腺素在临床上被用作升压药。

表 4－4　主要血管 α、β 受体分布及其效应

血管	α、β 受体类型	与 E 或 NE 结合后效应
冠状血管	α_1	收缩
	β_2（为主）	舒张
皮肤黏膜血管	α_1	收缩
骨骼肌血管	α_1	收缩
	β_2（为主）	舒张
脑血管	α_1	收缩
腹腔内脏血管	α_1（为主）	收缩
	β_2	舒张
唾液腺血管	α_1	收缩

（二）肾素－血管紧张素系统

肾素（renin）是由肾脏近球细胞合成和分泌的一种酸性蛋白水解酶。肾素可将存在于血浆或组织

中由肝脏合成和释放的血管紧张素原水解为血管紧张素Ⅰ（angiotesinⅠ）。血管紧张素Ⅰ可被存在于血浆或组织，特别是肺循环血管内皮表面的血管紧张素转换酶（angiotesin‐converting enzyme，ACE）水解为血管紧张素Ⅱ（angiotesinⅡ）。血管紧张素Ⅱ在血浆和组织中的血管紧张素酶A的作用下，进一步酶解为血管紧张素Ⅲ（angiotesinⅢ）。由于肾素、血管紧张素和醛固酮之间存在着密切关系，将其称为肾素‐血管紧张素‐醛固酮系统（renin‐angiotensin syetem，RAS）

血管紧张素中最重要的是血管紧张素Ⅱ。血管紧张素Ⅱ能使外周阻力增大，血压升高，是一种活性很高的升压物质。其作用途径多，主要包括：①缩血管作用，直接使全身微动脉收缩，血压升高；也能使静脉收缩，回心血量增加；②促进去甲肾上腺素释放，血管紧张素Ⅱ可促进交感神经纤维末梢释放去甲肾上腺素；③对中枢神经系统的作用，血管紧张素Ⅱ可作用于中枢神经系统的一些神经元，使中枢对压力感受性反射的敏感性降低，使交感缩血管中枢紧张性加强；促进神经垂体释放血管升压素和缩宫素；增强促肾上腺皮质激素释放激素的作用。此外，血管紧张素Ⅱ能促进肾上腺皮质球状带合成和释放醛固酮，从而促进肾小管对 Na^+、水的重吸收，增加循环血量。血管紧张素Ⅱ还可引起渴感，并导致饮水行为。

血管紧张素Ⅲ具有与血管紧张素Ⅱ相似的生理效应，但其缩血管作用仅为血管紧张素Ⅱ的10%～20%，但刺激肾上腺皮质合成和释放醛固酮的作用较强。

正常情况下，血液中仅含有微量的血管紧张素。当机体肾血流量减少或血浆中 Na^+ 降低时，可刺激肾脏近球细胞合成和分泌大量的肾素，使血液中血管紧张素增多，从而促进血压回升和血量增加。交感神经兴奋时，也能刺激肾素分泌。

（三）血管升压素

血管升压素（vasopressin，VP）由下丘脑视上核和室旁核神经元合成，经下丘脑‐垂体束运输到神经垂体储存，当机体需要时释放入血。

血管升压素有 V_1 和 V_2 两种受体。V_1 受体主要分布在血管平滑肌上，血管升压素与 V_1 受体结合后，引起体内血管广泛收缩（脑血管除外），导致血压升高。血管升压素是已知最强的缩血管物质之一。V_2 受体主要分布在肾远曲小管和集合管上，血管升压素与 V_2 受体结合，可促进远曲小管和集合管对水的重吸收，起到抗利尿的作用，故又称抗利尿激素（antidiuretic hormone，ADH）。在生理情况下，血浆中血管升压素浓度升高首先引起抗利尿效应，仅当其浓度明显增加时才引起血压升高。

当血浆晶体渗透压升高，或禁水、脱水、失血等导致细胞外液量减少时，血管升压素释放增加，调节细胞外液量，并通过对细胞外液量的调节，实现对动脉血压的长期稳定调节作用。

（四）血管内皮生成的血管活性物质

内皮细胞是衬于血管内表面的单层细胞组织，能合成与释放多种血管活性物质，调节局部血管的舒缩活动。

1. 血管内皮生成的舒血管物质　主要包括一氧化氮（nitric oxide，NO）、前列环素（prostacyclin，PGI_2）和内皮舒张因子（endothelium‐derived relaxing factor，EDRF）等。①前列环素：是血管内皮细胞膜花生四烯酸的代谢产物，具有强烈舒张血管的功能。②内皮舒张因子：现认为 EDRF 就是 NO。NO 可激活血管平滑肌内鸟苷酸环化酶，使胞内 cGMP 浓度升高，细胞内 Ca^{2+} 浓度降低，引起血管舒张。缓激肽、5‐羟色胺、ATP、乙酰胆碱、去甲肾上腺素、内皮素和花生四烯酸等均可引起 NO 的释放，从而发挥舒血管作用。

2. 血管内皮生成的缩血管物质　血管内皮细胞也产生多种缩血管物质，目前了解最多的是内皮素（endothelin，ET）。它是内皮细胞合成和释放的由21个氨基酸残基构成的多肽，有三种异构体（ET_1、ET_2、ET_3）。ET 具有强烈而持久的缩血管效应，对体内各脏器血管几乎都有收缩作用，是目前已知的最强烈的缩血管物质之一。ET 的缩血管效应持久，可能参与血压的长期调节。

（五）激肽释放酶 - 激肽系统

激肽释放酶（kallikrein）按其存在的部位可以分为存在于血浆中的血浆激肽释放酶和存在于肾脏、唾液腺、胰腺和胃肠黏膜等组织中的组织激肽释放酶。血浆激肽释放酶可水解高分子量激肽原生成缓激肽（bradykinin），组织激肽释放酶可作用于低分子量激肽原生成血管舒张素（kallidin），血管舒张素失去赖氨酸残基则变为缓激肽。

缓激肽和血管舒张素是常见的激肽（kinin），具有强烈的舒张血管作用。循环血液中的激肽能使血管平滑肌舒张，血压降低，参与动脉血压的调节；汗腺、唾液腺和胰腺等腺体生成的激肽有助于局部血管舒张，增加腺体的血流量。

（六）心房钠尿肽

心房钠尿肽（atrial natriuretic peptide，ANP）是由心房肌细胞合成的多肽。ANP 具有利钠利尿作用，它可增加肾小球滤过率，并抑制近端小管和集合管对钠的重吸收，使肾排钠排水增多；还可抑制肾素、醛固酮和血管升压素的生成和释放，并抗其作用，从而间接发挥利钠利尿作用。ANP 作用于心血管，可使血管平滑肌舒张，血压降低；也可使搏出量减少，心率减慢，导致心输出量减少。

（七）组胺

组胺由组氨酸脱羧生成，有强烈的舒血管作用，并能增加毛细血管和微静脉管壁的通透性。许多组织，如皮肤、肺和肠黏膜等的肥大细胞中含有大量的组胺。当这些组织受到损伤、发生炎症或过敏反应时，都可释放组胺，由于血浆漏入组织，常引起局部组织水肿。

（八）前列腺素

前列腺素（prostaglandin，PG）是一族脂肪酸，主要是花生四烯酸的代谢产物，几乎存在于全身各种组织中。按分子结构的差别，前列腺素可分为多种类型，参与多种生理活动。不同类型的前列腺素对血管平滑肌的作用不同。其中前列腺素 E_2（PGE_2）由肾脏产生，具有舒血管作用，参与血压稳态调节；前列环素（即 PGI_2）有强烈的舒血管作用；前列腺素 $F_{2\alpha}$（$PGF_{2\alpha}$）使静脉收缩。

三、自身调节

器官组织的血流量一般取决于该器官的代谢水平，代谢水平越高，耗氧量越大，血流量也越多。器官血流量的改变是通过调节该器官的阻力血管管径实现的，神经调节和体液调节是调节血管管径的重要因素，但在某些器官和组织，自身调节机制对血管管径也起重要调节作用。

（一）肌源性自身调节

血管平滑肌本身经常保持一定的紧张性收缩，称为肌源性活动。血管平滑肌受牵张刺激时，紧张性活动增强。当供应某一器官血管的灌注压突然升高时，血管平滑肌受到牵张刺激，血管特别是毛细血管前阻力血管肌源性活动加强，血管收缩，血流阻力增大，故器官的血流量就不致因灌注压升高而增多。当器官的灌注压突然降低时，则发生相反的变化。肌源性自身调节的意义是在血压发生一定程度的变化时，使某些器官的血流量保持相对稳定。肌源性自身调节机制在肾血管特别明显，在脑、心、肝、肠系膜和骨骼肌的血管也能看到，但皮肤血管一般没有。在用罂粟碱、水合氯醛等药物抑制平滑肌的活动后，肌源性自身调节的现象也就消失。

（二）代谢性自身调节

当组织代谢活动增强时，局部组织的代谢产物如 CO_2、腺苷、乳酸、H^+、K^+ 等增多而 O_2 分压降低，使局部组织的微动脉和毛细血管前括约肌舒张，导致局部组织血流量增多，使代谢产物被清除和改善缺氧，称为代谢性自身调节。前文微循环中所述毛细血管前括约肌的交替开放就是一种典型的代谢性自身调节。由于有些代谢产物，如激肽、前列腺素、腺苷、组胺等，有时也被认为属于体液调节，因此，这类自身调节有时也归入体液调节。

第四节　器官循环

一、冠状动脉循环

（一）冠状动脉循环的解剖特点

心肌的血液供应来自左、右冠状动脉。冠状动脉的主干走行于心脏的表面，其小分支垂直于心脏表面进入心肌，并在心内膜下层分支成网。这一结构使冠状动脉在心肌收缩时受压迫，血流量急剧减少甚至停止。左、右冠状动脉及其分支的走向多有变异。心肌的毛细血管网分布极为丰富。毛细血管数和心肌纤维数的比例为1∶1。在心内膜下冠状动脉之间有侧支互相吻合，但冠状动脉侧支较细小，血流量很少。当冠状动脉突然阻塞时，不易很快建立侧支循环，常可导致心肌梗死。

（二）冠状动脉血流的特点

1. 血压较高，血流量大　冠状动脉开口于主动脉根部，血液从主动脉根部起，经冠状血管回流至右心房，血流途径短，因此在血管内血压仍能维持较高的水平。人在安静状态下冠状动脉血流量为每百克心肌60~80ml/min，占心输出量的4%~5%。当心肌活动加强，冠状动脉达到最大舒张状态时，冠状动脉血流量可增加到每百克心肌300~400ml/min。

2. 动–静脉氧含量差很大　心肌摄氧能力很强。动脉血流经心脏后，其中65%~70%的氧被心肌摄取。因此，当机体进行剧烈运动时，心肌主要依靠冠状动脉血管的扩张来增加血流量，以满足心肌对氧的需求。

3. 血流量受心肌收缩的影响　在左心室等容收缩期，左冠状动脉受心肌收缩的压迫血流急剧减少，甚至发生倒流。在左心室射血期，主动脉压升高，冠状动脉血压也随着升高，冠状动脉血流量增加。到减慢射血期，冠状动脉血流量又下降。心肌舒张时，对冠状动脉的压迫解除，在等容舒张期，冠状动脉血流量突然增加，在舒张期早期达到高峰，然后逐渐回降。在左心室深层，心肌收缩对冠状动脉血流的影响更为明显。动脉舒张压的高低和心舒期的长短是影响冠状动脉血流量的重要因素。

（三）冠状动脉血流量的调节

心肌本身的代谢水平是调节冠状动脉血流量最重要的因素。

1. 心肌代谢水平对冠状动脉血流量的影响　心肌代谢水平与冠状动脉血流量之间呈正比关系。心肌的耗氧量较高，但心肌的氧贮备较少，心肌对氧的需求主要通过冠状动脉舒张、增加冠状动脉血流量而实现。当心肌代谢增强时，H^+、CO_2、乳酸和腺苷等代谢产物增多，腺苷具有强烈的舒张小动脉的作用。

2. 神经调节　迷走神经兴奋对冠状动脉的直接作用是引起舒张。但迷走神经兴奋时又使心率减慢，心肌代谢率降低，这些因素可抵消迷走神经对冠状动脉的直接舒张作用。心交感神经激活冠状动脉平滑肌的α受体，使血管收缩。但交感神经兴奋又同时激活心肌的β_1受体，使心率加快，心肌收缩加强，耗氧量增加，从而使冠状动脉舒张。因此交感神经对血管平滑肌的直接收缩效应可在短时间内被局部代谢产物的舒血管效应所掩盖。

3. 体液调节 肾上腺素和去甲肾上腺素可通过增强心肌的代谢活动和耗氧量使冠状动脉血流量增加；也可直接作用于冠状动脉血管的 α 或 β 受体，引起冠状动脉收缩或舒张。甲状腺素增多时，心肌代谢加强，耗氧量增加，使冠状动脉舒张，血流量增加。大剂量血管升压素可使冠状动脉收缩，冠状动脉血流量减少。血管紧张素 Ⅱ 也能使冠状动脉收缩，冠状动脉血流量减少。

二、肺循环

（一）肺循环的生理特点

1. 血流阻力和血压 肺动脉分支短而管径较粗，对血流的阻力较小。肺动脉压远较主动脉压为低。右心室收缩压平均约为 22mmHg，舒张压为 0 ~ 1mmHg；肺静脉和左心房内压力为 1 ~ 4mmHg，平均约为 2mmHg。

2. 血容量大 肺部的血容量约为 450ml，约占全身血量的 9%。在用力呼气时，肺部血容量可减少至约 200ml；而在深吸气时可增加到约 1000ml。

3. 毛细血管有效滤过压低 肺循环毛细血管压平均约为 7mmHg，小于血浆胶体渗透压（平均为 25mmHg），故肺部组织液的压力为负压。这一负压使肺泡膜和毛细血管壁互相紧密相贴，有利于肺泡和血液之间的气体交换；还有利于吸收肺泡内的液体，使肺泡内没有液体积聚。在左心衰竭时，肺静脉压力升高，肺循环毛细血管压也随着升高，可使液体积聚在肺泡或肺的组织间隙中，形成肺水肿。

（二）肺循环血流量的调节

1. 神经调节 肺循环血管受交感神经和迷走神经支配。刺激交感神经对肺血管的直接作用是引起肺血管收缩和血流阻力增大。但在整体情况下，交感神经兴奋时体循环的血管收缩，将一部分血液挤入肺循环，使肺循环内血容量增加。循环血液中的儿茶酚胺也有同样的效应。刺激迷走神经可使肺血管舒张。乙酰胆碱也使肺血管舒张，但在流经肺部后即分解失活。

2. 肺泡气的氧分压调节 急性或慢性的低氧都能使肺部血管收缩，血流阻力增大。引起肺血管收缩的原因是肺泡气的氧分压低而不是血管内血液的氧张力低。当一部分肺泡因通气不足而氧分压降低时，这些肺泡周围的血管收缩，血流减少，可使较多的血液流经通气充足、肺泡气氧分压高的肺泡。当吸入气氧分压过低时，如在高海拔地区，可引起肺循环微动脉广泛收缩，血流阻力增大，故肺动脉压显著升高。长期居住在高海拔地区的人，常可因肺动脉高压使右心室负荷长期加重而导致右心室肥厚。

3. 血管活性物质对肺血管的影响 肾上腺素、去甲肾上腺素、血管紧张素 Ⅱ、前列腺素 $F_{2\alpha}$ 等能使肺循环的微动脉收缩。

三、脑循环

（一）脑循环的特点

1. 血流量大 脑的重量占体重的 2% 左右，但代谢水平高、耗氧量大。安静时，每百克脑的血流量为 50 ~ 60ml/min，每分钟耗氧 3 ~ 3.5ml。整个脑的血流量约为 750ml/min，占心输出量的 15% ~ 20%。脑组织对缺氧的耐受力很低，脑血流中断 10 秒左右，就有出现意识丧失的危险，中断 5 ~ 8 分钟及以上，就会引起不可恢复性的脑损伤。

2. 血流量变化小 颅腔是骨性结构，其容积是固定的。颅腔内被脑、脑血管和脑脊液所充满，三者容积的总和也是固定的。由于脑组织和脑脊液都是不可压缩的，故脑血管舒缩程度受到相当的限制，血流量的变化较其他器官的小。

3. 血－脑屏障和血－脑脊液屏障　在毛细血管血液和脑脊液之间存在限制某些物质自由扩散的屏障，称为血－脑脊液屏障。在毛细血管血液和脑组织之间也存在类似的屏障，称为血－脑屏障。脂溶性物质（如 O_2、CO_2 等）、某些脂溶性麻醉药物容易通过血－脑脊液屏障和血－脑屏障；水溶性物质如葡萄糖、氨基酸的通透性也大；但甘露醇、蔗糖和许多离子则通透性低，甚至不能通过。血－脑屏障和血－脑脊液屏障的存在，对保持脑组织周围化学环境的稳定和防止血液中的有害物质进入脑内具有重要意义。

（二）脑血流量的调节

1. 脑血管的自身调节　正常情况下脑循环的灌注压为 80～100mmHg。平均动脉压降低或颅内压升高都可使脑的灌注压降低。但当平均动脉压在 60～140mmHg 的范围内变动时，脑血管可通过自身调节的机制使脑血流量保持恒定。平均动脉压降低到 60mmHg 以下时，脑血流量就会显著减少，引起脑的功能障碍。

2. CO_2 和 O_2 分压对脑血流量的影响　血液 CO_2 分压升高时，脑血管舒张，血流量增加。CO_2 过多时，通过使细胞外液 H^+ 浓度升高而使脑血管舒张。过度通气时，CO_2 呼出过多，动脉血 CO_2 分压过低，脑血流量减少，可引起头晕等症状。血液 O_2 分压降低时，也能使脑血管舒张。

3. 神经调节　脑血管也接受交感和副交感神经支配，但神经对脑血管的调节作用很小。刺激或切断支配脑血管的神经后，脑血流量并不发生明显改变。

目标检测

目标检测

一、单项选择题

1. 心动周期中，心室血液充盈主要是由于（　　）

    A. 血压依赖地心引力而回流　　　　　　　B. 骨骼肌的挤压作用加快静脉回流

    C. 心房收缩的挤压作用　　　　　　　　　D. 心室舒张的抽吸作用

    E. 胸内负压促进静脉回流

2. 从动脉瓣关闭到下一次动脉瓣开放的时间相当于心动周期中的（　　）

    A. 心室舒张期　　　　　　　　　　　　　B. 心室射血期

    C. 等容收缩期　　　　　　　　　　　　　D. 心室舒张期＋等容收缩期

    E. 等容舒张期＋等容收缩期

3. 下列情况可使每搏输出量增多的是（　　）

    A. 心肌后负荷增加　　　B. 乙酰胆碱分泌增加　　　C. 颈动脉窦内压力增加

    D. 心舒末期容积增加　　E. 去甲肾上腺素分泌减少

4. 用于分析比较不同身材个体心功能的常用指标是（　　）

    A. 每分输出量　　　　　B. 心指数　　　　　　　　C. 射血分数

    D. 心脏做功量　　　　　E. 心力储备

5. 心室肌细胞的 O 相去极化是由于（　　）

    A. Cl^- 内流而产生　　　B. Ca^{2+} 内流而产生　　　C. Na^+ 内流而产生

    D. K^+ 内流而产生　　　E. K^+ 外流而产生

6. 心室肌细胞动作电位与骨骼肌细胞动作电位的主要区别是 （　　）
   A. 形成去极相的离子流不同　　　　　　　　B. 静息电位水平不同
   C. 形成复极相的离子流不同　　　　　　　　D. 超射值不同
   E. 阈电位不同

7. 窦房结细胞动作电位 0 期去极化是由于 （　　）
   A. Cl^- 内流而产生　　　　B. Ca^{2+} 内流而产生　　　　C. Na^+ 内流而产生
   D. K^+ 内流而产生　　　　E. K^+ 外流而产生

8. 心肌细胞有效不应期的长短主要决定于 （　　）
   A. 0 期去极化的速度　　　　B. 超射值的大小　　　　C. 平台期的长短
   D. 静息电位水平　　　　　　E. 阈电位的水平

9. 心室肌细胞绝对不应期的产生是由于 （　　）
   A. Na^+ 通道处于激活状态　　　　　　　　B. Na^+ 通道处于备用状态
   C. Ca^{2+} 通道处于激活状态　　　　　　　D. Ca^{2+} 通道处于失活状态
   E. Na^+ 通道处于失活状态

10. 兴奋在心脏内传导时，速度最慢的是 （　　）
    A. 心室肌　　　　　　　B. 心房肌　　　　　　　C. 房室交界
    D. 结希束　　　　　　　E. 浦肯野纤维

二、思考题

1. 试述影响心输出量的因素。
2. 试述影响动脉血压的因素。
3. 试述颈动脉窦与主动脉弓压力感受器反射过程及其生理学意义。

（杨宏静　阳泽华）

第五章 呼 吸

学习目标

1. 通过本章学习重点掌握呼吸的基本概念及基本过程；肺通气的基本原理——肺通气的动力和阻力；肺活量与用力呼气量、肺通气量与肺泡通气量的基本概念及临床应用；肺换气和组织换气的基本原理，肺换气的影响因素；氧和二氧化碳在血液中运输的主要形式；氧解离曲线；化学因素对呼吸的反射性调节。

2. 学会运用所学知识，能运用呼吸各环节的功能特点，分析临床实际中患者出现呼吸系统问题的原因。

呼吸系统由呼吸道和肺组成，其主要功能是从外界环境摄取机体新陈代谢所需要的 O_2，并向外界排出代谢产生的 CO_2。机体与外界环境之间的气体交换过程，称为呼吸（respiration）。高等动物和人的组织细胞不能直接与外界环境进行气体交换，呼吸全过程由三个相互衔接并同时进行的环节来完成（图 5-1），即：①外呼吸，包括肺通气和肺换气；②气体在血液中的运输；③内呼吸，在生理学中通常仅指组织换气，细胞内生物氧化过程主要在生物化学中阐述。呼吸是维持机体正常新陈代谢和生命活动所必需的最基本生理过程之一。呼吸过程不仅靠呼吸系统来完成，还与血液循环系统的功能紧密联系。因此，其中任何一个环节发生障碍，均可导致组织细胞缺 O_2 和（或）CO_2 蓄积，引起内环境紊乱，从而影响新陈代谢的正常进行，严重时可危及生命。

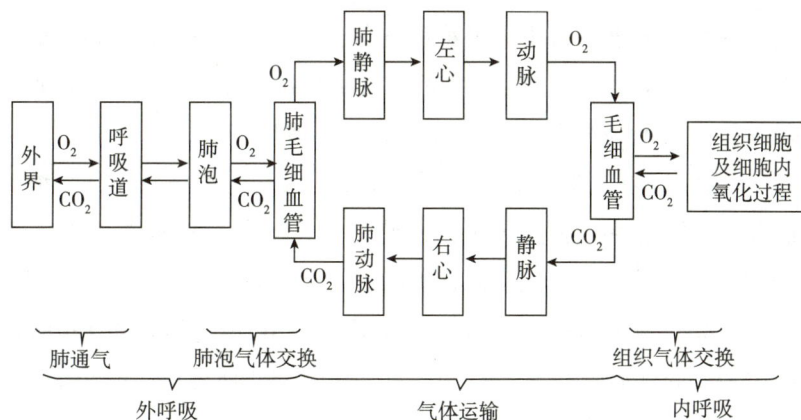

图 5-1 呼吸全过程示意图

情境导入

情景描述 患儿，男，6岁，因咳嗽、喘憋2小时入院。患者以往诊断有过敏性鼻炎。今日外出游玩后急性发病，患者发病前有打喷嚏、流鼻涕、鼻痒、眼痒、流泪等，后喘憋加重，自诉憋气、呼吸费力，被迫采取端坐呼吸，干咳，偶有白色泡沫样痰。查体：患者有发绀，鼻翼扇动，肺部听诊可闻及哮鸣音，呼气相延长。支气管舒张试验阳性（FEV_1 增加15%以上，且 FEV_1 绝对值增加 $>200ml$）。

讨论 1. 哪些主诉和检查表明患者有呼吸困难？

2. 哪些描述可辅助判断患者有过敏性哮喘？

第一节　肺通气

　　肺通气是指肺与外界环境之间的气体交换过程，包括吸气和呼气两个过程，是整个呼吸过程的基础。实现肺通气的基本结构包括呼吸道、肺、胸廓、呼吸肌和胸膜腔等。呼吸道是气体进出肺的通道，因此呼吸道保持通畅是实现正常呼吸的前提，它还对吸入气体具有加温、加湿、净化等作用。肺泡是肺换气的主要场所；胸膜腔是连接肺和胸廓的重要结构；呼吸肌是完成呼吸的动力器官。气体进出肺的过程，取决于两方面因素：一是推动气体流动的动力；另一个是气体流动时遇到的阻力。肺通气功能必须由肺通气的动力克服阻力才能实现。

一、肺通气的原理

　　气体总是顺压力梯度运动，气体进出肺是由肺泡气与外界大气之间存在的压力差决定的。通常情况下，大气压是相对恒定的，故气体能否进出肺主要取决于肺内压的变化。肺内压的变化主要取决于肺的扩张和缩小，但肺本身并不具有主动扩张和回缩的能力，其张缩依赖于胸廓的扩大与缩小，而胸廓的张缩又是通过呼吸肌的收缩和舒张来实现的。可见，肺内压与外界大气之间的压力差是实现肺通气的直接动力，呼吸肌的收缩和舒张是实现肺通气的原动力。

（一）呼吸运动

　　呼吸肌的收缩和舒张所引起的胸廓节律性扩大和缩小称为呼吸运动。主要吸气肌有膈肌和肋间外肌，主要呼气肌有肋间内肌和腹肌。此外，还有一些辅助吸气肌，如斜角肌、胸锁乳突肌、胸大肌等。呼吸运动根据呼吸深度、参与活动的呼吸肌的主次和多少可分成不同类型。

　　1. 平静呼吸和用力呼吸　安静状态下，平稳而均匀的呼吸运动称为平静呼吸，呼吸频率为 16～20 次/分。平静呼吸时，吸气运动是由膈肌和肋间外肌收缩引起的。膈肌位于胸腔和腹腔之间，静止时呈穹隆状向上隆起，是主要的吸气肌。当膈肌收缩时，膈顶下降，使胸廓的上下径增大（图 5-2A）。肋间外肌起于上一肋骨下缘，肌束斜向前下，止于下一肋骨上缘。当其收缩时，使胸骨和肋骨的前端上提，由于肋骨的走行是由后斜向前下，使肋弓向外侧偏转，从而增大了胸廓的前后径和左右径（图 5-2B）。胸腔容积的扩大，引起肺容积随之增大，肺内压降低。当肺内压低于大气压时，外界气体进入肺内，完成吸气。平静呼吸时，呼气运动不是由呼气肌收缩引起的，而是由膈肌和肋间外肌舒张所致。膈肌和肋间外肌舒张时，膈顶、肋骨和胸骨均回位，胸腔和肺的容积均缩小，使肺内压升高。当高于大气压时，气体由肺内流出，即完成呼气。可见，平静呼吸时吸气是主动的，呼气是被动的。

　　在运动时用力而加深的呼吸称为用力呼吸或深呼吸。用力吸气时，除膈肌和肋间外肌加强收缩外，胸锁乳突肌等辅助吸气肌也参与收缩，使胸廓进一步扩大，导致胸腔和肺的容积更大，肺内压更低，可吸入更多的气体。用力呼气时，除上述与吸气相关肌肉舒张外，呼气肌也参与收缩。腹肌是主要的呼气肌，收缩时，腹内压升高，推挤膈肌上移，同时也牵拉下部肋骨向下向内移位，使胸腔的上下径减小。肋间内肌的起止、走行与肋间外肌相反，收缩时使肋骨和胸骨下移，肋骨还向内侧偏转，胸腔的前后径和左右径进一步缩小；这样胸腔和肺的容积更小，肺内压更大，能呼出更多的气体。可见，用力呼吸时吸气是主动的，呼气也是主动的。

某些病理情况造成缺 O_2、CO_2 潴留或肺通气阻力增大较为严重时，患者主观上感到空气不足、呼吸费力；客观上表现为呼吸用力，重者鼻翼扇动、张口耸肩甚至出现发绀，呼吸频率、深度和节律改变等，临床上称为呼吸困难。

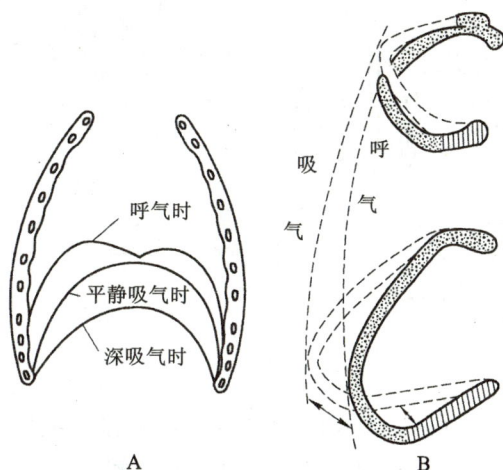

图 5 - 2 呼吸肌活动引起胸腔容积变化示意图

2. 胸式呼吸和腹式呼吸 以膈肌的舒缩活动为主，主要表现为腹壁起伏明显的呼吸运动，称为腹式呼吸。以肋间外肌的舒缩活动为主，主要表现为胸壁起伏明显的呼吸运动，称为胸式呼吸。一般情况下，成年人呈腹式和胸式共存的混合式呼吸，只有在胸部或腹部活动受限时才会表现某种单一形式的呼吸运动。临床上，胸部有病变的患者如胸膜炎、肋骨骨折等，胸廓活动受限，主要表现为腹式呼吸；而妊娠后期、严重腹水或腹膜炎等情况下，因膈肌活动受限，主要表现为胸式呼吸。婴幼儿的肋骨倾斜度小，位置不易上提，故以腹式呼吸为主。

（二）肺内压和胸膜腔内压

1. 肺内压 在呼吸运动过程中，肺内压随胸腔的容积变化而呈周期性变化。吸气时，肺容积随胸廓扩大而相应增大，肺内压下降，低于大气压，空气在此压力差的推动下经呼吸道被吸入肺泡。随着肺内气体增多，肺内压也逐渐升高，至吸气末，肺内压升高到与大气压相等，气体停止流动。呼气时，肺容积减小，肺内压随之升高，当高于大气压时，肺内气体便经呼吸道呼出体外。随着肺内气体量的减少，肺内压也逐渐下降，至呼气末，肺内压又降到与大气压相等，气体再次停止流动（图 5 - 3）。呼吸过程中，肺内压变化的程度与呼吸运动的深浅、缓急和呼吸道是否通畅等因素有关。平静呼吸中肺内压变化较小，吸气时肺内压较大气压低 1 ~ 2mmHg，呼气时较大气压高 1 ~ 2mmHg。而用力呼吸或呼吸道不够通畅时，肺内压变化的程度较大。如紧闭声门，尽力吸气时，肺内压可比大气压低 30 ~ 100mmHg；尽力呼气时可高于大气压 60 ~ 140mmHg。

可见，呼吸过程中由于肺内压的周期性变化，造成肺内压和大气压之间的压力差，是推动气体进出肺的直接动力。根据这一原理，临床上对呼吸停止的患者，可以用多种人为的方法建立肺内压和大气压之间的压力差来维持肺通气，即为人工呼吸。人工呼吸分为正压法和负压法。对需要急救的患者施行口对口人工呼吸或简易呼吸气囊等属于正压通气；而节律性举臂压背或挤压胸廓为负压人工呼吸。在实施人工呼吸时，应注意保持呼吸道的通畅，否则操作无效。

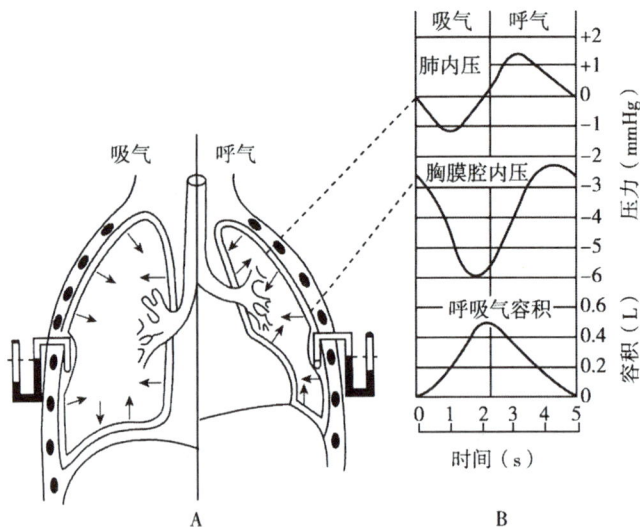

图 5 – 3　吸气和呼气时肺内压、胸膜腔内压、呼吸气容积
以及胸膜腔内压直接测量示意图

💡 **素质提升**

新时代青年楷模——丁慧：与死神赛跑，抢救急症老人

2018 年锦州医科大学医疗学院大二学生丁慧暑假回家时，听到车站急寻医护人员的广播后，正准备验票上车的丁慧立即折返奔向老人，蹲在地上为突发疾病倒地的老人进行心肺复苏和人工呼吸，并一直陪护老人至 120 急救人员到场才默默离开。丁慧同学用她的专业知识，勇敢自信的行为，成功地抢救了病危老人。

丁慧同学利用所学知识，关键时刻敢于挺身而出，服务社会。

2. 胸膜腔内压　胸膜的壁层和脏层在肺根处相互移行，形成左右两个密闭的、潜在的腔隙，称为胸膜腔。腔内没有气体，仅有少量浆液，浆液主要起润滑作用，减少呼吸时两层胸膜之间的摩擦，还因浆液分子之间的内聚力使两层胸膜相贴。因此，虽然肺与胸廓在结构上并不相连，但通过密闭的胸膜腔使二者之间建立联系，使肺能随胸廓的运动而运动。

胸膜腔内的压力称胸膜腔内压，简称胸内压。胸膜腔内压可用与检压计相连接的注射针头斜刺入胸膜腔来直接测定（图 5 – 3）；也可让受试者吞下带有薄壁气囊的导管测定下胸段食管内压，来间接反映胸膜腔内压。测量结果表明，胸膜腔内压通常比大气压低，即为负压（以大气压为 0 计），并随呼吸运动发生周期性波动。平静呼吸时，吸气末胸膜腔内压为 – 10 ～ – 5mmHg，呼气末为 – 5 ～ – 3mmHg。当关闭声门用力吸气时，胸膜腔内压可降至 – 90mmHg；而在声门紧闭用力呼气时，胸膜腔内压可高于大气压 110mmHg。

胸膜腔内负压的形成与肺和胸廓的自然容积不同有关。在发育过程中，胸廓的发育比肺快，胸廓的自然容积大于肺的自然容积。在胸膜腔密闭的前提下，由于壁、脏两层胸膜紧贴在一起，故自出生后（第一次呼吸开始），肺始终处于被动扩张状态，也即产生了一定的回缩力。在忽略壁层胸膜因素的情况下，胸膜腔负压主要与作用于脏层胸膜的肺内压和肺的回缩压有关。胸膜腔内的压力是这两种方向相反的压力的代数和，即：

胸膜腔内压 = 肺内压 - 肺的回缩压

在吸气末或呼气末，肺内压和大气压相等，若以大气压为 0 计，则：

胸膜腔内压 = - 肺的回缩压

可见，胸膜腔负压实际是由肺的回缩压所决定的。因此其大小也随呼吸运动而变化。吸气时，肺扩张，肺的回缩力增大，胸膜腔负压增大；呼气时，肺缩小，肺的回缩力减小，胸膜腔负压也减小。

胸膜腔负压的存在具有重要的生理意义：①维持肺处于扩张状态，而不至于萎陷；②使肺与胸廓耦联在一起，并随胸廓的运动而张缩；③可作用于胸腔内壁薄且扩张性较大的腔静脉和胸导管等，降低其压力，有利于静脉血和淋巴的回流。

胸膜腔内保持负压的重要前提是胸膜腔是密闭的。如果在外伤或其他疾病等原因导致胸膜破裂，胸膜腔与大气相通，气体便进入胸膜腔内形成气胸。此时胸膜腔负压减小或消失，肺因弹性而回缩，造成肺不张，这不仅影响肺通气功能，还能使血液和淋巴的回流受阻，严重时可危及生命。

（三）肺通气的阻力

肺通气过程中，遇到的阻力分为弹性阻力和非弹性阻力两种。一般情况下，弹性阻力是主要的，平静呼吸时约占总阻力的 70%。临床上，肺通气阻力增大是造成肺通气障碍最常见的原因。

1. 弹性阻力和顺应性 弹性体对抗外力作用引起形变的力称为弹性阻力。肺和胸廓都具有弹性，因此弹性阻力包括肺弹性阻力和胸廓弹性阻力。

（1）肺弹性阻力 来自两方面：一是肺组织本身的弹性回缩力，约占肺弹性阻力的 1/3；二是肺泡内表面液体层与肺泡气之间的液 - 气界面所产生的表面张力，约占肺弹性阻力的 2/3。

肺组织本身的弹性成分主要包括弹性纤维和胶原纤维等结构。当肺被扩张时，这些纤维被牵拉而倾向于回缩。且在一定范围内，肺扩张越大，肺的弹性回缩力也逐渐增大，即弹性阻力越大。

肺的表面张力源于在肺泡的内表面覆盖的薄层液体。它与肺泡内气体之间形成液 - 气界面，从而产生表面张力。因为肺泡近似于球形，该液 - 气界面的表面张力朝向肺泡中心，使肺泡趋于回缩，产生弹性阻力。因此若表面张力过大，可导致肺泡萎陷。

💡 **知识链接**

难于上青天：我国科学家揭开肺泡发育之谜

肺泡是哺乳动物进行氧气和二氧化碳交换的重要场所，深入理解肺泡发育过程有助于更好地认知肺部疾病的发生。北京生命科学研究所汤楠实验室想尽各种办法，历经 3 多年的时间，实现了对肺泡发育过程的实时观测，在世界上首次直观地描述了肺泡的发育过程，并进一步阐明了肺泡上皮细胞的分化机制，提出了一个机械力和生长因子共同调控肺泡发育的全新模型。这一重要突破不仅为体内很多干细胞的增殖分化研究提供了新的思路，也为预防和治疗肺功能发育不全等相关疾病提供了重要的参考。

肺泡表面活性物质主要由肺泡 II 型上皮细胞合成和分泌，是一种复杂的脂质和蛋白质混合物，主要成分是二棕榈酰卵磷脂。其分子一端是非极性疏水的脂肪酸，另一端是极性亲水基团，因此该分子可形成单分子层垂直排列在肺泡液 - 气界面上，可减弱液体分子之间的相互作用力，从而降低肺泡表面张力。

肺泡表面活性物质的作用是降低肺泡液 - 气界面的表面张力，该作用具有重要的生理意义。①降低吸气阻力,有利于肺的扩张。②维持肺泡容积的稳定性,根据 Laplace 定律,肺泡内的压力(P)与肺泡表面张力(T)成正比,与肺泡半径(r)成反比,即 P = 2T/r。如果大、小肺泡的表面张力相等,则大肺泡半径大,肺泡内的压力小;小肺泡半径小,而压力大。若这些大、小肺泡彼此连通,就会导致大肺泡膨胀,小肺泡萎陷,肺泡将失去稳定性。但由于肺泡内液 - 气界面上存在肺泡表面活性物质,且其密度随肺泡半径变化。在大肺泡或吸气时,表面活性物质密度随肺泡半径的变大而减小,降低表面张力的作用减弱,肺泡表面张力增大,可防止肺泡过度膨胀;而小肺泡内的表面张力则小,可防止肺泡塌陷,从而维持不同大小肺泡的稳定性(图 5 - 4)。③减少组织液的生成,防止肺水肿。由于肺泡表面张力的合力方向指向肺泡腔内,对肺泡间质产生"抽吸"作用,使组织液生成增加,因而肺泡表面张力很高时有可能导致肺水肿。肺泡表面活性物质能降低肺泡表面张力,减小肺泡回缩力,从而防止肺水肿的发生。

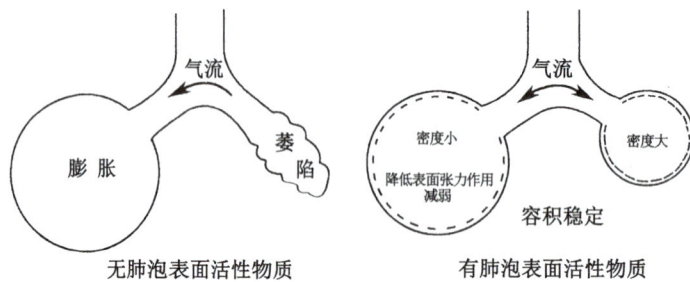

图 5 - 4 肺泡表面活性物质稳定肺泡容积示意图

知识链接

新生儿呼吸窘迫综合征

胎儿在六、七个月后,肺泡Ⅱ型上皮细胞才开始合成和分泌肺泡表面活性物质。因此,早产儿可能因为肺泡Ⅱ型上皮细胞尚未发育成熟,缺乏肺泡表面活性物质而导致肺泡表面张力过大,使肺弹性阻力增大,肺泡缩小,发生肺不张。且由于表面张力过大,组织液生成增多,同时纤维蛋白渗出,在肺泡内壁形成一层"透明膜"阻碍气体交换,出现新生儿呼吸窘迫综合征,严重时可导致死亡。由于肺泡液可进入羊水,因此可抽取羊水检查其中表面活性物质的含量和成分,以了解肺发育的成熟情况。如果发现肺表面活性物质缺乏,可适当延长妊娠或使用糖皮质激素促进其合成;也可在出生后给予外源性肺泡表面活性物质替代。

(2)胸廓弹性阻力 来自胸廓的弹性成分。在平静吸气末,胸廓处于自然位置(肺容量约占肺总量的67%),胸廓的弹性阻力为零。在平静呼气末,此时肺容量小于肺总量的67%,胸廓缩小,其弹性阻力向外,是吸气的动力、呼气的阻力;而在深吸气末,肺容量大于肺总量的67%时,胸廓扩大,其弹性阻力向内,是吸气的阻力、呼气的动力(图 5 - 5)。所以胸廓的弹性阻力对呼吸所起的作用要视其位置而定。但临床上单纯因胸廓因素引起肺通气障碍的情况较少见。

(3)顺应性 由于肺和胸廓的弹性阻力难以测定,通常用顺应性来反映弹性阻力的大小。顺应性是指弹性体在外力作用下发生形变的难易程度。弹性阻力小者,容易扩张,顺应性大;弹性阻力大者,不易扩张,顺应性小。可见顺应性与弹性阻力成反比。顺应性的大小用单位压力变化(ΔP)所引起的容积变化(ΔV)来表示,单位是 L/cmH_2O。即:

$$顺应性 = \frac{容积变化（\Delta V）}{压力变化（\Delta P）}$$

总之，在某些病理情况下，如肺水肿、肺纤维化或肺泡表面活性物质减少等，肺的弹性阻力增大，肺顺应性降低，患者表现为吸气困难；而在肺气肿时，肺组织的弹性成分被破坏，肺组织本身的回缩力减小，弹性阻力减小，顺应性增大，患者表现为呼气困难。这些情况都会导致肺通气功能降低。

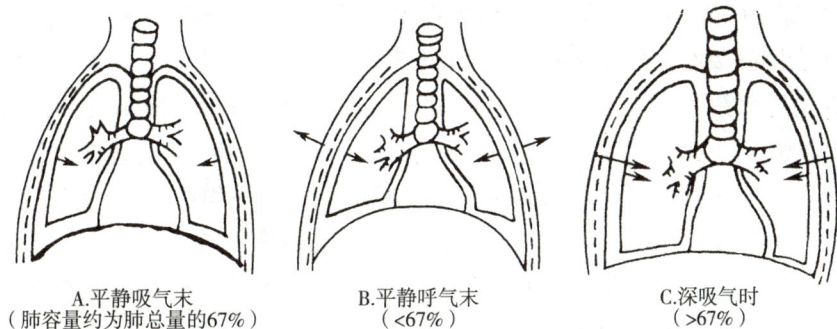

A.平静吸气末　　　　　　B.平静呼气末　　　　　　C.深吸气时
（肺容量约为肺总量的67%）　　　　　（<67%）　　　　　　　（>67%）

图 5-5　不同状态时肺与胸廓弹性阻力示意图

2. 非弹性阻力　包括惯性阻力、黏滞阻力和气道阻力。惯性阻力是气体流动变化时因气流和组织的惯性所产生的阻力。黏滞阻力是呼吸时，胸廓、肺等组织相对位移产生的摩擦。平静呼吸时，呼吸频率较低、气流速度较慢，惯性阻力和黏滞阻力都很小。气道阻力是气体流经呼吸道时气体分子间和气体分子与气道壁之间的摩擦力，是非弹性阻力的主要成分，占 80%~90%。

影响气道阻力的因素有气流速度、气流形式和气道口径等。当气流速度快、气流呈湍流、气道口径减小时均可导致气道阻力增大，其中气道口径的影响最显著。

气道口径的大小主要受神经、体液等因素的影响。交感神经兴奋，节后纤维末梢释放去甲肾上腺素，与气道平滑肌的 β_2 受体结合，引起气道平滑肌舒张，气道阻力降低；副交感（迷走）神经兴奋，节后纤维末梢释放乙酰胆碱，与气道平滑肌的 M 受体结合，则引起气道平滑肌收缩，气道阻力增大。体液因素中儿茶酚胺使气道平滑肌舒张；前列腺素中，$PGF_{2\alpha}$ 可使气道收缩，而 PGE_2 却使之舒张。过敏反应时，由肥大细胞释放的组胺、白三烯等可使支气管平滑肌收缩，造成气道狭窄，发生哮喘。

二、肺通气功能的评价

肺通气过程受呼吸肌活动、肺和胸廓弹性以及气道阻力等多种因素的影响。临床上，肺通气功能障碍主要分两类：①限制性通气不足，由呼吸肌麻痹、肺或胸廓的弹性改变以及气胸等引起的肺扩张受限；②阻塞性通气不足，由支气管平滑肌痉挛、肿瘤、气道内异物或分泌物过多等引起的气道狭窄或阻塞。通过对患者肺通气功能的测定可评估是否存在通气功能障碍及其程度和类型。

（一）肺容积和肺容量

呼吸运动中，吸入和呼出的气体容积的大多指标可用肺量计（肺功能仪）进行测量和记录，肺容积和肺容量是评价肺通气功能的基础（图 5-6）。

1. 潮气量　每次呼吸时吸入或呼出的气量称为潮气量（tidal volume，TV）。正常成年人平静呼吸时的潮气量为 400~600ml。用力呼吸时，潮气量增大。

2. 补吸气量　平静吸气末，再尽力吸气所能吸入的气量称为补吸气量（inspiratory reserve volume，IRV）。正常成人为 1500~2000ml，其大小反映吸气的储备能力。潮气量与补吸气量之和等于深吸气量，它是衡量最大通气潜力的重要指标之一。

3. 补呼气量　平静呼气末，再尽力呼气所能呼出的气量称为补呼气量（expiratory reserve volume，

ERV）。正常成人为 900 ~ 1200ml，其大小反映呼气的储备能力。

4. 余气量和功能余气量 最大呼气末仍存留在肺内不能被呼出的气量称为余气量（residual volume，ERV）。正常成人为 1000 ~ 1500ml。支气管哮喘和肺气肿的患者因呼气困难而余气量增大。

平静呼气末存留在肺内的气量称为功能余气量。它是余气量与补呼气量之和，正常成人约 2500ml。肺气肿的患者功能余气量增加，而肺实质性病变时则减少。由于功能余气量的稀释作用，因此其生理意义是缓冲呼吸过程中肺泡内氧分压（PO_2）和二氧化碳分压（PCO_2）的变化幅度，使肺肺泡气和动脉血中的 PO_2 和 PCO_2 不会随呼吸而发生大幅度的波动，有利于肺换气。

5. 肺活量和用力呼气量 尽力吸气后，再尽力呼气所能呼出的最大气量称为肺活量（vital capacity，VC），是潮气量、补吸气量与补呼气量之和。肺活量有较大的个体差异，与体格、性别、年龄、体位、呼吸肌强弱以及肺和胸廓的弹性等诸多因素有关。正常成年男性平均约为 3500ml，女性约为 2500ml。肺活量的大小可反映一次通气的最大能力，是评价肺通气功能的常用指标。

由于肺活量测定时，仅测呼出的气量而不限制呼气的时间，因此在某些通气功能有障碍的患者，可通过延长呼气时间，使测得的肺活量仍可在正常范围之内。因此，肺活量不能充分反映肺功能的状况。用力肺活量（forced vital capacity，FVC）是指一次最大吸气后，尽力尽快呼气所能呼出的最大气量。正常情况下，用力肺活量略小于肺活量。用力呼气量（forced expiratory volume，FEV）是指一次最大吸气后，再用力尽快呼气，在一定时间内所能呼出的气量，通常以呼气过程中第 1、2、3 秒时间内所呼出气量占用力肺活量的百分数来表示，即 FEV_1/FVC、FEV_2/FVC、FEV_3/FVC，分别约为 83%、96%、99%，其中 FEV_1/FVC 最有意义。该指标不仅能反映肺活量的大小，还能充分反映肺组织的弹性状态和气道的通畅程度，在临床上鉴别阻塞性肺疾病和限制性肺疾病中具有重要意义。在肺纤维化等限制性肺部疾病和哮喘等阻塞性肺部疾病的患者，用力呼气量均明显降低。

6. 肺总量 肺所能容纳的最大气量称为肺总量（total lung capacity，TLC），等于肺活量和余气量之和。其大小因性别、年龄、身材、运动锻炼等情况的不同有较大个体差异，正常成年男性平均约 5000ml，女性为 3500ml。

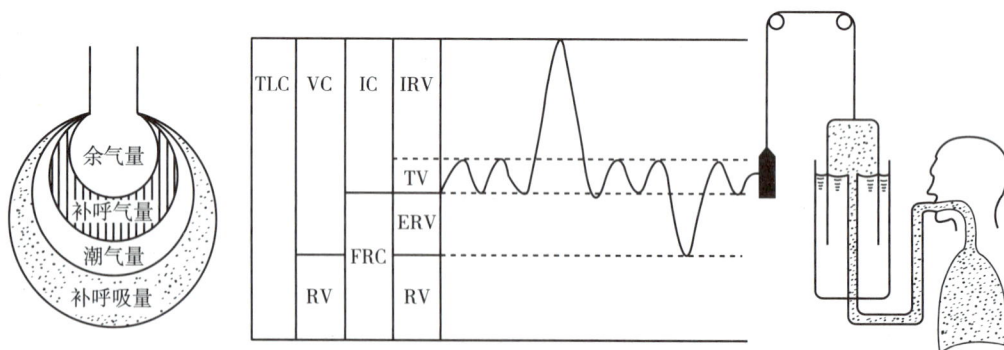

图 5 - 6 肺量计检测与基本肺容积和肺容量
TV：潮气量；IRV：补吸气量；ERV：补呼气量；RV：余气量；
FRC：功能余气量；IC：深吸气量；VC：肺活量；TLC：肺总量

（二）肺通气量与肺泡通气量

1. 肺通气量 是指每分钟吸入或呼出的气体总量，它等于潮气量与呼吸频率的乘积。平静呼吸时，肺通气量为 6 ~ 9L/min，随年龄、性别、身材和活动量的不同而有差异。为便于在不同个体之间进行比较，应在基础状态下测定，并且以每平方米体表面积的肺通气量为单位来衡量。

劳动或运动时，肺通气量增大。在尽力做深而快的呼吸时，每分钟所能吸入或呼出的最大气量，称为最大随意通气量。测量时，一般只测量 10 秒或 15 秒的呼出气量，再换算成每分钟的最大通气量，可达 150L。最大随意通气量是单位时间内充分发挥最大通气能力所能达到的通气量，也反映通气功能的储备能力，是估计一个人能进行多大运动量的生理指标之一。

2. 肺泡通气量　在呼吸过程中，每次吸入的气体，并不都能进行有效的气体交换。从鼻到终末细支气管之间的呼吸道不能进行气体交换，故称为解剖无效腔。解剖无效腔与体重相关（约 2.2ml/kg），一般正常成人平均约为 150ml。即使进入肺泡的气体，也可因为血流在肺内分布不均而不能全都与血液进行气体交换。未能进行气体交换的肺泡容积称为肺泡无效腔。解剖无效腔和肺泡无效腔合称为生理无效腔。健康成人平卧时，肺泡无效腔接近于零。

由于无效腔的存在，肺通气量就不能真正反映有效的气体交换量。肺泡通气量是指每分钟进入肺泡能与血液进行交换的气体量。计算公式：肺泡通气量 =（潮气量 - 无效腔气量）× 呼吸频率。平静呼吸时，潮气量为 500ml，无效腔气量为 150ml，则每次吸入肺泡的新鲜气体为 350ml。若功能余气量为 2500ml，则每次呼吸仅使肺泡内气体更新约 1/7。

由于解剖无效腔的容积相对恒定，潮气量和呼吸频率的变化对肺通气量和肺泡通气量有不同的影响。由表 5 - 1 所示，浅而快的呼吸对肺换气是不利的；深而慢的呼吸，可增大肺泡通气量，有利于肺换气，但也会增加呼吸做功。

表 5 - 1　不同呼吸形式时的肺通气量、肺泡通气量（ml/min）

呼吸形式	频率（次/分）	潮气量（ml）	肺通气量（ml/min）	肺泡通气量（ml/min）
平静呼吸	16	500	8000	5600
浅快呼吸	32	250	8000	3200
深慢呼吸	8	1000	8000	6800

第二节　肺换气和组织换气

一、气体扩散速率及其影响因素

（一）气体的扩散

气体无论是处于气体状态，还是溶解于液体中，气体分子不停地进行无定向的运动，其结果是气体分子从压力高处向压力低处净转移，这一过程称为气体扩散。肺换气和组织换气都是以这种扩散方式进行的。

（二）气体扩散速率的影响因素

在混合气体中，某种组成气体产生的压力称为该气体的分压，它等于混合气体的总压力乘以该组成气体在混合气体中所占的容积百分比。例如，大气的总压力在海平面约为 760mmHg，O_2 在大气中的容积百分比为 20.9%，PO_2 约 159mmHg；CO_2 在大气中的容积百分比为 0.04%，则 PCO_2 约 0.3mmHg。

当气体遇到液体，气体分子不断地溶解于液体中，而溶解的气体分子也可从液体中逸出。溶解的气体分子从溶液中逸出的力称为该气体的张力。气体的张力也可称为液体中的气体分压。某气体在两个区域之间的分压差是气体扩散的动力和决定气体扩散方向的关键因素。表 5 - 2 列举了 O_2 和 CO_2 在不同部位分压的大致数值。

表 5-2 O_2 和 CO_2 在各处的分压（mmHg）

	海平面大气	肺泡气	动脉血	静脉血	组织
PO_2	159	104	100	40	30
PCO_2	0.3	40	40	46	50

气体的扩散速率与气体的分压差（ΔP）、气体在溶液中的溶解度（S）、扩散面积（A）和温度（T）成正比，与气体分子量（M_W）的平方根、扩散距离（d）成反比。即：

$$D \propto \frac{\Delta P \cdot T \cdot A \cdot S}{d \cdot \sqrt{M_W}}$$

一般情况下，在肺换气过程，上述因素中的温度、扩散面积和扩散距离对 O_2 和 CO_2 来说是相同的，可忽略其影响。而 CO_2 分子量的平方根是 O_2 分子量的平方根的 1.17 倍，CO_2 在血浆中的溶解度（51.5）约是 O_2（2.14）的 24 倍，肺泡与静脉血之间 PO_2（64）约是 PCO_2（6）的 10 倍（表 5-2）。根据计算，在肺换气过程中的 CO_2 的扩散速率约为 O_2 的 2 倍。因此，临床上肺换气功能障碍时，缺 O_2 比 CO_2 潴留更为常见，呼吸困难的患者常先出现缺氧症状。

二、肺换气

（一）肺换气的过程

肺动脉内的静脉血流经肺毛细血管时，血液中的 PO_2 是 40mmHg，而肺泡气的 PO_2 为 104mmHg，因此肺泡气中的 O_2 顺分压差向血液中扩散。而静脉血的 PCO_2 是 46mmHg，肺泡气的 PCO_2 是 40mmHg，CO_2 则从静脉血扩散到肺泡。经过肺内气体交换后，血液中的 PO_2 升高、PCO_2 降低，即静脉血变为动脉血（图 5-7）。通常 O_2 和 CO_2 扩散迅速，不到 0.3 秒即可达到平衡，而血液流经肺毛细血管的时间约为 0.7 秒。可见，当静脉血流经肺毛细血管时，有充足的时间进行气体交换，因此肺换气具有很大的储备能力。

（二）肺换气的影响因素

如上所述，气体的分压差、分子量及溶解度等因素均可影响气体的扩散速率。另外，肺换气过程还主要受以下因素的影响。

1. 呼吸膜的厚度和面积 肺泡气与血液进行气体交换须经过呼吸膜（图 5-8），呼吸膜是实现肺换气的结构基础。呼吸膜有六层结构：含肺泡表面活性物质的液体层、肺泡上皮细胞和基膜、间质、毛细血管基膜和内皮细胞。呼吸膜很薄，平均厚度约 0.6μm，通透性大。据估计，正常成人两肺有 3 亿多个肺泡，总扩散面积约 70m²。安静时，用于气体扩散的呼吸膜面积约 40m²，因此也有相当大的储备面积。

气体扩散速率与呼吸膜的面积成正比，与厚度成反比。因此，在病理情况下，如肺气肿、肺实变、肺不张或肺毛细血管关闭和阻塞等，均可使呼吸膜的面积减小；肺水肿、肺纤维化、尘肺、肺炎等则可使呼吸膜的厚度增大。这些都会降低气体扩散速率，影响肺换气功能。

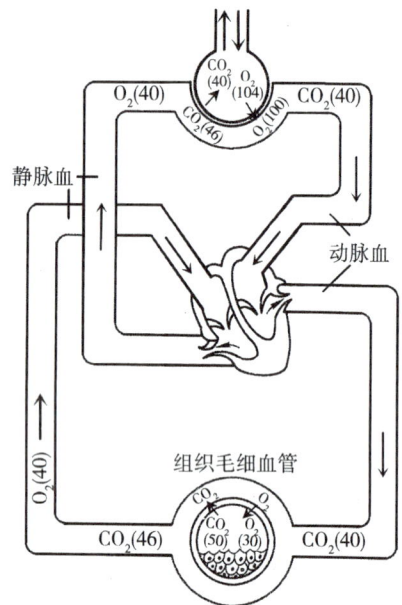

图 5-7 肺换气和组织换气示意图
图中数字为气体分压（mmHg）

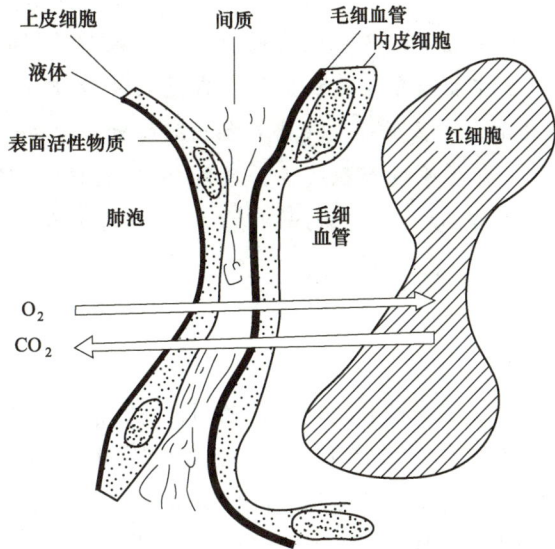

图 5－8　呼吸膜结构示意图

2. 通气/血流比值　肺换气过程发生在肺泡气和周围的血液之间，因此肺泡的通气量和血流量之间应保持适当的比例。通气/血流比值是指每分钟肺泡通气量（V_A）和每分钟肺血流量（Q）的比值。正常成人安静时，V_A 约为 4.2L/min，Q 约为 5.0L/min，因此计算得 V_A/Q 为 0.84。V_A/Q 在 0.84 的情况下，肺泡通气量和血流量之间比例适当，气体交换的效率高。

如果 V_A/Q 增大，这就意味着通气过度或血流不足，多见于部分肺泡血流量减少。使该部分肺泡气不能与血液进行充分的气体交换，致使肺泡无效腔增大。相反，如果 V_A/Q 减小，则意味着通气不足或血流增多，多见于部分肺泡通气不良。部分血液流经通气不良的肺泡，静脉血未能得到充分交换，这样就形成了功能性动-静脉短路（图 5－9）。由此可见，无论 V_A/Q 增大或减小，都表明两者匹配不良，都会降低气体交换的效率，从而导致机体缺氧和 CO_2 潴留。

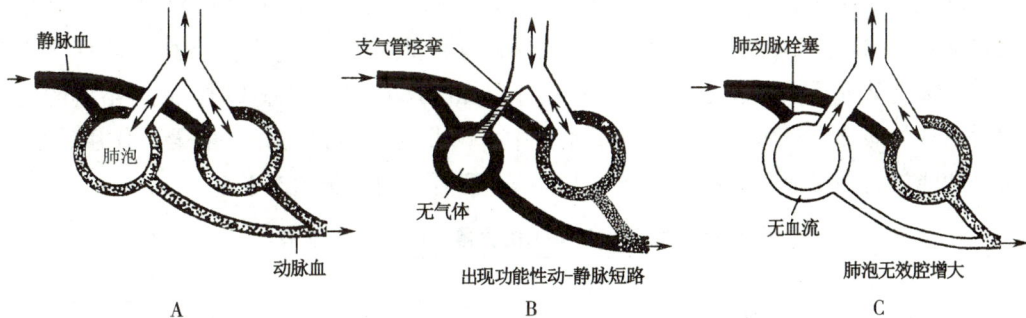

图 5－9　肺通气/血流比值变化示意图

A. V_A/Q 正常；B. V_A/Q 减小；C. V_A/Q 增大

肺本身具有调节局部肺泡 V_A/Q 的能力。在通气不良的肺泡，肺泡气 PO_2 较低，可使这部分肺泡的肺动脉分支收缩，血流量减少。这样可使血液流向通气良好的肺泡，有利于气体交换。

> 💡 **知识链接**
>
> ### 尘肺
>
> 尘肺即肺尘埃沉着病，是由于在职业活动中长期吸入生产性粉尘（灰尘），并在肺内潴留而

引起的以肺组织弥漫性纤维化（瘢痕）为主的全身性疾病。按其吸入粉尘的种类不同，尘肺可分为无机尘肺和有机尘肺，尘肺大部分为无机尘肺。常见的有矽肺（最常见，吸入二氧化硅粉尘）、煤尘肺、石棉肺、棉尘肺、农民肺等。患者往往出现咳嗽、咳痰、呼吸困难，常伴有胸痛。随肺组织纤维化程度的加重，有效呼吸面积减少，通气/血流比值改变，呼吸困难也逐渐加重。尘肺的治疗关键是脱离粉尘污染环境，以治疗和预防各种并发症为主，延缓尘肺的进展。

三、组织换气

组织换气发生于毛细血管血液、组织液和组织细胞之间，在气体交换机制和影响因素等方面与肺换气相似。组织细胞代谢过程不断消耗 O_2，并产生 CO_2，因此组织细胞和组织液的 PO_2 可降至 30mmHg 以下，较毛细血管中血液的 PO_2 低；而此处的 PCO_2 可高达 50mmHg 以上，较血液中 PCO_2 高。所以当动脉血流经组织毛细血管时，O_2 顺分压差由血液向组织液和细胞扩散，CO_2 则由细胞和组织液向血液扩散，结果使动脉血中的 PO_2 降低、PCO_2 升高而转变为静脉血。

组织换气受组织细胞代谢水平和血流量等因素的影响。如组织细胞代谢增强时，则组织液中 PO_2 降低、PCO_2 升高，血液与组织液之间的 PO_2 差和 PCO_2 差加大；且因代谢产物的作用可使毛细血管舒张，血流量增多，促进气体交换。而在组织发生水肿时，加大了气体扩散的距离，同时毛细血管受压，血流量减少，可妨碍气体交换。

第三节 气体在血液中的运输

由肺泡扩散入血液中的 O_2 须经过血液循环的运输才能到达各组织器官，供细胞利用；同样细胞代谢产生的 CO_2 也须由血液循环才能运送到肺泡，排出体外。因此，血液是运输 O_2 和 CO_2 的媒介，两者在血液中的运输形式包括物理溶解和化学结合两种。由表 5 - 3 可以看出，O_2 和 CO_2 在血液中都以化学结合为主要运输形式，物理溶解的量都很少，但物理溶解也有重要的作用。扩散入血液的 O_2 和 CO_2 都是先溶解于血浆中，提高其分压，再进行化学结合；同样 O_2 和 CO_2 从血液中释放时，也是溶解的先逸出，分压下降，然后结合的部分再分离出来，溶解于血液中。因此物理溶解起着"桥梁"作用，是 O_2 和 CO_2 实现化学结合和释放的必要环节。物理溶解和化学结合两者之间处于动态平衡。

表 5 - 3 血液 O_2 和 CO_2 的含量（ml/100ml 血液）

	动脉血			静脉血		
	物理溶解	化学结合	合计	物理溶解	化学结合	合计
O_2	0.31	20.0	20.31	0.11	15.2	15.31
CO_2	2.53	46.4	48.93	2.91	50.0	52.91

一、氧气的运输

血液中的 O_2 以物理溶解形式存在的量仅约占血液 O_2 总含量的 1.5%，以化学结合形式存在的量约占 98.5%。红细胞内的血红蛋白（Hb）是有效的运 O_2 工具，也参与 CO_2 的运输。

（一）O_2 与血红蛋白结合

血液中的 O_2 扩散入红细胞内，与红细胞内的血红蛋白结合，形成氧合血红蛋白（HbO_2），如下式所示：

$$Hb + O_2 \underset{PCO_2低（组织）}{\overset{PO_2高（肺）}{\rightleftharpoons}} HbO_2$$

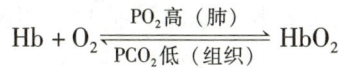

O_2 与 Hb 的结合反应有以下特征。①反应快、可逆、不需酶的催化，反应方向取决于 PO_2 的高低。当血液流经肺时，此处 PO_2 高，O_2 便与 Hb 迅速结合，形成氧合 Hb；当血液流经组织时，此处 PO_2 低，HbO_2 便迅速解离，释出 O_2，成为去氧 Hb。②该反应为氧合反应而非氧化反应。Hb 分子的 Fe^{2+} 与 O_2 结合后仍是二价铁。③ 1 分子 Hb 可以结合 4 分子 O_2。在 100% O_2 饱和状态下，1g Hb 可以结合 O_2 的最大量为 1.39ml，但一般正常情况下，红细胞内存在少量不能结合 O_2 的高铁 Hb，通常按 1.34ml 计算。在 100ml 血液中，Hb 所能结合 O_2 的最大量称为 Hb 氧容量；而 Hb 实际结合 O_2 的量称为 Hb 氧含量。Hb 氧含量与氧容量的百分比为 Hb 氧饱和度。例如，在动脉血 Hb 氧饱和度能达到 100%；静脉血 Hb 氧饱和度约为 75%。通常情况下，血液中溶解的 O_2 极少，可忽略不计，因此，Hb 氧容量、Hb 氧含量和 Hb 氧饱和度可分别视为血氧容量、血氧含量和血氧饱和度。

HbO_2 呈鲜红色，去氧 Hb 呈紫蓝色。当血液中去氧 Hb 含量过多时（达 50g/L 以上），皮肤、黏膜呈暗紫色，这种现象称为发绀。出现发绀常表示机体缺氧，但也有例外。如严重贫血患者，即使有缺氧，但其皮肤、黏膜主要表现为苍白，并不出现发绀；而相反，红细胞增多时（如高原性红细胞增多症），可能有发绀，但机体并不一定缺氧。另外，CO 与 Hb 的亲和力约为 O_2 的 250 倍，当吸入较多 CO 时，CO 便迅速与血红蛋白结合，占据 Hb 分子中 O_2 的结合位点，严重影响 O_2 在血液中的运输，并且 CO 还能妨碍 Hb 与 O_2 的解离，由此导致机体缺氧，甚至死亡，称为 CO 中毒或煤气中毒。CO 与 Hb 结合后呈樱桃色，因此 CO 中毒患者机体虽有缺氧，但也不表现发绀。

（二）氧解离曲线及影响因素

1. 氧解离曲线 是表示 PO_2 与 Hb 氧饱和度关系的曲线（图 5-10）。该曲线表示不同 PO_2 时 O_2 与 Hb 的解离情况，同样也反映在不同 PO_2 时 O_2 和 Hb 的结合情况。氧解离曲线呈 S 形，根据其变化趋势及功能特点，可将曲线分为三段。

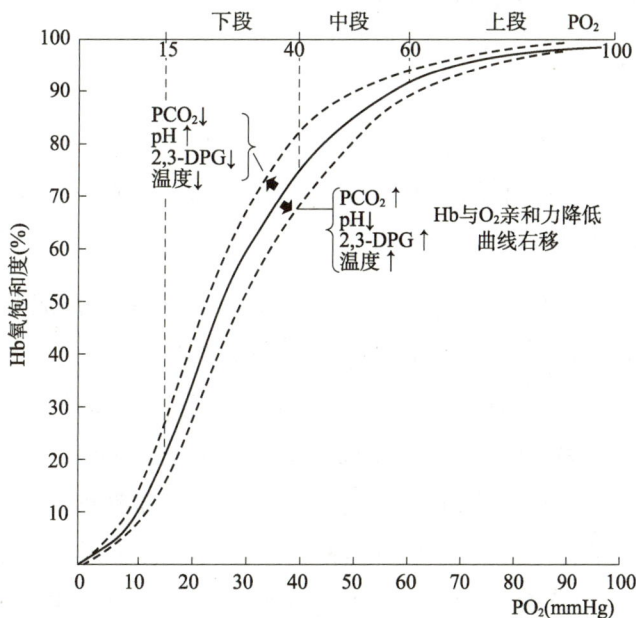

图 5-10 氧解离曲线及主要影响因素

（1）氧解离曲线上段 相当于血液 PO_2 在 60~100mmHg，即 PO_2 处于较高水平，是反映 Hb 与 O_2 结合的特点。这段曲线较平坦，表明 PO_2 在这个范围内的变化对 Hb 氧饱和度影响不大，这有助于血液中氧含量的稳定。例如，PO_2 为 100mmHg 时，相当于动脉血 PO_2，Hb 氧饱和度为 97.4%，血氧含量约为 19.4ml/100ml；如增加吸入气的 PO_2，使其提高到 150mmHg，Hb 氧饱和度最多为 100%，只增加了 2.6%，物理溶解的 O_2 量也只增加了大约 0.5ml/100ml；此时血氧含量约为 20.1ml/100ml 血液，增加不到 1ml。这就是临床上某些情况下单纯增加肺泡通气量几乎无助于 O_2 摄取的道理。同样，如 PO_2 下降到 70mmHg，Hb 氧饱和度为 94%，也仅降低了 3.4%，血氧含量下降并不多。因此，即使在高原或某些呼吸系统疾病患者，吸入气 PO_2 有所下降，但只要 PO_2 不低于 60mmHg，Hb 氧饱和度仍能保持在 90% 以上，血液仍可携带足够量的 O_2，不致发生明显的低氧血症。

（2）氧解离曲线中段　相当于 PO_2 在 40~60mmHg，它反映安静状态下机体的供氧情况。该段曲线较陡，表明在这个范围内，PO_2 稍有下降，Hb 氧饱和度就明显降低，有较多的 O_2 从 HbO_2 中释放出来。PO_2 为 40mmHg 时，相当于混合静脉血的 PO_2，Hb 氧饱和度约为 75%，血 O_2 含量约 14.4ml/100ml，即每 100ml 血液流过组织时释放 5ml O_2。

（3）氧解离曲线的下段　相当于 PO_2 在 15~40mmHg，曲线最为陡直。在组织代谢活动加强时（如运动），组织中的 PO_2 可降至 15mmHg，HbO_2 进一步解离，Hb 氧饱和度降至更低的水平，血氧含量仅约为 4.4ml/100ml，这样每 100ml 血液能供给组织 15ml O_2，说明血液流经代谢旺盛的组织时，能释放出更多的 O_2，约为安静时的 3 倍。可见该段曲线反映血液供氧的储备能力。

2. 影响氧解离曲线的因素　O_2 与 Hb 的结合和解离可受多种因素影响，引起 Hb 对 O_2 的亲合力发生变化，从而使氧解离曲线的位置偏移，以更好地适应细胞代谢的需要。影响因素主要如下。①pH 和 PCO_2：当血液中 PCO_2 升高或 pH 降低时，Hb 对 O_2 的亲合力下降，氧解离曲线右移；反之，曲线左移。血液 H^+ 和 PCO_2 对 Hb 与 O_2 的亲合力的影响称为波尔效应，这样既可促进肺毛细血管血液（PCO_2 降低或 pH 升高）与 O_2 的结合，又有利于组织毛细血管血液对 O_2 的释放。②温度：体温升高或运动时，Hb 对 O_2 的亲合力下降，氧解离曲线右移，促进 O_2 的释放；而温度降低时，曲线左移。③ 2,3 - 二磷酸甘油酸（2,3 - DPG）：在慢性缺氧、贫血等情况下，糖酵解加强，红细胞内的 2,3 - DPG 增加，Hb 对 O_2 的亲合力下降，氧解离曲线右移，有利于 O_2 的释放。

二、二氧化碳的运输

血液中以物理溶解形式运输的 CO_2 约占运输总量的 5%，以化学结合形式运输的 CO_2 约占 95%。以化学结合的形式主要是：碳酸氢盐和氨基甲酸血红蛋白，前者是主要的，约占运输总量的 88%。

（一）碳酸氢盐

在血浆或红细胞内，溶解的 CO_2 与 H_2O 结合成 H_2CO_3，H_2CO_3 再解离成 HCO_3^- 和 H^+。该反应过程极为迅速、可逆，反应的方向取决于 PCO_2 的高低。上述反应如下式所示：

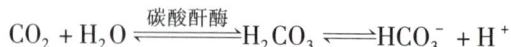

$$CO_2 + H_2O \xrightleftharpoons{\text{碳酸酐酶}} H_2CO_3 \rightleftharpoons HCO_3^- + H^+$$

在组织细胞，PCO_2 较高，反应向右进行。细胞代谢产生的 CO_2 扩散入血液，首先溶解于血浆中，溶解的 CO_2 小部分在血浆中发生上述反应（但较为缓慢），绝大部分扩散到红细胞内。因为红细胞内含有较高浓度的碳酸酐酶，在其催化下，CO_2 与 H_2O 迅速结合成 H_2CO_3，H_2CO_3 再解离成 HCO_3^- 和 H^+。反应中产生的 H^+ 主要与 Hb 结合而被缓冲；小部分 HCO_3^- 主要与 K^+ 结合成 $KHCO_3$ 来运输，大部分 HCO_3^- 便顺浓度梯度经红细胞膜扩散入血浆。由于红细胞膜不允许正离子自由通过，但可允许小的负离子通过，因此，为保持红细胞内的电位平衡，Cl^- 便由血浆扩散进入红细胞内，这一现象称为氯转移（图 5 - 11）。红细胞膜上有特异的 HCO_3^- - Cl^- 交换体，有助于两者的跨膜交换，HCO_3^- 便不会在红细胞内堆积，有利于上述反应的持续进行。进入血浆的 HCO_3^- 主要与血浆中的 Na^+ 结合，以 $NaHCO_3$ 的形式来运输。

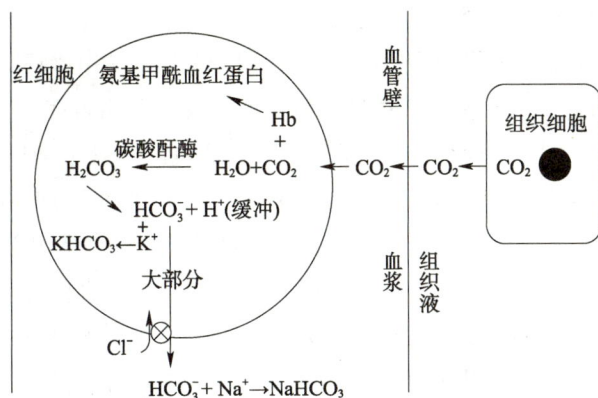

图 5-11　CO_2 在血液中运输示意图

　　碳酸酐酶发挥重要的作用，可增加反应速率约 5000 倍，因此临床上使用碳酸酐酶抑制剂（如乙酰唑胺）时，可能会影响 CO_2 的运输。由于碳酸酐酶主要存在于红细胞内，因此上述反应主要在红细胞内进行，但 CO_2 的运输主要是在血浆中以 $NaHCO_3$ 的形式来运输的。而在肺部，肺泡气 PCO_2 较低，反应向相反的方向进行。首先血浆中溶解的 CO_2 扩散进入肺泡，红细胞内的 HCO_3^- 与 H^+ 生成 H_2CO_3，碳酸酐酶又催化 H_2CO_3 分解成 CO_2 和 H_2O，CO_2 从红细胞扩散入血浆，而血浆中的 HCO_3^- 便进入红细胞，Cl^- 同时再转移出红细胞。这样，以碳酸氢盐形式运输的 CO_2 在肺部又被释出。

（二）氨基甲酰血红蛋白

　　扩散进入红细胞的一部分 CO_2 与 Hb 的氨基结合，生成氨基甲酰血红蛋白，这一反应无需酶的催化，而且迅速、可逆。影响这一反应的主要因素是氧合作用，即 Hb 是否与 O_2 结合是影响 CO_2 运输的主要因素，HbO_2 与 CO_2 的结合能力比去氧 Hb 小。在组织，HbO_2 与 O_2 解离释出 O_2，产生的去氧 Hb 与 CO_2 结合力增强，结合的 CO_2 增多。而在肺部，HbO_2 生成增多，促使氨基甲酰血红蛋白解离，释放出 CO_2，使之进入肺泡而排出。

　　由此可见，红细胞不仅运输 O_2，还对 CO_2 的运输有重要作用。运输 CO_2 时血浆中产生的 $NaHCO_3$ 是重要的碱储备，对维持机体的酸碱平衡起重要作用。

第四节　呼吸运动的调节

　　呼吸运动是呼吸肌的一种节律性舒缩活动，其节律起源于呼吸中枢。呼吸运动的深度和频率还可随机体内、外环境的改变而发生适应性变化。例如，在运动时，随着代谢增强，呼吸加深加快，肺通气量增大，摄取更多的 O_2，排出更多的 CO_2，以适应机体代谢水平的需要。呼吸节律的形成和这种适应性改变都是通过呼吸功能的调节来实现的。

一、呼吸中枢

　　呼吸中枢是指在中枢神经系统内，产生和调节节律性呼吸运动的神经细胞群。这些神经元广泛分布于脊髓、延髓、脑桥、间脑和大脑皮质等多个部位，也具有不同作用。正常节律性呼吸运动是在各级呼吸中枢的共同作用下实现的。

1. 脊髓　有支配呼吸肌的运动神经元，位于第 3~5 颈段（支配膈肌）和胸段（支配肋间肌和腹肌等）脊髓灰质前角。动物实验中，在延髓和脊髓之间横断，呼吸立即停止，说明脊髓不能产生节律性呼吸运动，只是联系高位呼吸中枢和呼吸肌的中继站。

2. 低位脑干 指延髓和脑桥。早年横切脑干的方法研究发现，在中脑和脑桥之间横断（图 5 – 12，a 平面），仅保留低位脑干与脊髓的联系，节律性呼吸无明显变化；而若在延髓和脊髓之间横切（图 5 – 12，d 平面），则呼吸停止。上述结果表明呼吸节律产生于低位脑干，中脑以上的高位脑对呼吸节律的产生不是必需的。如果仅在脑桥上、中部之间横切（图 5 – 12，b 平面），呼吸将变慢变深；如再切断双侧迷走神经，吸气便大大延长，仅偶尔出现短暂的呼气，这种形式的呼吸称为长吸式呼吸。这一结果提示脑桥上部为呼吸调整中枢；来自肺部迷走神经的传入冲动也有同样的作用。但如果再在脑桥与延髓之间横切（图 5 – 12，c 平面），则不论迷走神经是否完整，动物长吸式呼吸都消失，并出现喘息样呼吸，表现为节律不规则的呼吸运动。即表明延髓有喘息中枢，可产生最基本的呼吸节律。因此，目前认为延髓有呼吸节律基本中枢，脑桥上部有呼吸调整中枢。

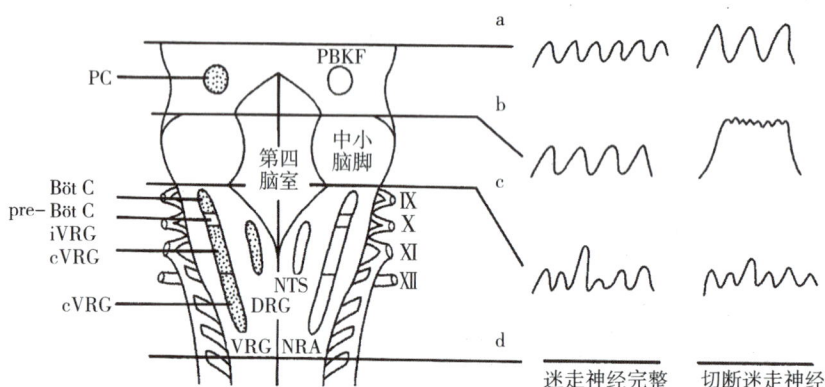

图 5 – 12　脑干与呼吸有关的核团和在不同平面横切脑干后呼吸的变化

低位脑干的呼吸神经元主要分布在三个区域。①延髓背内侧的背侧呼吸组：主要含吸气神经元，其作用是使膈肌兴奋引起吸气。②延髓腹外侧的腹侧呼吸组：含有吸气和呼气两种神经元，功能较复杂。③脑桥上部背侧的脑桥呼吸组：该区呼吸神经元相对集中于臂旁内侧核（NPBM）和相邻的 KF 核，合称 PBKF 核群，是呼吸调整中枢，其作用是抑制吸气，促进吸气转为呼气。

3. 高位脑 呼吸还受脑桥以上部位的影响，如大脑皮质、边缘系统、下丘脑等。特别是大脑皮质，能在一定限度内随意改变呼吸频率和深度，配合说话、哭笑、屏气或深呼吸等动作，还参与建立呼吸运动条件反射。

可见，大脑皮质是随意呼吸调节系统，低位脑干是非随意的自主节律呼吸调节系统，机体呼吸运动受两者的双重调节。这两个系统的下行通路是分开的，临床上可出现自主呼吸和随意呼吸分离的现象。

二、呼吸运动的反射性调节

呼吸节律虽起源于脑，但呼吸运动的频率、幅度和形式等可受到来自各种感受器传入冲动的反射性调节，使呼吸运动发生相应的改变。

（一）化学感受性反射

化学因素对呼吸运动的调节是一种反射性活动，称为化学感受性反射。这里的化学因素指的是动脉血液、组织液或脑脊液中的 O_2、CO_2 和 H^+，这些化学因素发生变化时，可通过化学感受性反射调节呼吸运动，从而维持内环境中这些化学因素的相对稳定。

1. 化学感受器 是指适宜刺激为 O_2、CO_2 和 H^+ 等化学物质的感受器。依其所在部位的不同，分为外周化学感受器和中枢化学感受器。

（1）外周化学感受器　位于颈动脉体和主动脉体，它们能感受血液中 PO_2、PCO_2 和 H^+ 浓度的变化。当动脉血 PO_2 降低、PCO_2 升高和 H^+ 浓度升高时，颈动脉体和主动脉体受到刺激，冲动分别经窦神经（舌咽神经的分支）和迷走神经传入孤束核，再传向延髓呼吸中枢，反射性地引起呼吸加深加快和心血管功能的改变。其中颈动脉体对呼吸中枢的影响较大。

（2）中枢化学感受器　位于延髓腹外侧浅表部位，感受的刺激是脑脊液和局部细胞外液的 H^+。血液中的 CO_2 能迅速通过血 - 脑屏障，与 H_2O 结合生成 H_2CO_3 继而解离出 H^+，使化学感受器周围液体中的 H^+ 浓度升高，能刺激中枢化学感受器，进而引起呼吸中枢的兴奋。由于脑脊液中催化该反应的碳酸酐酶含量较少，反应很慢，所以对 CO_2 的反应有一定的时间延迟。另外，血液中的 H^+ 不易通过血 - 脑屏障，故血液 pH 的变化对中枢化学感受器的刺激作用不大。还有，中枢化学感受器对 PO_2 的变化不敏感，基本不感受低氧的刺激。

2. CO_2、H^+ 和低氧对呼吸运动的调节

（1）CO_2 对呼吸的影响　CO_2 是调节呼吸运动最重要的体液因素。当麻醉动物的动脉血液 PCO_2 明显降低时可发生呼吸暂停，临床上过度通气也可使呼吸运动受抑制。因此，一定水平的 PCO_2 对维持呼吸和呼吸中枢的基本活动是必需的。另一方面，在肺通气或肺换气功能障碍、吸入气中 CO_2 浓度升高以及代谢活动增强等，均可使血液中的 PCO_2 升高（称为高碳酸血症）。当血液中 PCO_2 在一定范围内升高时，呼吸运动将反射性加深、加快，肺通气量增加，即对呼吸运动产生兴奋作用。CO_2 兴奋呼吸的作用是通过刺激中枢化学感受器和外周化学感受器两条途径实现的，中枢化学感受器起主要作用。但当 PCO_2 过高，可致呼吸中枢受抑制，引起呼吸困难、头痛头昏，甚至昏迷，出现 CO_2 麻醉。

（2）H^+ 对呼吸的影响　机体酸中毒时，动脉血 H^+ 浓度升高，呼吸加深加快，肺通气增加；相反 H^+ 浓度降低，呼吸受到抑制，肺通气量减少。由于 H^+ 通过血 - 脑屏障的速度较慢，因此，血液中 H^+ 对呼吸的调节主要是通过刺激外周化学感受器实现的。

（3）低氧对呼吸的影响　当吸入气 PO_2 降低以及肺通气或肺换气功能障碍时，动脉血中 PO_2 也随之降低，引起呼吸加深、加快，肺通气增加；反之，呼吸运动受抑制。实验中切断动物外周化学感受器的传入神经后，急性低氧对呼吸运动的调节效应完全消失。可见，低氧对呼吸运动的调节作用完全是通过刺激外周化学感受器实现的；另外，低氧对呼吸中枢还有直接的抑制作用。

一般情况下，低氧通过刺激外周化学感受器而兴奋呼吸中枢的作用，在一定程度上可以对抗低氧对中枢的直接抑制作用，从而使呼吸运动加强，肺通气量增加。但在严重缺氧时，外周化学感受器的反射性兴奋效应不足以克服低氧对呼吸中枢的直接抑制作用，将导致呼吸抑制。

临床上，慢性阻塞性肺疾病、肺源性心脏病等患者，长期存在慢性缺氧和 CO_2 潴留，中枢化学感受器容易对 CO_2 的刺激作用产生适应而敏感性降低，但外周化学感受器对低氧刺激的适应很慢，所以这种情况下，呼吸主要通过缺 O_2 刺激外周化学感受器反射性地引起呼吸加强。若此时对患者高流量、高浓度给氧或吸入纯 O_2，会由于解除了低氧的刺激作用，反而引起呼吸抑制。因此这类患者采用给氧治疗时一般应以给予控制性吸氧为妥（低浓度持续，30% ~ 40%）。

⚙ 知识链接

肺在维持酸碱平衡中的作用

人在普通饮食情况下，酸性物质的产生量远远超过碱性物质，糖、蛋白质和脂肪三大物质氧化磷酸化的最终产物为 CO_2，CO_2 可由肺排出体外，属于挥发性酸。肺在维持机体酸碱平衡中的作用是通过改变肺泡通气量来控制 CO_2 的排出量，调节血浆碳酸（挥发酸）的浓度，通常将肺对

挥发酸的调节称为酸碱平衡的呼吸性调节。肺功能的调节是通过中枢和外周化学感受器两方面进行的，这种调节作用较迅速，数分钟内起效，30 分钟达高峰。

（二）肺牵张反射

由肺扩张或肺萎陷引起呼吸的反射性变化称为肺牵张反射或黑 – 伯反射（Hering – Breuer reflex），包括肺扩张反射和肺萎陷反射两种。

1. 肺扩张反射　是扩张时抑制吸气活动的反射。感受器位于从气管到细支气管壁的平滑肌内，属于牵张感受器。当肺吸气扩张时，牵拉呼吸道，使牵张感受器兴奋，冲动经迷走神经传入延髓，经呼吸中枢的作用促使吸气受抑制，转为呼气。因此，肺扩张反射的生理意义是阻止吸气过长、过深，促使吸气转为呼气，呼吸频率增加。在动物实验中，如果切断双侧迷走神经后，吸气过程延长、加深，呼吸变深变慢。

动物实验发现，肺扩张反射的敏感性有种属差异。兔的肺扩张反射很敏感，而人的敏感性较低。成年人，潮气量要超过 1500ml 时才能引起肺扩张反射。因此在平静呼吸时，该反射一般不参与呼吸运动的调节。但在肺顺应性降低的病理情况下，肺扩张对气道的牵拉刺激加强，可引起该反射，使呼吸变浅、变快。

2. 肺萎陷反射　是肺萎陷时引起吸气活动增强或促进呼气转为吸气的反射。感受器同样位于气道平滑肌内，但该反射仅在肺有较大程度的缩小时才起作用，在平静呼吸调节中意义也不大。

（三）呼吸肌本体感受性反射和防御性呼吸反射

1. 呼吸肌本体感受性反射　呼吸肌属于骨骼肌，也同样存在肌梭和腱器官等本体感受器。当呼吸肌受牵张刺激时，肌梭受到刺激而兴奋，其冲动传入脊髓，反射性地引起该呼吸肌的收缩。呼吸肌本体感受性反射对正常呼吸运动有一定的调节，其意义在于当呼吸肌负荷增大时，相应加强呼吸运动，以克服阻力实现有效的肺通气。

2. 防御性呼吸反射　在整个呼吸道黏膜都存在感受器，当受到机械或化学刺激时，引起一些有保护作用的防御性呼吸反射。主要包括咳嗽反射和喷嚏反射。

（1）咳嗽反射　是常见的重要防御性反射。感受器位于喉、气管和支气管的黏膜，传入冲动经迷走神经传入延髓，引起咳嗽反射。

咳嗽时，先是短促的或较深的吸气，继而声门紧闭，呼气肌强烈收缩，肺内压和胸膜腔内压急速上升，然后声门突然打开，由于肺内压很大，气体便高速冲出，可将呼吸道内异物或分泌物排出。正常的咳嗽反射能有效地清除呼吸道内的分泌物，但频繁或剧烈的咳嗽对人体也会产生不利的影响。

（2）喷嚏反射　类似于咳嗽反射，不同的是鼻黏膜感受器受到刺激，冲动由三叉神经传入中枢，反射性引起腭垂下降，舌压向软腭，而不是声门关闭，呼出的气流主要从鼻腔高速喷出，以清除鼻腔中的刺激物。

目标检测

一、单项选择题

1. 肺通气的原动力来自于（　　）

    A. 肺的节律性舒缩运动　　　　　　　　　　　B. 肺的弹性和回缩力

    C. 呼吸肌的舒缩   D. 肺内压的节律性变化

    E. 肺内压和胸内压之差

2. 呼吸运动的直接动力是（　　）

    A. 胸廓的节律性呼吸运动   B. 呼吸肌的收缩和舒张

    C. 肺泡与外界环境之间的压力差   D. 胸膜腔内压

    E. 肺泡表面压力

3. 下列关于胸内负压叙述错误的是（　　）

    A. 维持肺的扩张状态   B. 使肺随胸廓的张缩而张缩

    C. 降低肺泡表面张力   D. 有利于淋巴液的回流

    E. 可降低中心静脉压

4. 肺泡通气量是指（　　）

    A. 进入肺泡能与血液进行交换的气体量   B. 每分钟进入肺的气体量

    C. 每次进出肺的气体量   D. 每次吸入或呼出的气体量

    E. 尽力吸气后所能呼出的气体量

5. 某新生儿出生后不久出现进行性呼吸困难缺氧。诊断为新生儿呼吸窘迫综合征，其起病的主要
   原因是（　　）

    A. 肺表面活性物质缺乏   B. 支气管痉挛

    C. 肺纤维增生   D. 呼吸中枢发育不全

    E. 气道阻塞

6. 患者，男，24 岁，20 分钟前工作时从 3m 高处坠地，左侧胸先着落地面的砖上，出现呼吸困难，
   急诊入院。经检查，医生诊断结果为张力性气胸（左侧）。气胸的形成主要依赖的是胸膜腔负
   压，维持胸膜腔负压的必要条件是（　　）

    A. 胸膜腔的密闭性   B. 两层胸膜之间有浆液

    C. 呼吸肌收缩   D. 胸膜腔内压低于大气压

    E. 肺内有表面活性物质

7. 有关胸内压的叙述，错误的是（　　）

    A. 一般情况下是负压   B. 胸内压 = 肺内压 – 肺回缩力

    C. 胸内负压有利于静脉回流   D. 使肺维持一定的扩张程度

    E. 产生气胸时负压增大

8. 肺换气时气体通过的部位是（　　）

    A. 支气管   B. 细支气管   C. 肺泡壁

    D. 肺泡小管   E. 呼吸膜

9. 通气/血流比值是指（　　）

    A. 功能余气量与与分肺血流量之比   B. 肺通气量与每分障血流量之比

    C. 肺泡通气量与每分肺血流量之比   D. 最大通气量与每分肺血流量之比

    E. 肺活量与每分肺毛细血流量之比

10. 血液中 H^+ 浓度变化调节呼吸运动的主要刺激部位是（　　）

    A. 支气管壁内肺牵张感受器   B. 颈动脉窦和主动脉弓

    C. 延髓腹侧面化学感受器   D. 肺毛细血管旁感受器

    E. 颈动脉体和主动脉体

11. 关于 Hb 与 O_2 结合的叙述，不正确的是 （　　）

    A. 1 分子 Hb 可以结合 4 分子 O_2

    B. 100ml 血液中，Hb 所能结合的最大 O_2 量称为 Hb 氧含量

    C. HbO_2 呈鲜红色，氧离 Hb 呈紫蓝色

    D. Hb 与 O_2 的结合或解离曲线呈 S 形

    E. Hb 与 O_2 的结合或解离取决于血液 O_2 分压的高低

12. 缺氧引起呼吸加深、加快的原因是 （　　）

    A. 直接刺激呼吸中枢   B. 刺激中枢感受器

    C. 刺激外周化学感受器   D. 刺激呼吸肌

    E. 通过肺牵张反射

13. 正常人过度通气后可出现呼吸暂停，其主要原因是 （　　）

    A. 血 pH 升高   B. PaO_2 升高   C. 呼吸肌疲劳

    D. $PaCO_2$ 降低   E. 呼吸调节中枢抑制

【B1 型题】

    A. 物理溶解   B. 与水结合形成碳酸   C. 形成氧合血红蛋白

    D. 形成碳酸氢盐   E. 形成氨基甲酸血红蛋白

14. CO_2 在血液中运输形式是 （　　）

15. O_2 在血液中运输的主要方式是 （　　）

二、思考题

1. 简述胸膜腔负压的形成机制以及其生理意义。

2. 分析影响肺换气的因素。

3. 患者，女，55 岁，居住在北方，冬季室内使用自制煤球炉取暖，安装有烟囱。家人发现患者晨起时，出现恶心、呕吐，虚脱、意识模糊，皮肤和黏膜呈现樱桃红色，急送入院。检查显示患者 HbCO 饱和度达 35%。患者可能发生了什么问题？发病机制是什么？

（郝　玲）

第六章　消化与吸收

🎯 **学习目标**

1. 通过本章学习，重点把握消化道平滑肌的一般生理特性和电生理特性；消化道的神经支配及其主要作用；主要胃肠激素的生理作用；唾液的成分和作用；咀嚼与吞咽；胃液的成分、作用及分泌调节；胃黏液－碳酸氢盐屏障；消化期胃液的分泌；胃的运动形式；胃的排空及其控制；胰液的成分和作用；胆汁的成分和作用；小肠液的成分与作用；小肠的运动形式；大肠的运动及排便反射；几种主要物质在小肠吸收的吸收机制。

2. 学会运用所学知识，根据胃液成分及其分泌调节知识，分析胃黏膜为何不会被自身消化及胃炎、消化性溃疡发生发展的生理学基础，具有见微知著的临床思维及救死扶伤的高尚品质。

消化系统的基本功能是消化食物和吸收营养物质，为机体新陈代谢提供所需的物质和能量来源。食物中的水、维生素和无机盐为小分子物质可被机体直接吸收，但大分子的蛋白质、脂肪和淀粉类物质不能被机体直接利用，需要经过消化后才能被吸收。

食物在消化道内被分解为可吸收的小分子物质的过程，称为消化（digestion）。食物的消化方式有两种：一是机械性消化（mechanical digestion），即通过消化道肌肉的收缩和舒张，将食物磨碎，并使之与消化液充分混合，同时把食物不断地向消化道远端推送；二是化学性消化（chemical digestion），即通过消化腺分泌的消化液中各种消化酶将食物中的大分子物质分解为可吸收的小分子物质的过程。上述两种消化方式互相配合，共同作用，共同完成对食物的消化过程。

消化道内的水、维生素、无机盐及经消化后的小分子物质透过消化道黏膜进入血液或淋巴液的过程，称为吸收（absorption）。未被消化和吸收的食物残渣形成粪便，经肛门排出体外。消化和吸收是两个相辅相成、紧密联系的过程，并受神经、体液因素的调节。

》》情境导入

情景描述　患者，男，55岁。上腹痛、黑便2天。周期性胃胀痛2年，呈反复发作并伴有反酸和嗳气，进食后加剧。患者2天前无明显诱因下出现上腹部痛，呈持续性隐痛，无腰背部放射痛，并排黑便，呈柏油样，成形，伴乏力，无恶心、呕吐，无胸闷、气急、胸痛，今来我院就诊。查体：体温36.8℃，呼吸19次/分，血压90/60mmHg，皮肤及睑结膜苍白，呼吸音清，心率95次/分，律齐、未闻及杂音，腹壁平软，上腹无压痛及反跳痛，肝脾未触及。辅助检查：Hb 65g/L，胃镜检查显示十二指肠球部溃疡（活动期），基底部有白色或灰白色厚苔，边缘整齐，周围黏膜充血、水肿、易出血。病理检查为良性溃疡，幽门螺杆菌检测阳性，粪便隐血试验阳性。患者病来精神可，胃纳差，睡眠较差，小便正常，大便如上述，体重无明显增减。

讨论　1. 如何解释该患者的临床表现？

2. 进食后，胃胀痛为何加剧？

3. 胃黏膜屏障为何被破坏？

4. 初步诊断是什么？

第一节 概 述

消化系统由消化道和消化腺组成，其功能均受神经和体液因素的调节。消化腺的分泌包括内分泌和外分泌，内分泌的激素通过局部或血液循环到全身，调节消化系统的活动；外分泌的消化液到胃肠腔内，参与食物的化学性消化。消化道的活动除接受交感和副交感神经支配外，自身有一套肠神经系统（enteric nervous system，ENS），共同调节消化道的功能。

一、消化道平滑肌的生理特性

在整个消化道中，除口、咽和食管上端以及肛门外括约肌为骨骼肌外，其余部分的肌组织均为平滑肌。消化道通过这些肌肉的舒缩活动完成对食物的机械性消化，同时对食物的化学性消化和吸收也有促进作用。平滑肌细胞之间通过缝隙连接可进行同步性舒缩活动。

（一）消化道平滑肌的一般生理特性

消化道平滑肌具有肌组织的共同特性，如兴奋性、传导性和收缩性。但这些特性表现均有其自身的特点。

1. 兴奋性较低、收缩缓慢 与骨骼肌相比，消化道平滑肌的兴奋性较低、收缩缓慢，其收缩的潜伏期、收缩期和舒张期所占的时间均比骨骼肌长，且变异很大。这一特点与平滑肌细胞 ATP 水解过程和横桥构型变化缓慢、肌质网不发达、Ca^{2+} 回收较慢等有关。

2. 具有自律性 消化道平滑肌有自发的节律性运动，但频率慢且节律不稳定。如消化道平滑肌在离体后，置于适宜的人工环境仍能自动进行节律性收缩和舒张，但其节律缓慢，远不如自律心肌规则。

3. 具有紧张性 消化道平滑肌经常保持一种微弱的持续收缩状态，即具有一定的紧张性。这对于维持消化道管腔内的基础压力、保持胃肠的形态和位置具有重要的意义。平滑肌的各种收缩活动均是在紧张性的基础上进行的。

4. 富有伸展性 消化道平滑肌具有较大的伸展性。作为中空容纳性器官，这一特性使消化道特别是胃能容纳数倍于自身原初容积的食物，而消化道内压力却不明显升高。

5. 对不同刺激的敏感性不同 消化道平滑肌对电刺激不敏感，但对机械牵拉、温度和化学性刺激却特别敏感。消化道内食物对肠壁平滑肌的机械扩张、温度和化学性刺激可促进消化腺的分泌和消化道平滑肌的舒缩运动，有助于食物的消化。

（二）消化道平滑肌的电生理特性

消化道平滑肌的电生理特性与其收缩特性密切相关，且较骨骼肌复杂，包括静息电位、慢波电位和动作电位等三种形式。

1. 静息电位 消化道平滑肌的的静息电位不稳定，其值为 $-50 \sim -60mv$，主要由 K^+ 平衡电位和生电性钠泵的活动形成；此外，少量的 Na^+、Ca^{2+} 内流和 Cl^- 外流也参与了静息电位形成。由于平滑肌细胞对 Na^+ 的通透性较高，使其静息电位低于横纹肌。

2. 慢波电位 安静状态下，消化道平滑肌在静息电位基础上可自发产生周期性的轻度去极化和复极化电位波动，由于其频率较慢，故称为慢波（slow wave）；因慢波对平滑肌的收缩节律起决定性作用，故又称为基本电节律（basal electrical rhythm，BER）。消化道不同部位的平滑肌慢波频率不同，人的胃平滑肌慢波约 3 次/分，十二指肠约 12 次/分，回肠末端为 8~9 次/分。慢波的波幅为 10~15mV，持续时间由数秒至十几秒（图 6 - 1）。

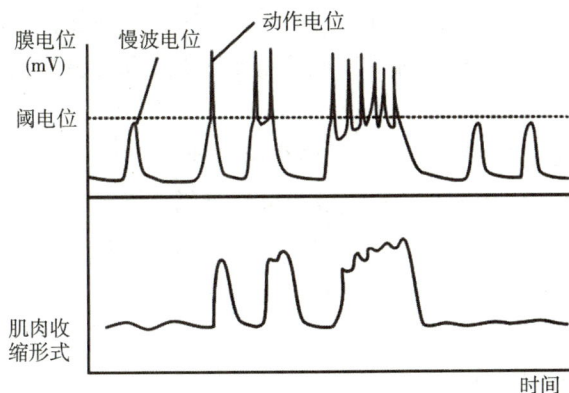

图 6 - 1　消化道平滑肌的电活动与收缩形式

慢波起源于消化道纵行肌和环行肌之间的间质卡哈尔细胞（interstitial Cajal cell）。该细胞是一种兼有成纤维细胞和平滑肌特性的间质细胞，具有较长的突起并互相连接，也连接平滑肌细胞并形成缝隙连接，进而可将慢波以电紧张的形式扩布给相邻的平滑肌。切断支配胃肠的神经，慢波仍然存在，但神经和体液因素可影响慢波的产生。因平滑肌上存在两个临界膜电位：机械阈和电阈，当慢波去极化达到机械阈时可引起细胞内 Ca^{2+} 浓度增加，足以引发肌细胞收缩，且收缩幅度与慢波幅度呈正相关；当慢波去极化达到电阈时则引发动作电位的产生，导致细胞内 Ca^{2+} 浓度的进一步增加，使平滑肌收缩进一步增强（图 6 - 1）。慢波产生的离子机制尚不明确，可能与细胞膜上生电性钠泵的波动性活动有关。用哇巴因抑制钠泵的活动后，胃肠平滑肌的慢波随之消失。

3. 动作电位　当慢波的电位波动使膜去极化达到阈电位时，在慢波基础上可触发一个至数个动作电位，随后出现肌肉收缩（图 6 - 1）。消化道平滑肌动作电位的去极化主要依赖于 Ca^{2+} 内流，因此锋电位上升较慢；而 Ca^{2+} 内流可加强平滑肌的收缩，故动作电位产生的数目越多，平滑肌收缩的幅度越大；其复极化是由于 K^+ 通道的开放、K^+ 外流引起的。

综上所述，平滑肌收缩主要在动作电位之后产生，而动作电位则是在慢波去极化的基础上发生的；慢波是平滑肌的起步电位，控制着平滑肌收缩的节律，并决定消化道运动的方向、节律和速度。

二、消化腺的分泌功能

正常人每日由消化腺分泌的消化液总量达 6 ~ 8L，主要由水、无机盐和有机物（包括各种消化酶、黏液、抗体等）等组成。消化液的主要功能有：①分解食物中的营养物质；②为各种消化酶提供适宜的 pH 环境；③稀释食物，使消化道内容物的渗透压与血浆渗透压接近，有利于营养物质的吸收；④通过分泌黏液、抗体和大量液体，保护消化道黏膜，防止物理和化学性损伤。

消化腺分泌消化液是腺细胞主动活动的过程，需要消耗能量。分泌过程包括从血液内摄取原料、在细胞内合成分泌物，以酶原颗粒和囊泡等方式存储，在神经、体液调节下将分泌物由细胞内排出等一系列复杂活动。

三、消化道的神经支配及其作用

支配消化道的神经由源于中枢的外来神经系统和位于消化道壁内的内在神经系统两部分组成，两者相互协调、共同调节胃肠功能。

（一）外来神经系统

消化道中除口腔、咽、食管上段和肛门外括约肌受躯体神经支配外，其余部分主要受自主神经系统支配。支配消化道的自主神经被称为外来神经，包括副交感神经和交感神经，其中以副交感神经对胃肠功能的调节为主。

1. 副交感神经   支配消化道的副交感神经主要有迷走神经和盆神经，其节前纤维直接终止于消化道的壁内神经元，与壁内神经元形成突触，然后发出节后神经纤维支配消化道的腺细胞、上皮细胞和平滑肌细胞。副交感神经兴奋时，大部分节后神经纤维释放的递质是乙酰胆碱（ACh），通过激活 M 受体，促进胃肠运动增强和消化腺分泌增加，而胃肠括约肌则舒张；少数副交感神经的节后神经纤维释放某些肽类物质。

2. 交感神经   支配消化道的交感神经节前纤维来自第 5 胸段至第 2 腰段脊髓灰质侧角，经腹腔神经节和肠系膜神经节内换元后，节后神经纤维终止于壁内神经丛或直接支配胃肠平滑肌、血管平滑肌和腺体。交感神经兴奋时，节后神经纤维末梢释放的递质是去甲肾上腺素，可抑制内在神经丛的活动，使胃肠活动减弱，消化腺分泌减少，而消化道括约肌收缩。

（二）内在神经系统

胃肠道的内在神经系统又称为壁内神经丛或肠神经系统，由位于黏膜下层的黏膜下神经丛（submucosal plexus）和位于环行肌与纵行肌之间的肌间神经丛（myenteric plexus），两层神经结构组成。内在神经系统的神经元包括感觉神经元、运动神经元和大量的中间神经元，形成一个完整的、相对独立的整合系统，可通过局部反射独立地调节胃肠运动、分泌、血流量以及水、电解质的转运，因而有"肠脑"之称。在完整的机体内，内在神经系统的活动受到外来神经系统的调控（图 6-2）。

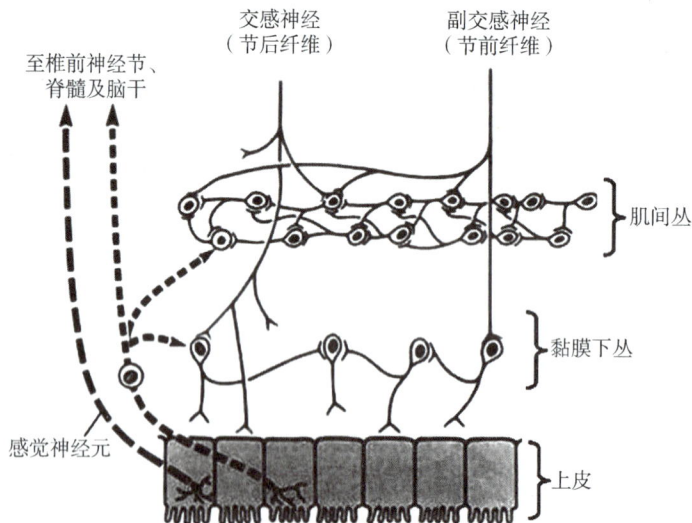

图 6-2   消化道内在神经丛和外来神经结构关系图

四、消化系统的内分泌功能

消化道从胃到大肠的黏膜层内存在 40 多种内分泌细胞，其细胞总数超过其他内分泌细胞的总和；因此，消化道被认为是人体最大、最复杂的内分泌器官。由这些内分泌细胞合成和释放的具有多种生物活性的激素主要在胃肠道内发挥作用，因此把这些激素合称为胃肠激素（gastrointestinal hormone）。胃肠激素几乎都属于肽类，故又称胃肠肽。主要的胃肠激素包括促胃液素、促胰液素、缩胆囊素（cholecystokinin，CCK）、抑胃肽和胃动素等（表 6-1）。

表6-1　几种主要胃肠激素比较

名称	分泌细胞	分泌部位	主要生理作用	引起释放因素
促胃液素	G细胞	胃窦、小肠上部	促进胃酸和胃蛋白酶原分泌，使幽门括约肌收缩，延缓胃排空，促进胃肠蠕动和胃肠表皮生长、促进胰液（胰酶）、胆汁分泌	蛋白质消化产物、迷走神经兴奋、胃窦部扩张
促胰液素	S细胞	小肠上部	促进胰液及胆汁（水、HCO_3^-）分泌，抑制胃酸分泌及胃肠运动，收缩幽门括约肌，抑制胃排空，促进胰腺组织生长	盐酸、蛋白质消化 产物、脂肪酸
缩胆囊素	I细胞	小肠上部	促进胰液（胰酶）分泌和胆囊收缩，抑制胃排空，促进小肠和结肠运动，松弛Oddi括约肌，促进胰腺组织生长	蛋白质消化产物、脂肪酸、盐酸
抑胃肽	K细胞	小肠上部	促进胰岛素分泌，抑制胃酸和胃蛋白酶分泌，抑制胃排空	葡萄糖、脂肪酸、氨 基酸
胃动素	M_0细胞	小肠	促进消化间期胃和小肠的运动	迷走神经、盐酸、脂肪
生长抑素	D细胞	胃、小肠	抑制胃液、胰液分泌，抑制促胃液素，促进促胰液素和胰岛素的分泌	蛋白、脂肪酸、盐酸

胃肠激素的生理作用极其广泛，包含以下三个方面：①调节消化腺的分泌和消化道的运动，这是胃肠激素的主要生理作用（表6-1）；②调节其他激素的释放，如抑胃肽有很强的刺激胰岛素分泌的作用；③营养作用，如促胃液素能刺激胃泌酸部位黏膜和十二直肠黏膜的生长，缩胆囊素能促进胰腺外分泌组织的生长。

有些胃肠激素除了存在于胃肠道外，还同时存在于中枢神经系统，如神经降压素、生长抑素、CCK、促胃液素、P物质等。这些双重分布并起重要作用的肽类物质统称为脑-肠肽（brain-gut peptide）。脑-肠肽不仅在外周调节胃肠道的各种功能，在中枢也参与对胃肠道生理功能的调节。

💡 素质提升 ————

幽门螺杆菌的发现与胃溃疡的治疗

1979年，澳大利亚病理科医生沃伦在慢性胃炎患者胃窦黏膜组织切片上观察到一种弯曲状细菌——幽门螺杆菌，发现其邻近的胃黏膜总有炎症存在，因而意识到这种细菌可能和慢性胃炎有密切关系。然而，这项发现并不符合当时"正统"的医学理念。当时的医学界认为，健康的胃是无菌的，因为胃酸会将人吞入的细菌迅速杀灭。同行的质疑没有动摇沃伦的决心。为了获得这种细菌致病的证据，沃伦与珀斯皇家医院消化科医生马歇尔合作，由马歇尔自愿进行吞服幽门螺杆菌培养菌液的人体试验。在服食培养的细菌后果真发生了胃炎，马歇尔以自己的健康为代价，在世界上第一次证明了幽门螺杆菌感染能引起胃病。接下来，沃伦和马歇尔又用内窥镜对100例肠胃病患者进行研究；他们发现，所有十二指肠溃疡患者胃内都发现了幽门螺杆菌，并通过在体外分离鉴定、成功培养出这种细菌。基于上述试验结果，马歇尔和沃伦认为，幽门螺杆菌是导致这些病症的关键因素。

因为研究并证实幽门螺杆菌在胃炎和胃溃疡发生和发展过程中的作用及作用机制，马歇尔和沃伦共同获得了2005年诺贝尔生理学或医学奖。

幽门螺杆菌的发现打破了当时人们对胃炎、胃溃疡发病机制的传统观点，使溃疡病从原先难以治愈且反复发作的慢性病，变成一种采用短疗程的抗生素和抑酸剂就可治愈的疾病，被誉为是消化病学研究领域中里程碑式的革命。马歇尔以身试菌的勇气更是成为医学工作者献身医学事业的榜样。

第二节　口腔内消化

食物的消化是从口腔开始的，经咀嚼和唾液酶的作用食物得到初步消化，并形成混合的食团。食物在口腔内一般只停留 15～20 秒，然后经吞咽通过食管进入胃内。

一、唾液的分泌和作用

口腔内有三对大唾液腺，即腮腺、颌下腺和舌下腺，此外还有许多散在的小唾液腺。唾液（saliva）由这些大小唾液腺分泌的混合液组成。

（一）唾液性质和成分

唾液为无色、无味、近中性（pH 6.6～7.1）的低渗液体。成人每日分泌量 1～1.5L。唾液中水分约占 99%，此外还有少量有机物、无机物和气体分子。唾液中的有机物主要为黏蛋白，还有唾液淀粉酶（salivary amylase）、免疫球蛋白和溶菌酶等；无机物有 Na^+、K^+、Ca^{2+}、Cl^- 等。某些进入人体的重金属（如铅、汞）和狂犬病毒也可经唾液腺分泌而出现在唾液中。

（二）唾液的作用

唾液可以湿润和溶解食物，以易于吞咽并引起味觉；唾液还可清洁和保护口腔，其中溶菌酶和免疫球蛋白具有杀菌和杀病毒作用；唾液中含有的唾液淀粉酶可使淀粉分解为麦芽糖。唾液淀粉酶发挥作用的最适 pH 为中性，在食物进入胃后仍可继续发挥作用，直至胃酸分泌增多使 pH 低于 4.5 时将完全失活。

（三）唾液分泌的调节

安静情况下，唾液约以 0.5ml/min 的速度分泌，量小稀薄，称为基础分泌（basic secretion），主要功能是湿润口腔。进食时唾液的分泌完全是神经调节，包括条件反射和非条件反射。进食之前，食物的形状、颜色、气味、进食的环境以及和进食有关的第二信号（语言、文字）等，都能形成条件反射，引起唾液的分泌；"望梅止渴"是条件反射引起唾液分泌的经典例子。进食过程中，食物对口腔黏膜的机械、化学和温度的刺激可引起口腔黏膜和舌的感受器兴奋，冲动沿传入神经纤维到达中枢，再由传出神经到唾液腺，引起唾液的分泌。

唾液分泌的初级中枢在延髓，高级中枢位于下丘脑和大脑皮层。支配唾液分泌的传出神经为副交感神经和交感神经，以前者的作用为主。副交感神经兴奋时其末梢释放 ACh，作用于腺细胞膜上 M 受体，可引起含水量多而含有机物较少的唾液分泌，唾液稀薄。阿托品可阻断 ACh 的作用，使唾液分泌减少。支配唾液腺的交感神经节后纤维释放的递质为去甲肾上腺素，作用于腺细胞膜上的 β 受体，使唾液腺分泌少量黏稠的唾液。

二、咀嚼与吞咽

口腔的运动主要为咀嚼和吞咽。食物在口腔内经过咀嚼被切割、磨碎并经咀嚼运动和舌的活动与唾液混合形成食团，经过短暂停留后被吞咽进入胃。

（一）咀嚼

咀嚼（mastication）是由咀嚼肌按一定顺序收缩而实现的复杂的节律性动作。咀嚼肌属于骨骼肌，受大脑意识控制，可做随意运动。咀嚼的作用包括：①磨碎、混合食物，使之便于吞咽；②使食物与唾液淀粉酶充分接触而产生化学性消化作用；③加强食物对口腔内各种感受器的刺激，反射性地引起胃、胰、肝、胆囊等活动加强，为下一步的消化和吸收过程做好准备。

（二）吞咽

吞咽（swallowing）是指口腔的食团由舌背推动经咽和食管进入胃内的过程。吞咽动作由一系列高度协调的神经反射活动组成。根据食团经过的部位，可将吞咽过程分为三期。

1. 口腔期　食团从口腔进入咽的时期。主要是通过舌的运动把食团推入咽部，这是一种随意运动，受大脑意识控制。

2. 咽期　食团从咽部进入食管上端的时期。由于食团刺激软腭和咽部的触觉感受器，引起一系列快速反射动作，包括软腭上升，咽后壁向前突出，封闭鼻咽通路；声带内收，喉头升高并向前紧贴会厌，封闭喉和气管的通路，呼吸暂停，食道上约肌舒张，食团被挤入食管。

3. 食管期　食团沿食管上端下行经贲门至胃的时期。此期主要通过食管蠕动完成。蠕动（peristalsis）是指空腔器官平滑肌普遍存在的一种运动形式，由平滑肌的顺序舒缩引起，形成一种向前推动的波形运动。食管蠕动时，食团前面有舒张波，食团后面紧跟有收缩波，从而挤压食团，推动食团向食管下端移动。

在食管上端，咽与食管交界处有食管上括约肌，属骨骼肌。在吞咽过程中，该括约肌松弛使食团进入食管，完成吞咽后，其强力收缩，可防止食物反流，并阻止呼吸时空气进入食管。

在食管下端近胃贲门处虽然在解剖上不存在括约肌，但存在一段长 3～5cm 的高压区，该处管腔内的压力比胃内压高 5～10mmHg；生理情况下，这一高压区可阻止胃内容物逆流入食管，起到了生理性括约肌的作用，故称为食管下括约肌（lower esophageal sphincter，LES）。当食团进入食管后，刺激食管壁上的机械感受器，可反射性引起 LES 舒张，允许食团通过食管下端入胃。当食团入胃后，LES 收缩，恢复其静息时的管腔张力，可防止胃内容物反流入食管。

LES 受迷走神经抑制性和兴奋性纤维的双重支配。进食时，食物刺激食管壁可反射性引起迷走神经的抑制性纤维兴奋，末梢释放血管活性肽或 NO，使 LES 舒张。而食物入胃后，迷走神经的兴奋性纤维兴奋，末梢释放 ACh，使 LES 收缩。食物入胃后也可通过体液因素引起促胃液素、胃动素等的释放，导致 LES 张力增加；但促胰液素、缩胆囊素等释放致使其舒张。此外，妊娠、过量饮酒和吸烟等可使 LES 的张力降低。当 LES 张力减弱时，易造成胃液反流，损伤食管黏膜；而 LES 舒张障碍，则会引起吞咽困难。

💡 **知识链接**

食管下括约肌功能障碍疾病

1. 食管－贲门失弛缓症　是一种食管运动障碍性疾病，以食管缺乏蠕动和 LES 松弛不良为特征。当食管下 2/3 部的肌间神经丛受损时，LES 不能正常松弛，导致食团入胃受阻，出现吞咽困难、胸骨下疼痛、食物反流、夜间呛咳等症状。食管－贲门失弛缓症的病因尚不明确，可能与遗传、自身免疫、感染和（或）环境因素有关。目前的治疗方式有药物治疗、气囊扩张术、食管肌层切开术及肉毒毒素局部注射等。

2. 反流性食管炎　是一种胃、十二指肠内容物反流入食管引起的食管炎症性病变，内镜下表现为食管黏膜的炎症、糜烂、溃疡或纤维化等。食管有三重保护机制，包括食管下括约肌、食管对胃反流物的廓清作用及食管黏膜屏障。反流性食管炎的发生与这三重保护作用减退有关，而 LES 屏障功能减退为主要发病机制。

第三节 胃内消化

胃是消化道中最膨大的部分，成人胃的容量为 1~2L，具有储存和初步消化食物的功能。食物在胃内经过机械性消化和化学性消化，食团逐渐被胃运动研磨和胃液水解形成食糜（chyme），然后随胃的运动被逐次、少量的排入十二指肠。

一、胃液的分泌和作用

胃对食物的化学性消化是通过胃液来实现的。胃黏膜中存在三种外分泌腺：①贲门腺，分布于胃和食管连接处的宽 1~4cm 的环状区内，分泌黏液；②泌酸腺，分布于占全胃黏膜约 2/3 的胃底和胃体部，由壁细胞、主细胞和颈黏液细胞组成，分别分泌盐酸、胃蛋白酶原和黏液，壁细胞还分泌内因子；③幽门腺，分布于幽门，分泌碱性黏液。胃液是由这三种腺体和胃黏膜上皮细胞的分泌物构成。另外，胃黏膜内还含有多种内分泌细胞，如 G 细胞、D 细胞和肠嗜铬样细胞，通过分泌促胃液素、生长抑素、组胺等胃肠激素，对消化液的分泌及胃肠道运动起调节作用。

（一）胃液的性质、成分和作用

纯净的胃液（gastric juice）是无色的酸性液体，pH 为 0.9~1.5，正常人每日分泌量为 1.5~2.5L。胃液的主要成分有盐酸、胃蛋白酶原、内因子和黏液，其余为水、HCO_3^-、Na^+、K^+ 等无机物。

1. 盐酸 胃液中的盐酸（hydrochloric acid，HCl）也称胃酸（gastric acid），由壁细胞分泌。正常人空腹时盐酸排出量（基础酸排出量）为 0~5mmol/h，主要受迷走神经的紧张性和少量促胃液素自发释放的影响。在食物或药物的刺激下，盐酸分泌量明显增加，最大排出量可达 20~25mmol/h；盐酸的分泌量与壁细胞的数量和功能状态直接相关。

胃液中 H^+ 的浓度为 150~170mmol/L，比血浆中的 H^+ 的浓度高 300 万~400 万倍。因此，胃壁细胞分泌 H^+ 是逆巨大浓度梯度进行的主动过程。H^+ 的分泌是依靠壁细胞顶端分泌小管膜中的质子泵实现的，质子泵是具有转运 H^+、K^+ 和催化 ATP 水解的功能，故也称 H^+,K^+ – ATP 酶或 H^+ 泵。质子泵在壁细胞分泌盐酸过程中起重要作用，是各种因素引起盐酸分泌的最后通路；而质子泵可被质子泵选择性抑制剂如奥美拉唑等所阻断，故临床上该类药物常被用于治疗消化性溃疡。

壁细胞分泌盐酸的基本过程如图 6-3 所示：壁细胞面向胃腔的顶端膜内陷形成分泌小管，小管膜上镶嵌有质子泵和 Cl^- 通道。胃壁细胞分泌的 H^+ 来源于细胞内水的解离，在质子泵的作用下，H^+ 从胞内主动转运到分泌小管中，再进入腺胞腔；而 OH^- 在碳酸酐酶的催化下，与 CO_2 结合生成 HCO_3^-，HCO_3^- 在壁细胞基底侧膜上通过 $Cl^- – HCO_3^-$ 交换体与 Cl^- 交换，被转运出细胞，并经细胞间隙进入血液；而 Cl^- 进入细胞后通过分泌小管的 Cl^- 通道进入小管腔和腺胞腔与 H^+ 形成 HCl。在消化期，由于盐酸大量分泌的同时有大量的 HCO_3^- 进入血液，形成所谓的餐后碱潮（postprandial alkaline tide）。

胃内的盐酸具有多种生理作用：①激活胃蛋白酶

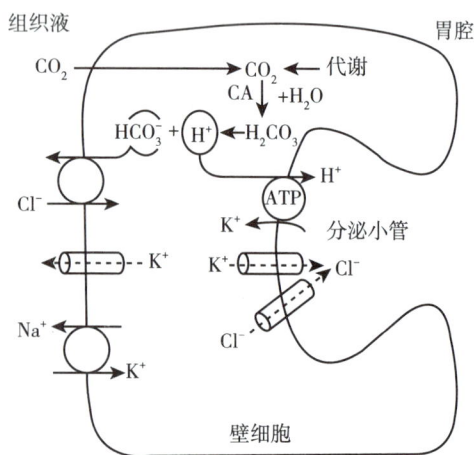

图 6-3 壁细胞分泌盐酸的示意图

CA：碳酸酐酶

原，使之转变为有活性的胃蛋白酶，并为胃蛋白酶提供适宜的酸性环境；②使食物中的蛋白质变性，易于被消化；③杀灭随食物进入胃内的细菌；④盐酸进入小肠后可促进胰液、胆汁和小肠液的分泌；⑤盐酸造成的酸性环境有助于小肠对铁和钙的吸收。

临床上，盐酸分泌不足，常引起食欲不振、腹胀、腹泻等消化不良和贫血症状，如萎缩性胃炎；但盐酸分泌过多，对胃和十二指肠黏膜有侵蚀作用，诱发或加重溃疡疾病，是消化性溃疡发病的重要原因之一。近年来的研究表明，大多数消化性溃疡、慢性胃炎和一些胃癌是由幽门螺杆菌引起的；幽门螺杆菌的发现是对溃疡病认识的一次革命，从根本上改变了传统观点对胃溃疡的认识，使其治疗更为简单、有效。

2. 胃蛋白酶原（pepsinogen） 主要由主细胞合成并分泌，以酶原颗粒的形式贮存于细胞内，本身不具有活性。进食、迷走神经兴奋及促胃液素等刺激可促进其释放。胃蛋白酶原分泌入胃腔后，在盐酸的作用下转变成具有活性的胃蛋白酶（pepsin）。已激活的胃蛋白酶对胃蛋白酶原也有激活作用（正反馈）。

胃蛋白酶可水解食物中的蛋白质，使其分解为䏡、胨及少量多肽和氨基酸。胃蛋白酶只有在酸性较强的环境中才能发挥作用，其最适 pH 为 1.8~3.5。当 pH 超过 5.0 时，胃蛋白酶即发生不可逆转的变性而丧失活性。

3. 内因子 壁细胞在分泌盐酸的同时，也分泌一种称为内因子（intrinsic factor）的糖蛋白。内因子能与进入胃内的维生素 B_{12} 结合形成复合物，保护维生素 B_{12} 免遭小肠内蛋白水解酶破坏，同时促进其在回肠的主动吸收。当内因子分泌缺乏（胃大部分切除、萎缩性胃炎或胃泌酸功能降低），或产生抗内因子抗体时，可因维生素 B_{12} 吸收障碍而影响红细胞生成，导致巨幼红细胞贫血。

4. 黏液和碳酸氢盐 胃液中含有大量的黏液，其主要成分为糖蛋白，是由胃黏膜表面的上皮细胞、泌酸腺、贲门腺和幽门腺的黏液细胞共同分泌的。由于黏液具有较高的黏滞性和形成凝胶的特性，分泌后即覆盖在胃黏膜表面；同时胃黏膜黏液细胞分泌的 HCO_3^- 也渗入此凝胶层中，共同形成一层 0.5~1mm 厚的抗胃黏膜损伤的屏障，称为黏液 - 碳酸氢盐屏障（mucus - bicarbonate barrier）（图 6 - 4）。

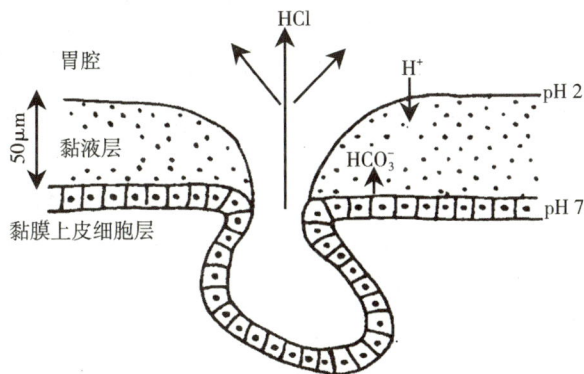

图 6 - 4 黏液 - 碳酸氢盐屏障模式图

由于黏液的高度黏稠性可显著减慢离子在黏液层中的扩散速度，当胃液中的 H^+ 透过黏液向胃黏膜方向扩散时，其扩散速度明显减慢，并与不断从黏液层近黏膜细胞侧扩散而来的 HCO_3^- 发生中和。这样就在黏液层中就形成了一个 pH 梯度，近胃腔侧呈强酸性，pH 约 2.0，而近胃黏膜细胞侧的酸碱度可接近中性，pH 约 7.0。这层润滑的机械与碱性屏障可保护胃黏膜免受食物的摩擦损伤，并可阻止胃黏膜细胞与胃蛋白酶及高浓度的盐酸直接接触，起到有效防止盐酸对胃黏膜的直接侵蚀和胃蛋白酶对胃黏膜的消化作用。

除了上述的黏液 - 碳酸氢盐屏障外，胃黏膜上皮细胞的顶端膜和相邻细胞侧膜之间存在的紧密连接也起重要作用，这种结构对 H^+ 相对不通透，因此可阻止胃腔内的 H^+ 进入黏膜层内，称为胃黏膜屏障（gastric mucosal barrier）。其次，胃和十二指肠黏膜能合成和释放大量的前列腺素和表皮生长因子，它们可抑制盐酸和胃蛋白酶原的分泌，刺激黏液和碳酸氢盐的分泌，使胃黏膜微血管扩张，增加胃黏膜血流，因此有助于维持胃黏膜的完整和促进胃黏膜的修复。此外，胃黏膜上皮细胞处于不断的生长、迁移和脱落状态，这又给胃黏膜提供了进一步的保护作用。

许多因素如大量饮酒、胆盐、阿司匹林类药物、肾上腺素以及耐酸的幽门螺杆菌感染等，均可破坏或削弱黏液 - 碳酸氢盐屏障及胃黏膜屏障的保护作用，进而导致胃黏膜的损伤，引起胃炎或胃溃疡的发生。

（二）消化期的胃液分泌

空腹时，胃液的分泌量很少。进食后可刺激胃液的大量分泌，称为消化期的胃液分泌；根据消化道感受食物刺激的部位，将其分为头期、胃期和肠期三个时期；它们都受神经和体液的双重调节，但头期主要受神经调节，肠期主要受体液调节。

1. 头期胃液分泌　进食时，食物可刺激头面部的感受器，而导致的胃液分泌。头期胃液分泌的机制曾用假饲（sham - feeding）的实验方法进行研究：事先将狗的食管切断，并在胃部造瘘，食物经口腔进入食管后随即从食管切口处流出体外，食物并未进入胃内（假饲），但却引起胃液分泌（图6 - 5）。

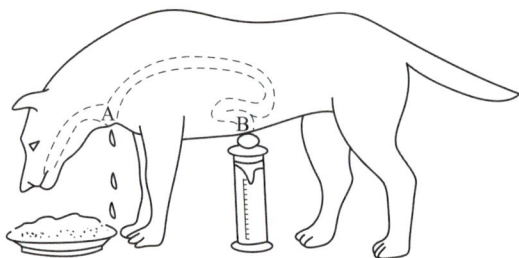

图6 - 5　"假饲"实验方法示意图
A. 食管瘘；B. 胃瘘

头期胃液分泌的机制包括条件反射和非条件反射。前者是由和食物有关的颜色、形状、气味、声音等刺激眼、耳、鼻等处的感受器引起的；后者则是当咀嚼和吞咽食物时，刺激口腔和咽等处的化学和机械感受器引起的；这些感受器的传入神经冲动传到反射中枢后，再由迷走神经兴奋引起胃液分泌。迷走神经是条件反射和非条件反射的共同传出神经，可直接刺激壁细胞和 G 细胞，即可直接促进胃液分泌，也可通过释放促胃液素间接促进胃液分泌。在人类的头期胃液分泌中，以直接作用为主。

头期胃液分泌受情绪和食欲的影响很大，其分泌量占整个消化期总分泌量的约30%，且胃液的酸度和胃蛋白酶含量均很高。

2. 胃期胃液分泌　食物入胃后，食物的机械和化学刺激作用于胃部感受器，继而引发的胃液分泌。其机制既有神经调节又有体液调节：①食物机械性扩张刺激胃底、胃体部的感受器，经迷走 - 迷走神经反射和壁内神经丛的短反射，直接或间接通过促胃液素释放而引起胃液分泌；②扩张胃幽门部，通过壁内神经丛作用于 G 细胞引起促胃液素的释放；③食物的化学成分，主要是蛋白质的消化产物（肽和氨基酸），可直接作用于 G 细胞，引起促胃液素释放；而糖和脂肪本身并不直接刺激促胃液素的释放。

胃期胃液的分泌量约占整个消化期分泌量的60%，胃液的酸度高，但胃蛋白酶的含量比头期少，故消化能力较头期弱。

3. 肠期胃液分泌　食糜进入十二指肠后，继续引起胃液分泌。肠期胃液分泌的机制主要是体液调节：食物的机械扩张刺激以及消化产物作用于十二指肠黏膜，后者释放促胃液素及肠泌酸素等胃肠激素促进胃液分泌。

肠期胃液分泌的量很少，只占整个消化期分泌量的约10%，酸度不高，消化力也不强。这可能与酸、脂肪、高渗溶液进入小肠后对胃液分泌的抑制作用有关。

（三）调节胃液分泌的神经和体液因素

胃液的分泌主要受神经和体液因素的调控，同时精神、情绪、环境和生活习惯等行为调节也参与了胃液分泌的调节。

1. 促进胃液分泌的主要因素 空腹时胃液的分泌量很少，进食是胃液分泌的自然刺激。

（1）乙酰胆碱 大部分支配胃的迷走神经节后纤维末梢和部分肠壁内在神经末梢均可释放。ACh可与壁细胞膜上的胆碱能M受体结合，引起胃酸分泌。临床上可应用M受体拮抗剂阿托品，阻断其效应，减少胃酸的分泌。此外，ACh还可以作用于胃泌酸腺内的肠嗜铬样细胞和幽门部G细胞，分别引起组胺和促胃液素的释放，间接引起壁细胞分泌盐酸。

（2）促胃液素 是由胃窦及上段小肠黏膜的G细胞分泌的一种胃肠激素，主要经血液循环到达壁细胞，通过与壁细胞膜上的促胃液素受体结合而强烈刺激胃酸分泌。促胃液素也是泌酸腺黏膜生长的一个不可缺少的调节物，此外，它还可刺激小肠、结肠黏膜及胰腺外分泌组织的生长。

（3）组胺 由胃黏膜固有层内的肠嗜铬样细胞释放，通过局部扩散作用于邻近壁细胞膜上的H^+体，具有很强的刺激胃酸分泌的作用。肠嗜铬样细胞膜上具有促胃液素受体和M受体，因此，它还能增强ACh和促胃液素引起的胃酸分泌。

可见，上述三种内源性泌酸物质不仅可各自独立刺激壁细胞分泌盐酸，三者之间还存在相互加强的效应（图6-6）。此外，Ca^{2+}、低血糖、咖啡因和酒精等也可刺激胃液分泌。

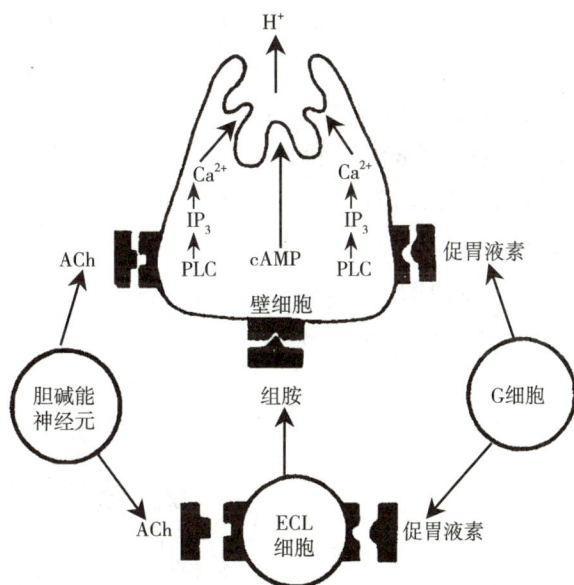

图6-6 ACh、促胃液素、组胺对盐酸的分泌及相互关系模式图

2. 抑制胃液分泌的主要因素 进食过程中，胃液分泌除受兴奋性因素调节外，还受到各种抑制性因素的调节，主要有盐酸、脂肪和高张溶液。实际表现的胃液分泌正是兴奋性和抑制性因素共同作用的结果。

（1）盐酸 对胃液的分泌具有负反馈调节作用。当胃窦pH降到1.2～1.5时，盐酸可直接作用于壁细胞，或通过抑制G细胞释放促胃液素和刺激D细胞释放生长抑素而抑制胃酸的分泌。当十二指肠内的pH降到2.5以下时，也可刺激小肠黏膜释放促胰液素，后者对促胃液素引起的胃酸分泌有明显的抑制作用。盐酸是胃腺活动的产物，它对胃腺活动又产生抑制作用，这种负反馈机制有助于防止胃酸过度分泌，对胃肠黏膜的保护具有重要的生理意义。

（2）脂肪　脂肪及其消化产物主要是通过刺激上段小肠释放肠抑胃素而抑制胃酸分泌的。目前认为，肠抑胃素可能是包含数种抑制胃酸分泌作用的胃肠激素，如促胰液素、抑胃肽、神经降压素等。

（3）高张溶液　当食糜进入十二指肠后，肠腔内形成的高张溶液可刺激小肠内的渗透压感受器，通过肠 – 胃反射反射性抑制胃液分泌，也能通过刺激小肠黏膜释放一种或几种胃肠激素而抑制胃液分泌。

此外，生长抑素、缩胆囊素、促胰液素、抑胃肽、血管活性肽等也能抑制胃液的分泌。

二、胃的运动

根据胃壁肌层的结构和功能特点，将胃分为头区和尾区。头区包括胃底和胃体上 1/3，此区运动较弱，主要功能是储存食物；尾区包括胃体下 2/3 和胃窦，此区运动较强，主要功能是磨碎食物，使之与胃液混合形成食糜，并将食糜逐步排入十二指肠。

（一）胃的运动形式

1. 紧张性收缩　胃壁平滑肌经常处于一定程度的缓慢持续收缩状态，称为紧张性收缩（tonic contraction）。在空腹时已存在，进食后逐渐加强；其生理意义是使胃保持一定的形状和位置，防止胃下垂，维持一定的胃内压并有利于胃液渗入食团。紧张性收缩是消化道平滑肌共有的一种运动形式，同时它也是其他运动形式的基础。

2. 容受性舒张　当咀嚼和吞咽时，食物对口腔、咽、食管等处感受器的刺激，可通过迷走 – 迷走反射可引起胃头区平滑肌的舒张，称为容受性舒张（receptive relaxation）。容受性舒张能使胃腔容量由空腹时的约 50ml 增加到进食后的 1.5L，以适应大量食物的摄入，而胃内压无明显升高。

3. 蠕动　胃的蠕动出现于食物入胃后约 5 分钟，起始于胃的中部，有节律地向幽门方向推进。每分钟约发生 3 次，每次蠕动约需 1 分钟到达幽门。因此，在整个胃上，通常是一波未平，一波又起（图 6 – 7）。蠕动波开始时较小，在向幽门方向推进的过程中波的幅度和速度逐渐增强，当接近幽门时明显增强，可将一部分食糜（1 ~ 2ml）排入十二指肠。当收缩波超越胃内容物到达胃窦终末时，由于该部胃窦强有力的收缩，可将一部分食糜反向推回近侧胃窦或胃体。胃蠕动对食糜的这种回推非常有利于食物与胃液的充分混合和对食物进行机械性与化学性的消化。

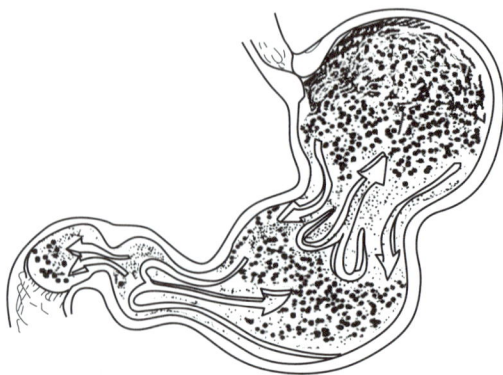

图 6 – 7　胃的蠕动

胃蠕动的频率主要受胃平滑肌的慢波节律的控制，同时也受神经和体液因素的影响。迷走神经兴奋、促胃液素和胃动素可增强胃的蠕动，交感神经兴奋、促胰液素和抑胃肽的作用则相反。胃蠕动的意义在于磨碎进入胃内的食团，使之与胃液充分混合，形成糊状的食糜，并将食糜逐步推入十二指肠。

（二）胃排空及其控制

1. 胃排空 胃内食糜由胃排入十二指肠的过程，称为胃排空（gastric emptying）。一般在食物入胃后 5 分钟即有部分食糜被排入十二指肠。胃排空的速度因食物的种类、性状和胃的运动而异；一般来说，液体食物的排空远比固体食物快，小颗粒食物比大块食物快，等渗液体比非等渗液体快；在三种主要食物成分中，糖类排空最快，蛋白质次之，脂类最慢。混合食物由胃完全排空需 4~6 小时。

2. 胃排空的控制 胃排空的直接动力是胃内压与十二指肠内压之差，而其原动力是胃平滑肌的舒缩。因此，胃排空的速度受来自胃和十二指肠两方面因素的控制。

（1）胃内促进排空的因素 胃的内容物作为扩张胃的机械刺激，通过迷走 – 迷走反射和壁内神经丛反射使胃运动增强，胃排空加快。食物的扩张刺激和消化产物（尤其是蛋白质消化产物）还可引起 G 细胞分泌促胃液素导致胃体和胃窦的收缩增强，其总的效应是延缓胃排空。

（2）十二指肠内抑制胃排空的因素 在十二指肠壁上存在多种感受器，食糜中的盐酸、脂肪、高渗溶液以及机械性扩张可刺激这些感受器，反射性地抑制胃运动，使胃排空减慢，这种反射称为肠 – 胃反射。胃内食糜，特别是胃酸和脂肪进入十二指肠后，还可刺激小肠上段黏膜释放多种激素，如促胰液素、缩胆囊素、抑胃肽等，抑制胃的运动和胃排空。

十二指肠内抑制胃运动的各种因素并不是经常存在的。随着盐酸在肠内被中和、食物消化产物被吸收，它们对胃的抑制消除，胃的运动又逐渐增强，继续推动食糜进入十二指肠。可见，胃的排空是间断性的，而且与上段小肠内的消化、吸收过程相适应。

（三）呕吐

呕吐（vomiting）是指将胃内容物或部分肠内容物从口腔强力驱出的反射性动作。当舌根、咽部、胃肠、胆总管、泌尿生殖道、视觉和前庭器官等处的感受器受到机械或化学的刺激时都可引起呕吐。呕吐时，胃和食管下端舒张，膈肌和腹肌猛烈收缩，从而挤压胃内容物经食管从口腔驱出。剧烈呕吐前，通常还发生上段小肠强烈的逆蠕动，可推进小肠部分内容物入胃，所以呕吐物中常混有胆汁及小肠液。

呕吐是一种具有保护意义的防御反射，其中枢在延髓。在延髓呕吐中枢附近还存在一个特殊的化学感受区；在体内代谢改变时，如糖尿病酸中毒、肝肾功能衰竭等情况下产生的内源性催吐物质；或摄入某些中枢催吐药如阿扑吗啡、酒精、麻醉剂和洋地黄等，都可刺激此化学感受区，通过它再兴奋呕吐中枢，引起呕吐。呕吐可将胃内有害的物质排出，但剧烈而频繁的呕吐会影响进食和正常的消化活动，而且大量消化液丢失，会导致机体失水、电解质和酸碱平衡的紊乱。

第四节 小肠内消化

食糜由胃进入十二指肠后便开始小肠内的消化，在胰液、胆汁及小肠液的化学性消化和小肠运动的机械性消化共同作用下，食物的消化过程在小肠基本完成。因此，小肠内消化是整个消化过程中最重要的阶段。未被消化的食物残渣经小肠末端排入大肠。食物在小肠内停留的时间随食物的性质不同而变化，混合性食物一般在小肠内停留 3~8 小时。

一、胰液的分泌和作用

胰腺是具有内分泌和外分泌两种功能的腺体，胰腺的内分泌功能主要与糖代谢有关，将在内分泌章节中讨论；胰腺的外分泌物为胰液，是由胰腺的腺泡细胞及小导管上皮细胞分泌的，具有很强的消化能力。

（一）胰液的性质、成分和作用

胰液（pancreatic juice）是一种无色、无臭的碱性液体，pH 为 7.8 ~ 8.4，每日分泌量为 1 ~ 2L，渗透压与血浆相等。胰液的成分包括水、无机物和有机物；无机物主要有 HCO_3^-、Na^+、K^+ 和 Cl^- 等，以 HCO_3^- 为主，主要由小导管的上皮细胞分泌；有机物主要是多种消化酶，如淀粉酶、脂肪酶、胰蛋白酶原和糜蛋白酶原等，由腺泡细胞分泌。

1. 碳酸氢盐（HCO_3^-）的生理作用 ①中和进入十二指肠的盐酸，保护肠黏膜免受酸性食糜的侵蚀；②为小肠内多种消化酶的活动提供适宜的 pH 环境（pH 7 ~ 8）。

2. 胰淀粉酶（pancreatic amylase） 是一种 α - 淀粉酶，以活性形式分泌，其作用的最适 pH 为 6.7 ~ 7.0；可将淀粉、糖原及其他碳水化合物水解为二糖及少量单糖。胰淀粉酶水解效率高、速度快，淀粉与胰液接触约 10 分钟即可完全水解。急性胰腺炎时，血和尿中的胰淀粉酶含量明显升高。

3. 胰脂肪酶（pancreatic lipase） 是分解脂肪的主要消化酶，其最适 pH 为 7.5 ~ 8.5，可分解甘油三酯为脂肪酸、甘油一酯及甘油。胰脂肪酶只有在胰腺分泌的另一种小分子蛋白质辅脂肪酶（colipase）存在的条件下才能发挥作用。辅脂肪酶对胆盐微胶粒具有较高的亲和力，当胰脂肪酶、辅脂肪酶和胆盐形成三元络合物时，辅脂肪酶可把脂肪酶紧密地附着于油水界面，可防止胆盐将脂肪酶从脂滴表面清除下去，因而可以增加脂肪酶水解的效力。胰液中还含有胆固醇酯酶和磷脂酶 A_2，分别水解胆固醇酯和磷脂。

4. 胰蛋白酶原和糜蛋白酶原 均以无活性的酶原形式贮存于腺泡细胞内。分泌后随胰液进入十二指肠，小肠液中的肠激酶（enterokinase）是激活胰蛋白酶原（trypsinogen）的特异性酶，可使其变为有活性的胰蛋白酶（teypsin）；已被激活的胰蛋白酶也能激活胰蛋白酶原而形成正反馈，加速其活化。此外，胃酸、组织液等也能使胰蛋白酶原激活。糜蛋白酶原（chymotrypsinogen）主要在胰蛋白酶作用下转化为有活性的糜蛋白酶（chymotrypsin）。胰蛋白酶和糜蛋白酶的作用极为相似，都能分解蛋白质为胨和脒；当两者共同作用于蛋白质时，则可将蛋白质消化为小分子的多肽和游离氨基酸。

由于胰液中含有水解糖、脂肪和蛋白质三类营养物质的消化酶，因此胰液是消化食物最全面、消化力最强的一种消化液。临床和实验均证实，当胰液分泌障碍时，会明显影响蛋白质和脂肪的消化和吸收，常可引起脂肪泻，但糖的消化和吸收一般不受影响。

（二）胰液分泌的调节

在非消化期，胰液几乎不分泌或很少分泌。进食可引起胰液的大量分泌，故食物是刺激胰液分泌的自然因素。进食时胰液的分泌受神经和体液的双重调节，但以体液调节为主。

1. 神经调节 食物的性状、气味以及食物本身对口腔、食管、胃和小肠的刺激都可以通过神经调节（包括条件反射和非条件反射）引起胰液分泌。反射的传出神经主要是迷走神经，通过其末梢释放的 ACh 直接作用于胰腺腺泡细胞引起胰液分泌；也可作用于胃窦部 G 细胞，引起促胃液素分泌而间接引起胰液分泌；但对小导管细胞的作用较弱。迷走神经兴奋时引起的胰液分泌的特点是：水分和 HCO_3^- 较少，而酶的含量却很丰富。

2. 体液调节 调节胰液分泌的体液因素主要有促胰液素和缩胆囊素，两者之间存在协同作用，即一个激素可加强另一个激素的作用。

（1）促胰液素 是由小肠上段黏膜内的 S 细胞分泌的。酸性食糜（盐酸）进入小肠是引起促胰液素释放的最强刺激因素，其次为蛋白质分解产物和脂肪酸，糖类几乎没有作用。促胰液素主要作用于胰腺小导管的上皮细胞，使其分泌大量的水分和 HCO_3^-，因而使胰液的分泌量大为增加，而酶的含量很低。

（2）**缩胆囊素** 是由小肠上段黏膜中 I 细胞释放的。CCK 的主要作用是促进胰腺的腺泡细胞分泌各种消化酶，而水分和 HCO_3^- 分泌较少，故也称促胰酶素（pancreozymin，PZ）；同时 CCK 的另一个重要作用是促进胆囊强烈收缩，排出胆汁。引起 CCK 释放的因素由强到弱为：蛋白质分解产物、脂肪酸、盐酸、脂肪，而糖类没有刺激作用。

二、胆汁的分泌和作用

肝细胞能持续地分泌胆汁（bile），经肝内、外胆管收集后排入十二指肠或胆囊。在消化间期，Oddi 括约肌收缩，胆囊舒张，肝脏分泌的胆汁大部分流入胆囊贮存（胆囊胆汁）；在消化期，Oddi 括约肌舒张，肝脏分泌的胆汁（肝胆汁）直接排入十二指肠，同时胆囊收缩将胆囊内的胆汁排入十二指肠。

（一）胆汁的性质、成分和作用

1. 胆汁的性质和成分 胆汁是一种有色、味苦、较稠的液体，肝胆汁呈金黄色，透明清亮，pH 约 7.4；胆囊胆汁因被浓缩而颜色加深，呈深棕色，因 HCO_3^- 被吸收而呈弱酸性，pH 约 6.8。

成人每天分泌胆汁 800～1000ml，胆汁中除水和无机盐外，还有胆盐、胆色素、胆固醇、卵磷脂等。胆汁是唯一不含消化酶的消化液。胆盐是胆汁中最重要的成分，其作用主要是促进脂肪的消化和吸收；胆色素是红细胞中血红蛋白的分解产物，胆色素的种类和浓度决定胆汁的颜色；胆固醇是肝脏脂肪代谢的产物，卵磷脂是胆固醇的有效溶剂，当胆固醇分泌过多或卵磷脂合成减少时，胆固醇易从胆汁中析出而沉积下来，这是形成胆结石的常见原因。

2. 胆汁的作用 胆汁中虽然不含有消化酶，但它对脂肪的消化和吸收具有重要意义。

（1）**促进脂肪的消化** 胆汁中的胆盐、胆固醇和卵磷脂等都可以作为乳化剂，减少脂肪的表面张力，使脂肪乳化为脂肪微滴，分散在肠腔内，从而增加胰脂肪酶的作用面积，使其分解脂肪的作用加速。

（2）**促进脂肪及脂溶性维生素的吸收** 胆盐与卵磷脂都是双嗜性分子，在水中可聚合成微胶粒（micelle）；肠腔中脂肪的分解产物，如脂肪酸、甘油一酯等均可溶入到微胶粒中，形成水溶性的混合微胶粒（mixed micelle）。混合微胶粒很容易穿过小肠绒毛表面的静水层到达肠黏膜表面，因而可促进脂肪分解产物的吸收。胆汁的这一作用也可促进脂溶性维生素 A、维生素 D、维生素 E 和维生素 K 的吸收。

（3）**中和胃酸和利胆作用** 胆汁排入十二指肠后，可中和一部分胃酸；进入小肠的胆盐大部分被回肠末端黏膜吸收入血，再由门静脉运回到肝脏后重新合成胆汁，这一过程称为胆盐的肠 - 肝循环（enterohepatic circulation）（图 6－8）。每次进餐后可进行 2～3 次肠 - 肝循环。返回到肝脏的胆盐有刺激肝胆汁分泌的作用，称为胆盐的利胆作用。

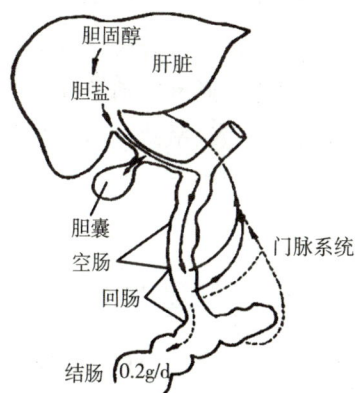

图 6－8 胆盐的肠 - 肝循环

（二）胆汁分泌和排出的调节

食物是引起胆汁分泌和排出的自然刺激物，其中以高蛋白食物刺激作用最强，高脂肪和混合性食物次之，而糖类食物作用最弱。胆汁的分泌和排出受到神经和体液的双重调节，且以体液调节为主。

1. 神经调节 进食动作或食物对胃、小肠黏膜的刺激可通过迷走神经反射，引起肝胆汁分泌少量增加，胆囊收缩也轻度加强。迷走神经还可通过引起促胃液素释放而间接引起肝胆汁分泌和胆囊收缩。

2. 体液调节 多种体液因素参与调节胆汁的分泌和排出。①缩胆囊素：可引起胆囊的强烈收缩及 Oddi 括约肌舒张，促进胆汁排出。②促胰液素：有一定的刺激肝胆汁分泌的作用，主要刺激胆管上皮分泌大量的水和 HCO_3^-，而刺激肝细胞分泌胆盐的作用不明显。③促胃液素：可直接促进肝胆汁的分泌，也可通过刺激盐酸分泌后引起促胰液素释放间接促进胆汁分泌。④胆盐：通过胆盐的肠－肝循环返回肝脏的胆盐具有很强的促进肝胆汁分泌的作用，是临床上常用的利胆剂之一。

（三）胆囊的功能

胆囊的主要功能包括两方面。①储存和浓缩胆汁：在非消化期，因壶腹括约肌收缩而胆囊舒张，故肝胆汁经胆囊管流入胆囊内储存；在储存期，胆囊黏膜可吸收其中的水和无机盐类，使胆汁浓缩 4～10 倍。②调节胆管内压和排出胆汁：胆囊的收缩和舒张可调节胆管内压力。当壶腹括约肌收缩时，胆囊舒张，肝胆汁流入胆囊，胆管内压无明显升高；当胆囊收缩时，胆管内压力升高，壶腹括约肌舒张，胆囊内胆汁排入十二指肠。胆囊被摘除后，因为肝胆汁可直接流入小肠的缘故，故小肠内消化和吸收并无明显影响。

三、小肠液的分泌和作用

小肠内有两种腺体，即十二指肠腺和小肠腺，小肠液就是这两种腺体分泌的混合液。

（一）小肠液的性质、成分和作用

小肠液是一种弱碱性液体，pH 约为 7.6，渗透压与血浆相等，成人每日的分泌量为 1～3L。大量的小肠液可以稀释消化产物，使其渗透压下降，有利于吸收。小肠液分泌后又很快被小肠绒毛重吸收，这种液体的交流为小肠内营养物质的吸收提供了媒介。

由小肠腺分泌的肠激酶能将胰液中的胰蛋白酶原激活为胰蛋白酶，以利于蛋白质的消化。小肠对食物的消化还存在一种特殊的形式，在小肠黏膜上皮细胞内含有多种消化酶，如分解寡肽的肽酶、分解双糖的蔗糖酶和麦芽糖酶等，这些酶可将进入小肠上皮细胞内的寡肽和双糖进一步分解为氨基酸和单糖。但当这些酶随脱落的肠上皮细胞进入肠腔后对小肠内的消化不再起作用。

（二）小肠液分泌的调节

小肠液呈常态性分泌，但在不同条件下分泌量变化很大。食糜对肠黏膜局部的机械性和化学性刺激，可通过肠壁内神经丛的局部反射引起小肠液的分泌，是调节小肠分泌的主要机制。小肠黏膜对肠壁的扩张刺激很敏感，小肠内食糜量越多，小肠液的分泌就越多。刺激迷走神经可引起十二指肠腺分泌增加，而交感神经兴奋则抑制。此外，促胃液素、促胰液素、缩胆囊素和血管活性肠肽等也能刺激小肠液的分泌。

四、小肠的运动

小肠平滑肌由内层较厚的环行肌和外层较薄的纵行肌组成。空腹时，小肠运动很弱，进食后逐渐增强；通过小肠的运动可完成机械性消化，促进化学性消化和吸收，并推送食糜进入大肠。

（一）小肠的运动形式

1. 紧张性收缩　使小肠保持一定的形状和位置，并维持肠腔内一定的压力，有利于肠内容物的混合，有利于食糜的消化和吸收；同时紧张性收缩也是小肠其他运动形式的基础。

2. 分节运动　是一种以环行肌为主的节律性收缩和舒张交替进行的运动。表现为食糜所在肠管的环行肌以一定的间隔交替收缩，将小肠分成许多邻接的小节段；随后原收缩处舒张，而原舒张处收缩；如此反复进行，使小肠内的食糜不断地被分割，又不断地混合，形成新的节段（图 6-9）。

分节运动在空腹时几乎不存在，进食后逐渐增强。小肠各段分节运动的频率不同，上部频率较高，下部较低；在人十二指肠约 11 次/分，回肠末端约 8 次/分。分节运动的意义在于：①使食糜与消化液充分混和，有利于化学性消化；②使食糜与肠壁紧密接触，并不断挤压肠壁促进了血液和淋巴回流，有利于营养物质的吸收；③分节运动存在由上而下的频率梯度，故对食糜有弱的推进作用。

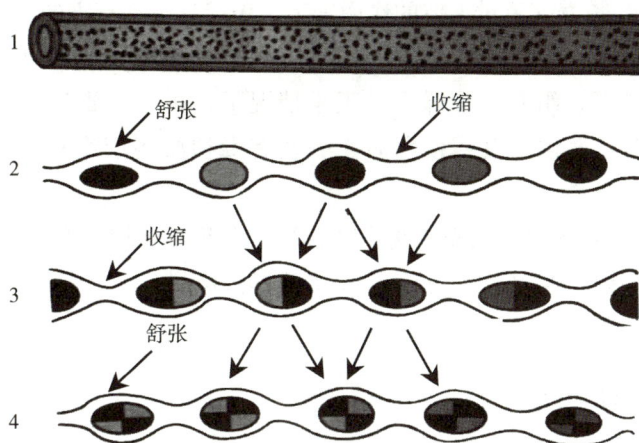

图 6-9 小肠分节运动模式图

3. 蠕动 可发生于小肠的任何部位，但速度较慢，每秒仅 0.5 ~ 2.0cm，行数厘米后消失。其作用是将食糜向小肠远端推进一段后，在新的肠段开始分节运动。进食时的吞咽动作或食糜进入十二指肠，可引起一种强烈的快速蠕动，称为蠕动冲（peristaltic rush）。当肠黏膜受到强烈刺激时（如肠道感染或泻药），蠕动冲增多，可在数分钟之内把食糜从小肠上段推送到结肠，从而可迅速清除食糜中的有害刺激物或解除肠管的过度扩张。

（二）小肠运动的调节

小肠的运动主要受肌间神经丛的调节。小肠内容物对肠黏膜的机械、化学性刺激可通过局部神经反射引起小肠运动加强。一般情况下，副交感神经兴奋可加强小肠的收缩，蠕动增强，而交感神经兴奋则抑制小肠运动。此外，促胃液素、缩胆囊素、胃动素、5-羟色胺等可增强小肠运动，而促胰液素、生长抑素和肾上腺素能抑制小肠运动。

（三）回盲括约肌的功能

回肠末端与盲肠交界处的环行肌明显加厚，起到括约肌的作用，称为回盲括约肌。该括约肌平时保持轻度的收缩状态，使回肠末端内压力比大肠内压力高，一方面可防止小肠内容物过快地排入大肠，延长食物在小肠的停留时间，有利于小肠充分的消化和吸收；另一方面能阻止大肠内食物残渣的倒流。

第五节 大肠内消化

人类的大肠没有重要的消化活动，它的主要功能在于吸收水分和无机盐；同时为吸收后的食物残渣提供暂时的储存场所，并使之转变为粪便以及将粪便排出体外。

一、大肠液的分泌

大肠液是由大肠黏膜表面的上皮细胞和杯状细胞分泌的，富含黏液和 HCO_3^-，pH 为 8.3 ~ 8.4。大肠液中的黏液蛋白具有保护肠黏膜和润滑粪便的作用。大肠液的分泌主要是由食物残渣对肠壁的机械性刺激引起的，刺激副交感神经可使其分泌增加，而刺激交感神经可使分泌减少。

二、大肠内细菌的活动

大肠内有大量细菌，大多是大肠埃希菌、葡萄球菌等，主要来自空气和食物。据估计，粪便中细菌占粪便固体重量的 20% ~ 30%。大肠内的酸碱度、温度很适合于一般细菌的繁殖和活动，但这些细菌通常不致病，为"正常菌群"。肠道细菌对人体的作用复杂，包括有益和有害的作用。

细菌对糖和脂肪的分解称为发酵，能产生乳酸、乙酸、CO_2 和甲烷等；蛋白质的细菌分解称为腐败，产生胨、氨基酸、硫化氢、组胺、吲哚等。正常情况下，由于有毒害物质吸收甚少，经肝脏解毒后对人体无明显不良影响。消化不良或便秘时，一些有毒物质的产生和吸收增多，严重时可危害人体。

此外，大肠内的细菌能利用肠内较简单的物质合成维生素 B 复合物和维生素 K，这些维生素可被人体吸收利用。若长期使用肠道抗菌类药物，肠道内正常菌群被抑制，不仅引起肠道菌群失调，也可引起维生素 B 复合物和维生素 K 缺乏。

三、大肠的运动和排便

大肠的运动少而慢，对刺激的反应比较迟缓，这与大肠作为粪便的暂时储存场所的功能相适应。

（一）大肠的运动形式

1. 袋状往返运动　是大肠在空腹和安静时最常见的一种运动形式。由环行肌的无规则收缩所引起，它使结肠内压力增高，内容物向两个方向做短距离移动，但不向前推进。它可使肠黏膜与肠内容物充分接触，有利于促进水和无机盐的吸收。

2. 分节推进和多袋推进运动　主要见于进食后或副交感神经兴奋时。分节推进运动是由环形肌有规律地收缩将一个结肠袋内容物推移到邻近肠段，收缩结束后，肠内容物不返回原处；如果在一段肠壁同时有多个结肠袋收缩，并将其内容物向下推移，则称为多袋推进运动。

3. 蠕动　大肠的蠕动是由一些稳定向前的收缩波所组成，其意义在于将肠内容物向远端推移。在大肠还有一种行进很快、推进距离很长的强烈蠕动，可将肠内容物从横结肠推至乙状结肠或直肠，称为集团蠕动（mass peristalsis）。集团蠕动常在进食后发生，尤多见于早餐后 1 小时内，机制可能是胃内食糜进入十二指肠，由十二指肠 - 结肠反射引起。

阿片类药物如吗啡、可待因、哌替啶等以及抗酸剂氢氧化铝等，可降低结肠集团运动的频率，因此使用这些药物后易产生便秘。当结肠黏膜受到强烈刺激如肠炎时，常引起持续的集团运动。

（二）排便

食物残渣在大肠内停留时间较长，一般在十余小时以上。在这一过程中，食物残渣中一部分水和无机盐被吸收，剩余部分经大肠内细菌的发酵与腐败作用以及大肠黏液的黏结作用，形成粪便。粪便中除食物残渣外，还包括消化道脱落的上皮细胞和大量的细菌。此外，机体的某些代谢产物，如肝脏排出的胆色素，由血液经肠壁排出的钙、镁、汞等金属的盐类也随粪便排出体外。

人的直肠内通常是没有粪便的，当胃 - 结肠反射发动的集团蠕动将粪便推入直肠时，可扩张、刺激直肠壁感受器，传入冲动经盆神经和腹下神经到达脊髓腰、骶段的初级排便中枢，同时上传至大脑皮层产生便意。如果环境许可，即可发生排便反射（defecation reflex）。这时大脑皮层发出下行冲动到脊髓初级排便中枢，传出冲动经盆神经引起降结肠、乙状结肠和直肠收缩，肛门内括约肌舒张；同时阴部神经传出冲动减少，肛门外括约肌舒张，粪便被排出体外。此外，腹肌和膈肌收缩也能促进粪便的排出。

正常人的直肠对粪便的机械性扩张刺激具有一定的感觉阈，当达到此感觉阈时即可产生便意。但若在粪便刺激直肠时，环境和条件不适宜排便，便意可受大脑皮层的抑制。人若经常对便意予以制止，将使直肠对粪便的刺激逐渐失去正常的敏感性，感觉阈值升高；加之粪便在直肠停留时间过长，水分吸收过多而变得干硬，进而引起排便困难，这是引起功能性便秘的主要原因。

第七大营养素——膳食纤维

　　膳食纤维是指不能被人体消化分解的多种植物物质，包括纤维素、半纤维素、木质素等。食物中的膳食纤维不能被人体消化吸收，但由于它可吸收水分，所以可使粪便的体积增大、变软，并能刺激大肠运动，使粪便在大肠内停留的时间缩短，从而减少粪便中有害细菌所产生的毒素或有害代谢产物与肠壁接触的时间。

　　此外，食物中的膳食纤维还可吸收胆汁酸，增加它们在粪便中的含量，使通过肠肝循环回收的胆盐减少，肝脏需利用更多的胆固醇合成新的胆汁酸，所以增加饮食中的纤维含量不但可预防便秘，还可降低血浆胆固醇水平。

第六节　吸　收

一、吸收的部位和途径

　　消化道不同部位的吸收能力和吸收速度是不同的，这主要取决于消化道各部位的组织结构、食物被消化的程度及食物停留的时间等因素。在口腔和食管内，食物一般不被吸收，但能吸收某些脂溶性药物，如可舌下含服硝酸甘油。食物在胃内的吸收也很少，胃仅能吸收乙醇和少量水。小肠是吸收的主要部位，糖类、蛋白质和脂肪的消化产物大部分在十二指肠和空肠被吸收，回肠有其独特的功能，即能主动吸收胆盐和维生素 B_{12}。食物中的大部分营养物质在到达回肠时，已被吸收完毕，因此回肠是吸收功能的储备。大肠主要吸收水分和无机盐，可吸收大肠内容物中 80％ 的水和 90％ 的 Na^+ 和 Cl^-（图 6 – 10）。

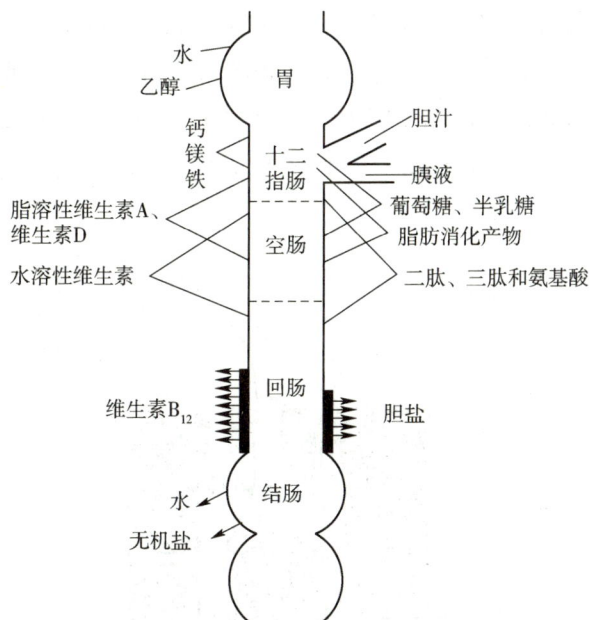

图 6 – 10　各种营养物质在消化道的吸收部位示意图

　　小肠是吸收的主要部位，其原因在于小肠具有多方面的有利条件：①小肠的吸收面积巨大，正常成年人的小肠长 4 ~ 5m，小肠内面黏膜具有许多环状皱襞，皱襞上有大量绒毛，绒毛的上皮细胞上有许多微绒毛，最终使小肠黏膜的表面积扩大 600 倍，约 $200m^2$（图 6-11）；②食物在小肠内停留的时间长，一般为 3~8 小时，使营养物质有足够的时间被吸收；③食物在小肠内已被消化为易于吸收的小分子物质；④小肠绒毛内富含毛细血管、毛细淋巴管、平滑肌等结构，消化期，平滑肌的收缩使绒毛节律性伸缩和摆动，促进绒毛内血液和淋巴液的回流，有利于吸收。

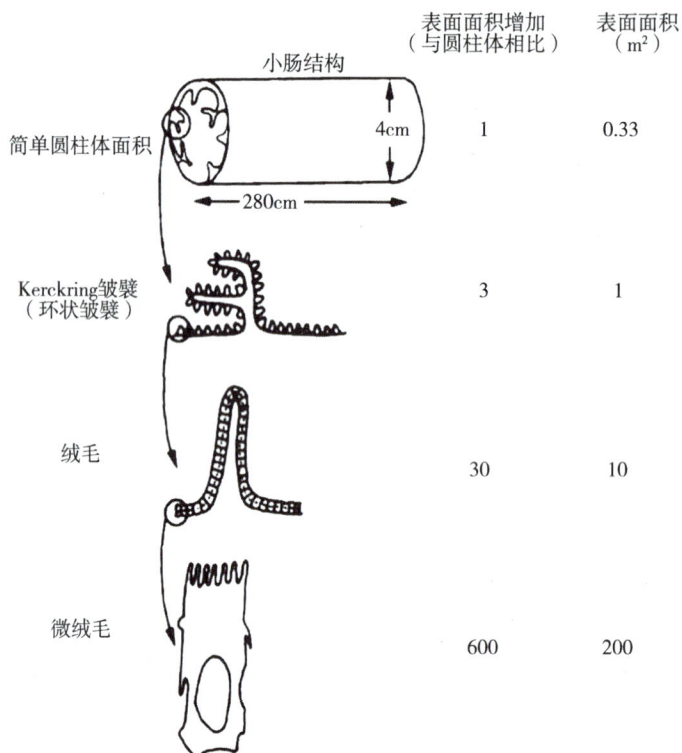

图 6-11　增加小肠黏膜表面积的机制示意图

营养物质在小肠的吸收主要是通过跨细胞途径（transcellular pathway）和细胞旁途径（paracellular pathway）进入血液或淋巴来实现的。跨细胞途径是指肠腔内的物质通过肠绒毛上皮细胞的顶端膜进入细胞内，再通过基底侧膜进入细胞间隙，然后转入血液或淋巴。细胞旁途径是指肠腔内的物质通过小肠上皮细胞间的紧密连接进入细胞间隙，再进入血液或淋巴（图 6-12）。吸收的机制有被动转运、主动转运及胞饮等。

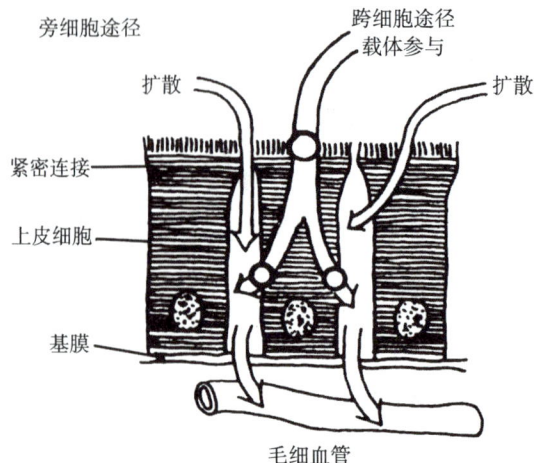

图 6-12　小肠黏膜吸收水和小分子溶质的途径

二、小肠内主要物质的吸收

在小肠在被吸收的物质不仅包括经口摄入的食物和水，还包括各种消化腺分泌的大量消化液。正常情况下，小肠每日可吸收数百克糖、100g 以上脂肪、50～100g 氨基酸、50～100g 的各种离子和8L 以上的水。

（一）水的吸收

水的吸收都是随溶质分子的吸收而被动吸收的，各种溶质，特别是 NaCl 的主动吸收所产生的渗透压梯度是水吸收的主要动力。细胞膜和细胞间的紧密连接对水的通透性很大，水可经跨细胞途径和旁细胞途径进入血液。水的主要吸收部位在小肠。

成人每日分泌入消化道内的各种消化液总量可达 6～8L，饮食摄入 1～2L 水，而由粪便排出的水仅约 150ml，其余水分均被消化道吸收。在急性呕吐和腹泻时，在短时间内即可丢失大量的液体，导致出现机体脱水、电解质和酸碱平衡紊乱等症状。

（二）无机盐的吸收

1. 钠的吸收 小肠每天吸收 25～35g Na^+，其中经食物摄入的 Na^+ 5～8g，其余为消化液中的 Na^+。因此，一旦肠腔内的 Na^+ 大量丢失，如严重腹泻时，体内储存的 Na^+ 在几小时内可降至很低，甚至达到危及生命的水平。

Na^+ 的吸收是主动转运的过程，即由于肠上皮细胞基底侧膜上 Na^+–K^+ 泵的活动造成细胞内 Na^+ 浓度的降低，且细胞内的电位较膜外肠腔内负 40mV，因此肠腔内的 Na^+ 借助转运体顺电–化学梯度，并与其他物质（葡萄糖、氨基酸等逆浓度差）同向地转运入细胞。进入细胞内的 Na^+ 再经基底侧膜上 Na^+–K^+ 泵被转运出细胞，进入组织间隙，然后进入血液。

由于刷状缘上的这类转运 Na^+ 的转运体往往是和单糖或氨基酸共用，所以 Na^+ 的主动吸收为单糖或氨基酸的吸收提供动力。反之，单糖或氨基酸的存在也促进 Na^+ 的吸收（图 6–13）。

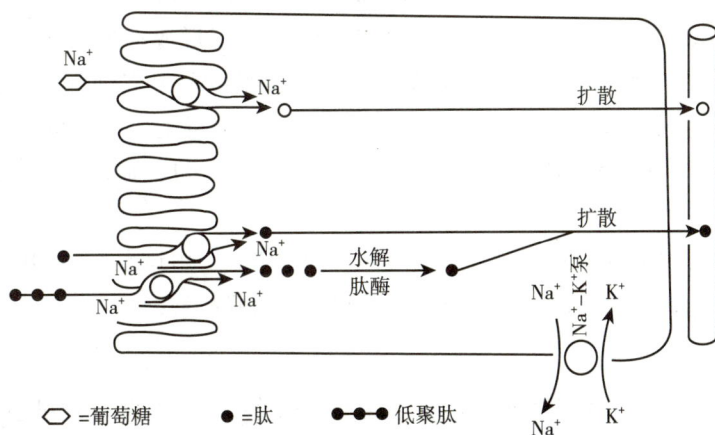

图 6–13 Na^+、葡萄糖和氨基酸在小肠的吸收

2. 铁的吸收 成人每日吸收的铁约 1mg，仅为每日摄入膳食中含铁量的 5%～10%。铁的吸收与机体对铁的需求有关，孕妇、儿童及失血患者等缺铁人群，铁的吸收量增加。食物中的铁绝大部分为 Fe^{3+}，不易被吸收，原因是由于 Fe^{3+} 易于与小肠分泌液中的负离子形成不溶性盐，如氢氧化物、磷酸盐、碳酸氢盐以及与食物中的植酸、草酸、鞣酸和谷粒纤维形成不溶性复合物等。铁在酸性环境中易于溶解而便于被吸收，所以胃酸可促进铁的吸收，而胃大部分切除的患者或胃酸分泌缺乏时铁的吸收减少，易发生缺铁性贫血。当 Fe^{3+} 被还原为 Fe^{2+} 时，铁的吸收速度增加 2～15 倍，而维生素 C 能将 Fe^{3+}

还原为 Fe^{2+} ，因此可促进铁的吸收。

铁主要在小肠上段吸收。铁的吸收是一个主动过程，包括肠上皮细胞对肠腔内铁的摄取和向血浆的转运。在肠上皮细胞内存在铁的转运体，即转铁蛋白，转铁蛋白释放入肠腔后与肠腔内的 Fe^{2+} 结合为复合物，再通过受体介导的入胞方式进入细胞。转铁蛋白在胞内释放 Fe^{2+} 后被重新分泌入肠腔再利用；进入细胞内的 Fe^{2+} ，小部分通过基地侧膜被主动转运进入血液，大部分被重新氧化成 Fe^{3+} 后与胞内的脱铁蛋白结合成铁蛋白，暂时储存在细胞内，后期缓慢向血液中释放（图 6-14）。

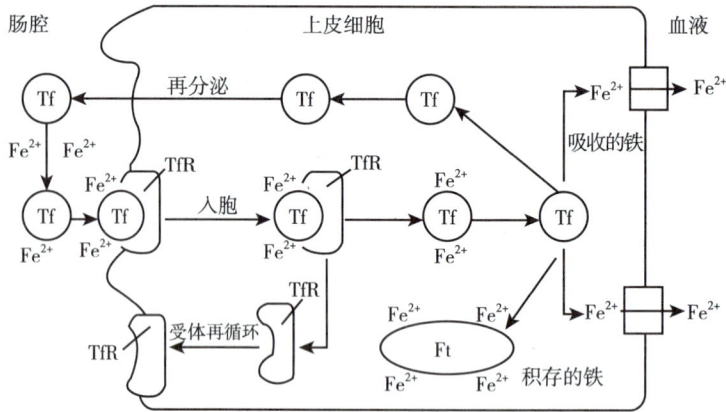

图 6-14 小肠上皮细胞吸收铁的机制

Tf：转铁蛋白；TfR：转铁蛋白受体；Ft：铁蛋白

3. 钙的吸收 食物中的 Ca^{2+} 仅有一小部分被吸收，大部分随粪便排出。Ca^{2+} 的吸收部位在小肠上段。钙盐只有在水溶液状态（如 $CaCl_2$ 、葡萄糖酸钙溶液）才能被吸收，影响 Ca^{2+} 吸收的主要因素是维生素 D 和机体对 Ca^{2+} 的需要。维生素 D 可促进小肠对 Ca^{2+} 的吸收，儿童、孕妇和乳母因对 Ca^{2+} 的需求量增加而使其吸收量增加。肠内容物的酸度对 Ca^{2+} 的吸收有重要影响，在 pH 约为 3 时，Ca^{2+} 呈离子化状态，吸收最好。肠内容物中磷酸过多时，与 Ca^{2+} 形成不溶解的磷酸钙，抑制 Ca^{2+} 的吸收。此外，脂肪食物对 Ca^{2+} 的吸收有促进作用，食物中的草酸和植酸因与 Ca^{2+} 形成不溶性复合物而抑制钙的吸收。

Ca^{2+} 的吸收是通过主动转运进行的。肠腔内的 Ca^{2+} 经小肠绒毛上皮细胞顶端膜上特异的钙通道顺电-化学梯度进入细胞，然后与胞质中的钙结合蛋白结合，以维持胞质中的低 Ca^{2+} 水平；进入细胞的 Ca^{2+} 可通过基底侧膜上的 Ca^{2+} 泵及 Na^+-Ca^{2+} 交换体转运出细胞，进入血液循环。部分 Ca^{2+} 还可通过细胞旁途径被吸收。

4. 负离子的吸收 小肠内吸收的负离子主要是 Cl^- 和 HCO_3^- 。由钠泵产生的电位差可促进肠腔内负离子向细胞内被动扩散而被吸收。此外，负离子也可独立地跨膜扩散。

（三）糖的吸收

食物中的糖类一般须被分解为单糖后才能被小肠上皮细胞吸收，少量的双糖也能被吸收。肠道中的单糖主要是葡萄糖、半乳糖和果糖。各种单糖的吸收速率不同，半乳糖和葡萄糖的吸收最快，果糖次之，甘露糖最慢。葡萄糖和半乳糖是通过同向转运机制吸收的，吸收过程属于继发性主动转运，其能量来自钠泵的活动（图 6-13）。在肠绒毛上皮细胞的顶端膜上存在有 Na^+-葡萄糖和 Na^+-半乳糖同向转运体，Na^+ 顺电-化学梯度进入细胞时释放的势能将葡萄糖或半乳糖继发性主动转运入细胞内。葡萄糖或半乳糖再在基底侧膜以通过易化扩散的方式进入细胞间液，再进入血液。给予 Na^+ 泵抑制剂哇巴因可抑制葡萄糖及半乳糖的吸收。

果糖是通过易化扩散的方式进入肠绒毛上皮细胞的，属不耗能的被动转运过程。因此果糖的吸收速率比葡萄糖、半乳糖低，仅为葡萄糖吸收速率的一半。进入细胞内的果糖大部分转化为葡萄糖，然后进入细胞间液。

（四）蛋白质的吸收

食物中的蛋白质经消化分解为氨基酸后，几乎全部被小肠上皮细胞吸收。小肠吸收氨基酸的机制和上述葡萄糖的吸收机制类似，即通过小肠黏膜上皮细胞顶端膜上存在多种 Na^+ – 氨基酸转运体进行转运，也属于继发性主动转运。目前已确定有三种氨基酸运载系统，分别转运中性、酸性或碱性氨基酸；一般来说，中性氨基酸的转运比酸性或碱性氨基酸速度快。

近年来发现，蛋白质的分解产物二肽和三肽也可被肠上皮细胞上的转运系统转运而吸收，并被上皮细胞内的二肽酶、三肽酶进一步分为氨基酸，再进入血液循环。婴儿的肠上皮细胞可吸收适量未经消化的蛋白质，如母亲初乳中的免疫球蛋白 A，产生被动免疫。但随着年龄的增大，小肠吸收完整蛋白质的能力减小。外来蛋白质被吸收后，不但无营养价值，反而可引起过敏反应。

（五）脂肪的吸收

在小肠内，脂类的消化产物甘油一酯、脂肪酸、胆固醇等很快与胆汁中的胆盐结合形成混合微胶粒。由于胆盐的双嗜特性，它能携带脂类消化产物通过覆盖在小肠黏膜表面的不流动静水层到达微绒毛，释放出其内的脂类消化产物。脂类消化产物顺浓度梯度扩散入细胞，胆盐则留在肠腔内，形成新的混合微胶粒，反复转运脂类消化产物，最后在回肠被吸收。

进入上皮细胞内的长链脂肪酸及甘油一酯在滑面内质网再发生酯化，合成甘油三酯，并与肠上皮细胞合成的载脂蛋白结合，形成乳糜微粒；乳糜微粒通过出胞的方式离开上皮细胞，进入组织间隙，之后扩散进入绒毛内的淋巴管被吸收（图 6 – 15）。少于 10 ~ 12 个碳原子的中、短链脂肪酸可直接经肠上皮细胞扩散进入绒毛内的毛细血管被吸收。由于膳食中的动、植物油中以长链脂肪酸居多，因此脂肪的吸收以淋巴途径为主。

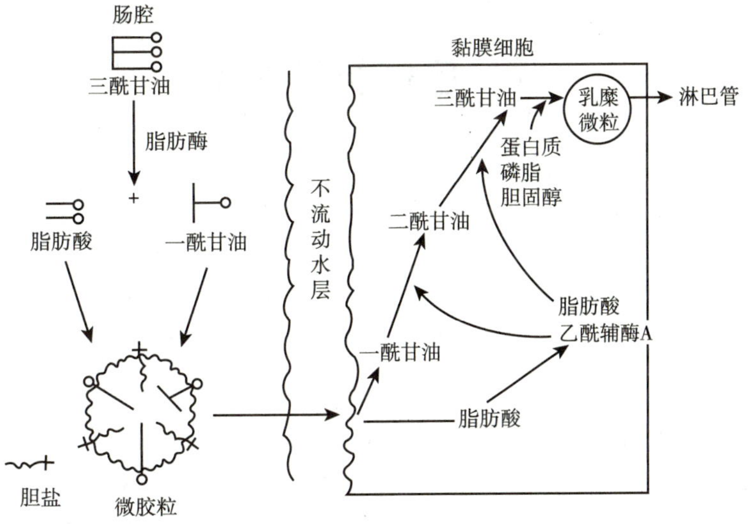

图 6 – 15　小肠上皮细胞吸收脂肪的机制

（六）胆固醇的吸收

进入肠道的胆固醇主要来自食物和肝脏分泌的胆汁。胆汁中的胆固醇是游离的，易于吸收；食物中的胆固醇部分是酯化的，在被消化液中胆固醇酯酶水解为游离胆固醇后才能吸收。游离的胆固醇与胆盐形成混合微胶粒，在小肠上部被吸收。被吸收的胆固醇大部分又被重新酯化后与载脂蛋白结合成乳糜微粒，经由淋巴系统进入血液循环。

胆固醇的吸收受多种因素的影响。食物中胆固醇含量越高，其吸收量也越多。食物中的脂肪和脂肪酸可促进胆固醇的吸收，而各种植物固醇则抑制其吸收。胆盐可与胆固醇形成混合微胶粒，有助于胆固醇的吸收；食物中不能被利用的纤维素、果胶等易与胆盐结合成复合物，可阻碍微胶粒的形成，从而抑制胆固醇的吸收。

（七）维生素的吸收

维生素分为脂溶性和水溶性，多数在小肠上段被吸收。脂溶性维生素包括维生素 A、维生素 D、维生素 E 和维生素 K 等，其吸收机制与脂类消化产物的吸收相同。水溶性维生素包括维生素 B 复合物和维生素 C，主要通过依赖于 Na^+ 的同向转运体被吸收，但维生素 B_{12} 必须与胃黏膜分泌的内因子结合形成复合物后才能在回肠被主动吸收。

三、大肠的吸收功能

每日进入大肠的小肠内容物有 $1.0 \sim 1.5L$，其中仅 150ml 液体和少量钠盐随粪便排出，其余水和电解质被大肠吸收。大肠黏膜具有很强的主动吸收 Na^+ 的能力，Na^+ 主动吸收导致 Cl^- 的被动同向转运；由于 Na^+ 和 Cl^- 的吸收，又引起水的渗透性吸收。大肠在吸收 Cl^- 时，通过 $Cl^- - HCO_3^-$ 逆向转运，伴有 HCO_3^- 的分泌；进入肠腔的 HCO_3^- 可中和肠腔内细菌产生的酸性产物。严重腹泻的患者，由于 HCO_3^- 的大量丢失，可导致代谢性酸中毒。

大肠黏膜有很强的吸水能力，每日可吸收 $5 \sim 8L$ 水和电解质溶液。某些细菌感染时，常引起回肠及大肠分泌过多的液体，从而引起腹泻。由于大肠具有很强的吸收能力，许多药物（如麻醉药、镇静药、安定药及类固醇等）能通过灌肠迅速被大肠吸收；因此，临床上通过直肠灌药也是一种有效的给药途径。此外，大肠能吸收肠内细菌合成的维生素 B 复合物和维生素 K，以补充食物中维生素的摄入不足。

目标检测

一、单项选择题

1. 胃肠平滑肌基本电节律的产生主要是由于（ ）

    A. Ca^{2+} 的跨膜扩散
    B. K^+ 的跨膜扩散
    C. Cl^- 的跨膜扩散
    D. Na^+ 的跨膜扩散
    E. 生电性钠泵的周期性变化

2. 消化道平滑肌细胞的动作电位产生的离子基础是（ ）

    A. Ca^{2+} 的内流
    B. K^+ 的外流
    C. Cl^- 的内流
    D. Na^+ 的内流
    E. Ca^{2+} 的内流和 K^+ 的外流

3. 下列关于胃肠激素的描述，错误的是（ ）

    A. 由散在于黏膜层的内分泌细胞分泌
    B. 均为肽类激素
    C. 仅存在于胃肠道
    D. 可调节消化道的运动和消化腺的分泌
    E. 有些胃肠激素具有营养作用

4. 唾液分泌的调节主要是（ ）

    A. 神经反射

    B. 神经反射和体液因素

    C. 条件反射和体液因素

    D. 非条件反射和体液因素

    E. 体液因素

5. 下列关于胃酸的描述，错误的是（ ）

    A. 激活胃蛋白酶原

    B. 由壁细胞所分泌

    C. 对壁细胞分泌有反馈抑制作用

    D. 乳化脂肪

    E. 入小肠后可以促进小肠内消化液的分泌

6. 产生内因子的细胞是（ ）

    A. 贲门腺   B. 黏液细胞   C. 主细胞

    D. 壁细胞   E. G 细胞

7. 关于头期胃液分泌的叙述，正确的是（ ）

    A. 只有食物直接刺激口腔才能引起

    B. 仅有神经调节

    C. 不包括条件反射

    D. 传出神经是迷走神经

    E. 酸度低、消化力弱

8. 三种主要食物在胃中排空速度由快至慢的排列顺序是（ ）

    A. 糖类、蛋白质、脂肪   B. 蛋白质、脂肪、糖类   C. 蛋白质、糖类、脂肪

    D. 糖类、脂肪、蛋白质   E. 脂肪、糖类、蛋白质

9. 促进胃的排空的因素是（ ）

    A. 胃内氨基酸和肽的浓度升高

    B. 十二指肠内的酸刺激

    C. 十二指肠内的脂肪浓度升高

    D. 十二指肠内渗透压升高

    E. 扩张十二指肠

10. 胰液中不含（ ）

    A. HCO_3^- B. 胰蛋白酶原   C. 糜蛋白酶原

    D. 淀粉酶和脂肪酶   E. 肠激酶

11. 下列物质不促进胰腺分泌的是（ ）

    A. 乙酰胆碱   B. 促胰液素   C. 缩胆囊素

    D. 促胃液素   E. 肾上腺素和去甲肾上腺素

12. 对胰腺分泌 HCO_3^- 促进作用最强的是（ ）

    A. 生长抑素   B. 乙酰胆碱   C. 促胃液素

    D. 缩胆囊素   E. 促胰液素

13. 下列关于引起促胰液素释放的描述，正确的是（ ）

    A. 盐酸是最强的刺激物

    B. 蛋白质的分解产物作用最强

    C. 脂酸钠作用最强

    D. 糖类作用最强

    E. 迷走神经兴奋可引起胰泌素的分泌减少

14. 下列关于胆汁的描述，正确的是（ ）

    A. 非消化期无胆汁分泌

    B. 消化期时只有胆囊胆汁排入小肠

    C. 胆汁中含有脂肪消化酶

    D. 胆汁中与消化有关的成分是胆盐

E. 胆盐可促进蛋白的消化和吸收

15. 下列关于蛋白质吸收的描述，错误的是 （　）

    A. 主要以氨基酸的形式被吸收

    B. 氨基酸的吸收是主动性的

    C. 中性氨基酸的转运比酸性氨基酸或碱性氨基酸速度快

    D. 与单糖相耦连的形式吸收

    E. 主要经血液途径吸收

16. 小肠黏膜对葡萄糖的转运直接依靠 （　）

    A. 血浆中胰岛素　　　　B. 肠腔中钾　　　　　　C. 血浆中胰高血糖素

    D. 肠腔中钠　　　　　　E. 血浆中葡萄糖

17. 患者，男，65 岁，乏力。面色苍白半年。10 年前行胃大部分切除术。查体：体温 36.5℃，呼吸 16 次/分，血压 110/80mmHg，皮肤及睑结膜苍白，呼吸音清，心率 92 次/分，心律齐，未闻及杂音，腹软，上腹部见一长 8cm 陈旧性手术瘢痕，全腹无压痛及反跳痛，未触及包块。实验室检查：Hb 65g/L，粪便隐血试验 （－）。与患者贫血有关的因素不包括 （　）

    A. 胃酸分泌减少　　　　B. 铁缺乏　　　　　　　C. 叶酸缺乏

    D. 维生素 B_{12} 缺乏　　　E. 胃蛋白酶分泌缺乏

18. 患者因急性肠梗阻，行回肠及部分空肠切除术后出现腹泻，每日 10 余次稀水样便，进食后加剧。腹泻的主要原因是 （　）

    A. 胃液分泌过多　　　　B. 肠道感染　　　　　　C. 吸收不良

    D. 肠蠕动加快　　　　　E. 消化不良

二、思考题

1. 慢波与平滑肌的活动有何关系？在调节胃肠运动中有何作用？

2. 胃液中含有大量盐酸和胃蛋白酶，为何不会消化自身胃组织？

3. 试述消化期胃液分泌的调节和特点。

4. 为什么说胰液是重要的消化液？

5. 小肠运动的形式有哪几种？各有何生理作用？

6. 小肠为什么是营养物质吸收的主要部位？

（李超彦）

第七章　能量代谢与体温

≫ 情境导入

情景描述　患者，男，47 岁。某天最高气温 40.5℃，湿度大，患者在阳光直射下工作 1 小时后出现头痛、头晕、四肢无力伴面色潮红，立即送往医院，查体：体温 38.8℃，诊断为热射病（中暑）。入院后立即予以降温，纠正水、电解质平衡等处理，经治疗后体温逐渐降至正常。

讨论　1. 机体的散热方式有哪些？
　　　　2. 根据所学知识，热射病该如何进行急救和预防？

第一节　能量代谢

新陈代谢是机体生命活动的重要基本特征，包括物质代谢和能量代谢。在机体内物质代谢过程中伴随能量的释放、转移和储存、利用的过程称为能量代谢（energy metabolism）。

一、能量代谢

（一）机体能量的来源

人体生命活动所需要的能量主要来源于食物中营养物质所蕴含的化学能。营养物质中的糖类、蛋白质、脂肪是主要的能量来源。

1. 糖类　主要功能是供给机体能量，人体所需能量的 50% ~ 70% 来源于糖类的氧化分解。食物中糖类在消化管道内被消化分解为单糖，主要为葡萄糖。葡萄糖通过小肠黏膜上皮细胞以继发性主动转运的方式吸收入体内，通过氧化分解释放出能量并储存在三磷酸腺苷（ATP）中，可供组织细胞利用。糖在体内的代谢途径因供氧情况不同而有所不同。在供氧充足的情况下，葡萄糖经有氧氧化，分解为 CO_2 和 H_2O，并释放出大量能量。在缺氧的情况下，葡萄糖经无氧氧化，生成乳酸，释放少量能量。通常情况下，机体大多数组织细胞有足够的氧供，所以糖的分解供能以有氧氧化为主。但是无氧氧化在人体处于缺氧状态时极为重要，因为它是人体内能源物质唯一不需氧的供能途径。

在生理情况下，脑组织的代谢水平很高，耗氧量也较大，其能量主要来自于糖的有氧氧化。因此脑组织对缺氧非常敏感，当发生低血糖或缺氧时，可能引起脑功能活动障碍，可出现头晕、头痛等症状，严重者可能意识丧失甚至昏迷。

体内大部分糖类以糖原的形式储存于肝和肌肉组织中。肝糖原主要用于维持机体血糖浓度的相对稳定。当血糖浓度降低时，肝糖原可分解生成葡萄糖，使血糖浓度升高；相反，当血糖浓度升高时，糖在肝脏中以肝糖原形式储存起来，使血糖浓度降低。肌糖原是随时可以动用的后备能量库，无论供氧是否充足，均可通过糖原的分解为机体提供能量。

2. 脂肪　在体内的主要功能是储存和供给能量。一般情况下机体所消耗的能量有 30% ~ 50% 来自于脂肪。机体脂肪的储存量约占体重的 20%，包括外源性脂肪（来自于食物）和内源性脂肪（来自于糖和氨基酸）。当机体需要时，储存的脂肪在脂肪酶的催化下分解为甘油和脂肪酸。甘油主要在肝脏被利用，经磷酸化和脱氢处理后进入糖的氧化分解途径供能。脂肪酸与辅酶 A 结合后，经过 β - 氧化，逐步分解为乙酰辅酶 A，然后进入糖的氧化途径氧化供能。脂肪在氧化分解时释放的能量较多，每克脂肪在体内氧化释放的能量几乎为同等量糖的两倍。

3. 蛋白质　主要功能是构成机体组成成分，并不是主要的能源物质。只有在某些特殊情况下，如长期不能进食或体力极度消耗时，体内糖和脂肪储备耗竭时，机体才会依靠蛋白质分解所产生的氨基酸供能，以维持必要的生理功能活动。因为蛋白质在体内不能被完全氧化，所以其释放的能量比在体外燃烧时要低。

（二）机体能量的去路

机体内各种营养物质在氧化过程中释放的能量中，有 50% 以上直接转化为热能，用于维持体温；其余能量以化学能的形式储存于腺苷三磷酸（ATP）等高能化合物的高能键中，为机体各种生理功能活动供能，如呼吸、运动、进食、基础代谢等功能活动。在体内能量转化过程中，ATP 既是直接的供能物质，又是重要的储能物质。除 ATP 外，机体内还有其他的高能化合物，如磷酸肌酸（CP）等。磷酸肌酸主要存在于脑和肌肉组织中。当机体氧化释放的能量过剩时，ATP 可将高能磷酸键转给肌酸，合成 CP，作为暂时储存能量的形式。当组织细胞消耗能量增加时，由于体内 ATP 分解供能而逐渐减少，CP 可将高能磷酸键转给腺苷二磷酸（ADP），快速生成 ATP，以补充组织细胞消耗的 ATP。因此，CP 是 ATP 的储存库，并非机体的直接供能物质。

（三）能量代谢及相关概念

1. 能量代谢的测定原理　根据能量守恒定律，在整个能量转化过程中，机体消耗的蕴藏于能源物质中的化学能和最终转化成的热能及所做的外功按能量来折算是完全相等的。因此，通过测定机体在一定时间内消耗的营养物质的能量，或机体在一定时间内产生的热量和所做的外功，就能计算出整个机体的能量代谢率（energy metabolism rate）。但在实际工作中，很难测定机体营养物质的消耗量，通常采用间接方法来推算，即通过测定一定时间内营养物质代谢所消耗的 O_2 和产生的 CO_2 的量，推算出消耗的营养物质的量，并计算出产热量，这样就可以得到机体的能量代谢率。如果机体保持在安静状态下，排除外功，则机体的产热量即为机体消耗的总能量，此时只需测定机体在一定时间内的散热量即可获得能量代谢率。

2. 与能量代谢相关的基本概念

利用间接测量法测定单位时间内机体的产热量，必须了解食物的热价、氧热价与呼吸商等基本概念。

（1）食物的热价　1g 某种食物氧化时所释放的能量，称为这种食物的热价（thermal equivalent of food）。食物的热价通常用焦耳（J）作为计量单位（1J = 0.239cal）。食物的热价分为生物热价和物理热价，分别指食物在体内氧化和在体外燃烧时释放的能量。糖类、脂肪和蛋白质三种主要营养物质的热价见表 7 - 1。从表中可以看出，糖类和脂肪的生物热价和物理热价相同，蛋白质则不同，这是由于蛋白质在体内不能完全被氧化，有一部分包含在尿素、尿酸和肌酐等分子中的热量从尿中排泄，还有很少量含氮产物在粪便中排出，因此其生物热价小于物理热价。

表7-1　糖类、脂肪和蛋白质氧化时的热价、氧热价和呼吸商

营养物质	热价（kJ/g）		O_2耗量（L/g）	CO_2产生量（L/g）	氧热价（kJ）	呼吸商（RQ）
	物理热价	生物热价				
糖类	17.15	17.15	0.83	0.83	21.10	1.00
脂肪	39.75	39.75	2.03	1.43	19.60	0.71
蛋白质	23.43	17.99	0.95	0.76	18.90	0.80

（2）食物的氧热价　某种食物氧化时消耗1L氧所产生的热量，称为该种食物的氧热价（thermal equivalent of oxygen）。氧热价表示某种物质氧化时的耗氧量和产热量之间的关系。由于各种营养物质的分子组成不同，因此，氧热价也不同（表7-1）。

（3）呼吸商　营养物质在细胞内进行氧化分解的过程中，需要消耗 O_2 并产生 CO_2。一定时间内机体呼出的 CO_2 量与消耗的 O_2 量的比值，称为呼吸商（respiratory quotient，RQ），即：

$$RQ = \frac{CO_2\,产生量（mol）}{O_2\,消耗量（mol）} = \frac{CO_2\,产生量（ml）}{O_2\,消耗量（ml）}$$

由于不同的营养物质分子结构不同，在体内氧化分解时消耗的 O_2 量和产生的 CO_2 量也不同。糖类、蛋白质和脂肪三种营养物质氧化时各自的呼吸商也不同（表7-1）。由于葡萄糖氧化时，O_2 的消耗量与 CO_2 的产生量相等，所以糖氧化时的呼吸商为1.0，脂肪氧化时呼吸商为0.71，蛋白质氧化时呼吸商为0.80。如果测得某人的呼吸商接近于1.0，说明此人在这段时间内的主要供能物质为糖；如果测得的呼吸商接近于0.71，说明此时的主要供能物质是脂肪。实际上，人在进食后不久，呼吸商接近于1.0，说明此时参与物质代谢的食物主要是糖。8~10小时后，呼吸商接近于0.71，表明此时机体的主要供能物质是脂肪。如糖尿病患者，因体内葡萄糖的利用发生障碍，机体主要依靠脂肪代谢供能，所以呼吸商偏低，接近于0.71。在长期饥饿的情况下，人体的能量主要来自于自身蛋白质分解，呼吸商接近于0.80。正常人进食混合食物时，呼吸商一般在0.82左右。

通常情况下，体内能量主要来自于糖和脂肪的氧化，蛋白质的代谢量可忽略不计。由非蛋白质（糖和脂肪）氧化时产生的 CO_2 量和消耗的 O_2 量的比值，称为非蛋白呼吸商（non-protein respiratory quotient，NPRQ）。不同的非蛋白呼吸商所对应的糖类和脂肪各自氧化的百分比以及相应的氧热价见表7-2。

表7-2　非蛋白呼吸商与氧热价

非蛋白呼吸商	氧化的百分比（%）		氧热价（kJ/L）
	糖类	脂肪	
0.71	1.1	98.9	19.62
0.75	15.6	84.4	19.83
0.80	33.4	66.6	20.09
0.82	40.3	59.7	20.19
0.85	50.7	49.3	20.34
0.90	67.5	32.5	20.60
0.95	84.0	16.0	20.86
1.0	100.0	0.0	21.12

3. 能量代谢的测定方法

（1）直接测热法　让受试者居于一个特殊测热装置中，保持安静状态，测量受试者在一定时间内发散的总热量，这种方法称为直接测热法（direct calorimetry）。此法因所需设备复杂，且操作困难，一

般用于科学研究。

（2）间接测热法　基本原理是定比定律，即反应物的量与产物的量之间呈一定比例关系。在实际工作中常采用简易计算方法，具体步骤为：①测定机体在单位时间内 O_2 的消耗量和 CO_2 的产生量，计算出呼吸商；②计算出的呼吸商可作为非蛋白呼吸商，从非蛋白呼吸商与氧热价相对应关系表（表 7-2）中查得相应的氧热价；③利用公式：产热量 = 氧热价（kJ/L）× 耗 O_2 量（L），计算出单位时间内的产热量即为能量代谢率。

（四）影响能量代谢的因素

在机体的新陈代谢过程中，凡是能影响食物的消化、吸收、代谢和氧化的因素均可影响机体的能量代谢。主要表现在以下四个方面。

1. 肌肉活动　是影响能量代谢最显著的因素，机体任何轻微的运动都可提高能量代谢率。人体运动或劳动时，由于肌肉的活动所消耗的能量需要通过营养物质的氧化来提供，因而可引起机体的耗氧量显著增加。机体耗氧量的增加与肌肉的活动强度呈正比关系。当机体持续运动或劳动时，耗氧量是安静状态时的 10～20 倍。

2. 食物的特殊动力效应　人在进食一段时间后，即使在安静状态下，也会出现能量代谢率增加的现象，一般从进食后 1 小时左右开始，2～3 小时达高峰，延续 7～8 小时。由进食引起机体额外产生热量的现象称为食物的特殊动力效应（specific dynamic effect）。食物的成分不同，所产生的食物特殊动力效应也不同。在三种主要营养物质中，进食蛋白质产生的食物特殊动力效应最为明显，当机体摄入可提供 100kJ 能量的蛋白质时，所产生的额外耗能可达 30kJ，所以蛋白质的特殊动力效应约为 30%；糖类和脂肪分别约为 6% 和 4%，混合性食物约为 10%。有关食物的特殊动力效应产生的机制目前尚不清楚，实验表明，将氨基酸从静脉注入体内后仍可出现这种现象，但切除肝脏后此现象消失，因而认为产生食物特殊动力效应的原因可能与肝脏内氨基酸脱氨基或糖原合成等过程有关。

3. 环境温度　人在安静状态下，处于 20～30℃ 的环境温度中时能量代谢最稳定，这主要是因为此时骨骼肌保持在比较放松的状态。当环境温度低于 20℃ 时，由于寒冷刺激反射性引起机体出现肌肉的紧张性增强和寒战，能量代谢率增加，产热量增加，以维持正常体温，尤其在 10℃ 以下时，则显著增加。当环境温度超过 30℃ 时，由于体内化学反应速度加快，机体呼吸和循环功能加强等，能量代谢率也逐渐增加。

4. 精神活动　精神和情绪活动对能量代谢也有较大的影响。当人在平静思考问题时，产热量增加一般不超过 4%，而人处于精神紧张时，如激动、恐惧、烦恼时，能量代谢率可增加 10% 以上，这是由于机体出现的无意识的肌紧张，以及交感神经兴奋，引起肾上腺素、甲状腺激素等刺激代谢的激素分泌增加，使机体代谢活动增强。

二、基础代谢

基础代谢（basal metabolism）是指人体在基础状态下的能量代谢。基础代谢率（basal metabolism rate，BMR）是指基础状态下单位时间内的能量代谢。所谓基础状态是指人在清晨、清醒、静卧、空腹（禁食 12 小时以上）、无肌肉活动和精神紧张、室温 20～25℃ 的状态。在基础状态下，体内能量消耗主要用于维持心跳和呼吸等基本的生命活动，这时的能量代谢较稳定。基础代谢率比一般安静时的代谢率低，但不是最低的，熟睡或长期饥饿时的代谢率更低。

能量代谢率的高低与体重不成比例关系，而是与体表面积成正比。因此，能量代谢率通常以个体在单位时间（每天或每小时）单位体表面积的产热量为衡量单位，即用 $kJ/(m^2 \cdot d)$ 或 $kJ/(m^2 \cdot h)$ 来表示。

在实际应用中，体表面积可依据图 7 - 1，将受试者的身高与体重数据做一连线，从连线与体表面积线的交点直接查出。

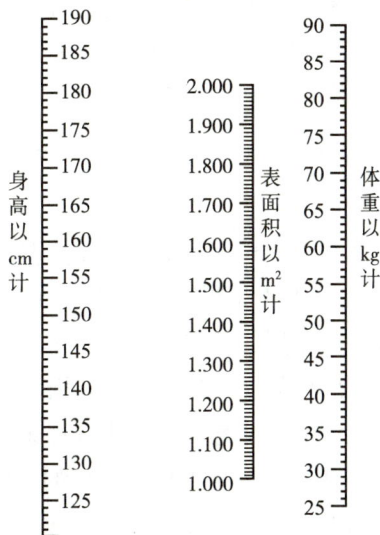

图 7 - 1 体表面积测算图

临床上测定基础代谢率时常采用更简化的计算方法。测定时只需测出体表面积和基础状态下一定时间内的耗氧量，即可算出基础代谢率。基础状态下的非蛋白呼吸商定为 0.82，其对应的氧热价为 20.2kJ/L。根据公式：产热量 = 20.2（kJ/L）× 耗氧量（L/h）÷ 体表面积（m²），求得每小时每平方米体表面积的产热量，即基础代谢率。我国正常人的基础代谢率平均值见表 7 - 3。

表 7 - 3 正常人的基础代谢率平均值 [kJ/（m² · h）]

年龄（岁）	11 ~ 15	16 ~ 17	18 ~ 19	20 ~ 30	31 ~ 40	41 ~ 50	50 以上
男性	195.5	193.4	166.2	157.8	158.7	154.1	149.1
女性	172.5	181.7	154.1	146.5	146.4	142.4	138.6

在临床工作中，常用基础代谢率的相对值表示测定结果，其计算公式为：

$$基础代谢率（相对值）= \frac{实际测得值 - 正常平均值}{正常平均值} \times 100\%$$

基础代谢率的相对值在 ±15% 以内都属正常，如果超过 ±20%，则可能是病理情况。当甲状腺功能亢进时，基础代谢率可比正常值高出 25% ~ 80%；当甲状腺功能减退时，基础代谢率可比正常值低 20% ~ 40%。因此，基础代谢率的测定对甲状腺疾病的诊断具有一定的意义。此外，体温每升高 1℃，基础代谢率将升高 13% 左右。

第二节 体温及其调节

一、体温

在各种环境温度下，人体各部位的温度并不相同，但脑和躯干核心部位的温度却能保持相对稳定。因此，通常将体温分为核心部分的温度（即体核体温）和体表部分的温度（即体壳体温）。生理学上所说的体温（body temperature）是指机体深部的平均温度，即体核体温。人体的新陈代谢是以酶促反应为基础的，酶必须在适宜的温度条件下才具有较高的活性。机体相对稳定的温度是维持新陈代谢和生命活动的重要因素。当某些原因使体温发生异常时，若超过一定界限，将会危及生命。当脑温超过42℃时，脑功能将严重受损，因此，如发热、中暑等体温异常升高时，应及时降温以防止脑温过度升高；当体温超过44~45℃时，可因机体蛋白质发生不可逆变性而致死。体温过低时，神经系统功能降低，当体温低于34℃时可出现意识障碍，低于30℃时可导致神经反射消失，心脏内兴奋传导系统功能异常。当体温进一步下降低于28℃时，可引起心搏骤停。

（一）体温及正常值

由于机体内不同组织器官的能量代谢率不一样，使得各器官的温度有一定的差别。其中肝脏在全身各器官中温度是最高的，约38℃；脑的温度也接近38℃；肾、十二指肠和胰腺等器官的温度较低；直肠温度则更低。血液在不同组织器官之间循环往复的流动是体内传递热量的重要途径，使得不同组织器官之间的热量迅速得到交换，使体内各部分的温度趋于一致。因此，血液的温度可以看成是机体深部的平均温度。由于血液温度不易测量，所以临床上通常通过测量直肠温度、口腔温度和腋窝温度来代表体温。直肠温度最高，正常值为36.9~37.9℃，较接近机体深部的温度，测量时需将温度计插入直肠6cm以上。口腔温度的正常值为36.7~37.7℃，测量时需将温度计放于舌下，双唇紧闭，以免受吸入气体的影响。由于哭闹的小孩和精神病患者不能配合测量，所以不宜测口腔温度。腋窝温度的正常值为36.0~37.4℃，测量时需要让被测者将上臂紧贴胸壁，使腋窝紧闭，并且保持腋窝干燥，测量时间需5~10分钟。腋窝温度测量简便易行，在临床和日常生活中被广泛应用。

（二）体温的生理性波动

正常情况下，人体的体温保持相对稳定。在生理情况下，体温可因一些因素而发生变化，但波动幅度一般不超过1℃。

1. 昼夜变化 正常体温在一昼夜中呈周期性波动：清晨2~6时体温最低，午后1~6时最高。人体体温的这种昼夜周期性波动称为昼夜节律或日节律。体温的日节律取决于机体的内在因素，而与精神活动或肌肉活动状态等无关。目前认为，体温的日节律受下丘脑控制，下丘脑的视交叉上核可能是机体各种日节律的控制中心。

2. 性别的影响 通常情况下，成年女性的平均体温比男性高0.3℃。此外，育龄期女性的基础体温随月经周期发生规律性变化（图7-2）。基础体温指在基础状态下的体温，一般在早晨起床前测定。在月经周期中，从月经期到排卵之前体温较低，排卵日体温最低，排卵后体温升高0.3~0.6℃。临床上，通过测定成年女性月经周期中基础体温的变化，有助于了解被测者有无排卵和排卵的日期。目前认为，排卵后体温的升高与黄体分泌的孕激素的产热效应有关。

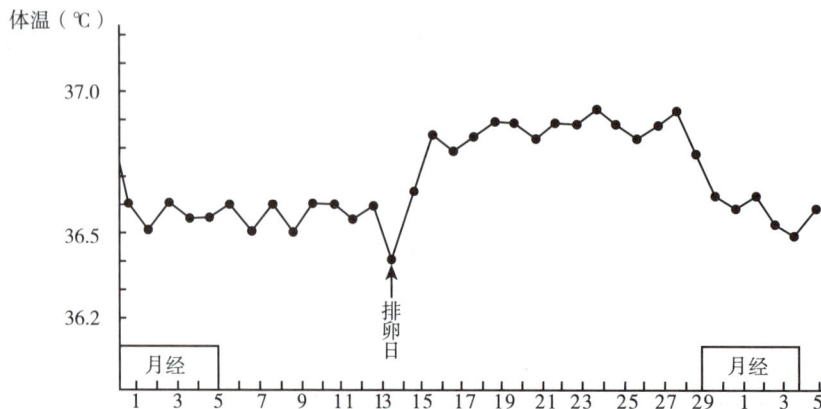

图7-2　女性月经周期中基础体温的变化

3. 年龄的影响　一般来说，儿童和青少年的体温较高，老年人因基础代谢率低而体温偏低。新生儿，尤其是早产儿，因体温调节中枢发育还不成熟，调节体温的能力较差，故体温易受环境因素的影响而发生变化。如给新生儿洗澡时，不注意保温，体温可降低 2～4℃。当环境温度下降时，婴幼儿和老年人需要加强护理，注意保暖。

4. 肌肉的活动　运动时肌肉活动增强，能量代谢增强，产热量明显增加，可致体温升高，剧烈运动可使体温升高 1～2℃。所以，临床上测量体温应让受试者先安静休息一段时间再测量。在给小孩测量体温时应避免其哭闹。

二、机体的产热和散热

人体之所以能维持体温的相对稳定，是因为在体温调节中枢控制下，机体产热和散热两个生理反应取得的动态平衡。这种产热与散热之间保持相对平衡的状态，称为体热平衡。

（一）机体的产热

1. 主要产热器官　机体内部的热量是由营养物质在组织细胞内进行分解代谢及机体在利用 ATP 时产生的。因此，组织器官代谢水平高，产热量大；反之，则产热量小。从表 7-4 中可看出对体温影响较大的产热器官主要是内脏和骨骼肌。当机体处于安静状态时，主要由内脏产热，其产热量约占全身产热量的 56%，其中以肝脏组织产热最高。虽然安静时骨骼肌的产热量只占 18%，由于骨骼肌总重量占体重的 40%，具有巨大的产热潜力，在运动和劳动时骨骼肌产热量可达全身产热量的 90%，成为主要的产热器官。

表 7-4　几种组织器官在不同状态的产热量

组织器官	占体重的百分比（%）	占机体总产热量的百分比（%）	
		安静状态	运动或劳动
脑	2.5	16	3
内脏	34	56	22
肌肉	40	18	73
其他	23.5	10	2

2. 产热形式　机体有多种产热形式，如基础代谢产热、骨骼肌运动产热、食物的特殊动力效应产热等。当机体处于寒冷环境中，主要通过战栗产热和非战栗产热两种形式来增加产热量，以维持体温的稳定。

（1）战栗产热　在寒冷环境中，骨骼肌在肌紧张增强的基础上，伸肌和屈肌同时发生不随意的节律性收缩。此时骨骼肌不做外功，能量全部转化为热能，使机体在寒冷环境中保持体热平衡，维持体温相对稳定。

（2）非战栗产热　又称代谢产热，是一种通过提高组织代谢率来增加产热的形式。非战栗产热作用最强的组织是分布在肩胛下区、颈部大血管周围、腹股沟等处的褐色脂肪组织。褐色脂肪组织产热量大，但成年人体内含量很少，新生儿体内则较多。新生儿体温调节功能尚不完善，不能发生战栗产热，故在寒冷环境下主要通过非战栗产热以维持体温。

3. 产热活动的调节

（1）体液调节　甲状腺激素是调节非战栗产热的最重要的体液因素，当机体暴露在寒冷环境中数周时，甲状腺的活动明显增强，并分泌大量甲状腺激素，基础代谢率可增加 20%～30%。甲状腺激素的作用特点是起效慢、持续时间长。肾上腺素、去甲肾上腺素和生长激素等也能促进非战栗产热，作用特点是起效快、持续时间短。

（2）神经调节　寒冷刺激可使下丘脑后部的战栗中枢兴奋，经传出通路至脊髓前角运动神经元，从而引起战栗。还可使交感神经兴奋，引起肾上腺髓质分泌肾上腺素和去甲肾上腺素增多，使机体产热量增加。同时引起下丘脑和腺垂体分别释放促甲状腺释放激素和促甲状腺素，从而促进甲状腺合成和分泌甲状腺激素。

（二）机体的散热

1. 散热的部位　人体主要的散热途径有皮肤、呼吸道、消化道、泌尿器官等。其中人体85%的热量通过血液循环经皮肤散发，所以皮肤是人体最主要的散热部位。

2. 皮肤的散热方式　主要有辐射散热、传导散热、对流散热和蒸发散热。

（1）辐射散热（thermal radiation）　是指机体以热射线的形式将体热传递给外界较冷环境的一种散热方式。人体在环境温度21℃、裸体情况下，约有60%的热量是由辐射方式散发的。其散热量的多少取决于皮肤与周围环境之间的温度差和机体的有效辐射面积。皮肤与外界环境的温度差越大，有效辐射面积越大，辐射散热量也就越多；反之，温度差和有效辐射面积越小，辐射散热量就越少。当环境温度高于皮肤温度时，机体不仅不能通过辐射散热，还会吸收周围环境中的热量。由于四肢的表面积较大，因此是辐射散热的主要部位。

（2）传导散热（thermal conduction）　是指机体将热量直接传递给同它接触的温度较低的物体的一种散热方式。其散热量的多少取决于皮肤与接触物体的温度差、接触面积的大小和接触物体的导热性等。在体内由于脂肪的导热性较差，肥胖者皮下脂肪较厚，身体深部的热量不易传向体表，因此在炎热的天气特别容易出汗。水和冰的导热性能好，所以临床上常用冰袋、冰帽给高热患者降温。

（3）对流散热（thermal convection）　是指通过气体流动来散发热量的一种散热方式，它是传导散热的一种特殊形式。当皮肤温度高于环境温度时，体内的热量通过皮肤传给与之接触的气体，使其温度升高、密度变小移动离开皮肤，而周围较冷的空气又补充进来。其散热量的多少，取决于皮肤与周围环境之间的温度差和机体的有效散热面积，还与风速有关。风速越快，散热量就越多；反之，散热量越少。

（4）蒸发散热（evaporation）　是指水分在体表发生汽化时吸收热量而散发体热的一种散热方式。在人体的正常体温条件下，体表每蒸发1g水可使机体散发2.43kJ的热量。影响蒸发散热的主要因素有环境温度、湿度和风速等。当环境温度为21℃时，约70%的体热靠辐射、传导和对流的方式散发，约29%的体热由蒸发散发。当环境温度升高时，皮肤和环境之间的温度差减小，辐射、传导和对流的散热量减少，而蒸发的散热量增多；当环境温度等于或高于皮肤温度时，机体通过辐射、传导和对流方式的散热停止，此时蒸发散热是机体唯一有效的散热方式。临床上对高热患者采用酒精、温水擦浴进行散热降温，就是利用蒸发的原理。

蒸发散热有两种形式：不感蒸发和出汗。

1）不感蒸发（insensible perspiration）　是指体内的水分从皮肤和黏膜表面不断渗出而被汽化的一种散热方式。因与汗腺活动无关，也称不显汗。在环境温度低于30℃时，人体通过不感蒸发丢失的水相当恒定。不感蒸发每天蒸发水量约1000ml，其中皮肤蒸发量为600～800ml，呼吸道黏膜蒸发量为200～400ml。在肌肉活动或发热状态下，不感蒸发可增加。婴幼儿不感蒸发的速率比成人大，因此在缺水的情况下，更容易发生严重脱水。在临床上给患者补液时，应注意补充由不感蒸发丢失的这部分体液量。不感蒸发受体温和环境温度的影响较大，体温每升高1℃时，不感蒸发量增加约15%。

2）出汗（sweating）　是指汗腺通过分泌汗液可有效带走大量体热，在皮肤表面出现明显汗滴，又称可感蒸发。人在安静状态下，当环境温度升高到30℃左右时，开始发汗。如果空气湿度大，且衣着较多时，环境温度在25℃时便可引起发汗。当进行劳动或运动时，即使环境温度在20℃以下也可出现发汗，而且汗量较多。通过汗液蒸发散发大量的体热，防止体温升高，与机体的体温调节密切相关。蒸发散热受空气的湿度影响较大，空气湿度越大，蒸发散热量就越少。因此，在高温高湿的环境中，由于汗液蒸发困难，蒸发散热量减少，造成热量在体内蓄积，引起体温升高，容易发生中暑。

知识链接

热射病

热射病即重症中暑，是由于暴露在高温高湿环境中身体体温调节功能失衡，导致机体核心温度迅速升高，超过40℃，伴有皮肤灼热、意识障碍（如谵妄、昏迷）及多器官功能障碍的严重致命性疾病。患者主要特征是体温升高和中枢神经系统功能障碍。中枢神经系统症状有谵妄、嗜睡、行为怪异、幻觉等，部分患者后期可遗留长期的中枢神经系统损害。

预防热射病最有效的措施是避免在高温高湿和不通风的环境中停留或活动，合理安排工作时间、保证充分的休息时间，及时补充防暑降温饮料、避免脱水，从而减少热射病的发生。如发现患者有极度虚弱、意识模糊、精神错乱等情况时，应立即将患者转移到阴凉的地方，迅速给患者降温，同时拨打急救电话。

3. 散热的调节

（1）皮肤血流量的调节　皮肤和环境之间的温度差影响着机体的辐射、传导和对流散热方式的散热量，而皮肤的温度与皮肤的血流量有关。机体可以通过交感神经调节皮肤血管口径，改变皮肤血流量，控制皮肤温度，从而调节机体的散热量。在寒冷环境中，交感神经的紧张性增强，皮肤血管收缩，动－静脉吻合支关闭，皮肤血流量减少，皮肤温度降低，散热量减少，防止体热散失。在炎热环境中，交感神经的紧张性降低，皮肤血管扩张，动－静脉吻合支开放，皮肤血流量增加，皮肤温度升高，散热量增多。

（2）出汗的调节　汗腺分布于全身皮肤，主要受交感神经支配，其节后纤维为胆碱能纤维。当体温升高或较强温热刺激作用于皮肤的热感受器时，交感神经兴奋，神经纤维末梢释放乙酰胆碱增多，作用于M受体，使汗腺分泌汗液增多。出汗分为温热性出汗和精神性出汗，由温热刺激引起的出汗称为温热性出汗；精神紧张或情绪激动引起的出汗称为精神性出汗。

三、体温调节

机体体温调节有自主性体温调节（autonomic thermoregulation）和行为性体温调节（behavioral thermoregulation）两种方式。自主性体温调节是在下丘脑体温调节中枢的控制下，随机体内外环境温热性刺激信息的变化，通过调节皮肤血流量、发汗、寒战等生理反应，使机体的产热和散热保持动态平衡，以维持体温的相对恒定。行为性体温调节是指人有意识地通过一定的行为活动对体温进行调节。

（一）自主性体温调节

自主性体温调节主要通过反馈控制系统实现对体温的调节，维持体温的相对恒定。反馈控制系统由温度感受器、体温调节中枢和效应器三部分组成。

1. 温度感受器　根据分布的部位，可将温度感受器分为外周温度感受器和中枢温度感受器；根据感受温度的性质，可将温度感受器分为热感受器和冷感受器。

（1）外周温度感受器　是指位于皮肤、黏膜、内脏和肌肉等处对温度变化敏感的游离神经末梢，包括热感受器和冷感受器。当局部温度升高时，热感受器兴奋；当温度降低时，冷感受器兴奋。皮肤中的冷感受器数量较多，对寒冷刺激比较敏感。

（2）中枢温度感受器　是指分布于中枢神经系统内对温度变化敏感的神经元，包括热敏神经元（温度升高时放电频率增加）和冷敏神经元（温度降低时放电频率增加）。当局部组织温度变动0.1℃

时，温度敏感神经元的放电就会发生变化。在下丘脑的视前区－下丘脑前部（PO/AH）中，热敏神经元的数量较多，而在脑干网状结构和下丘脑的弓状核中，冷敏神经元数量较多。

2. 体温调节中枢　从脊髓到大脑皮层的整个中枢神经系统中都存在参与体温调节的神经元。动物实验表明调节体温的基本中枢位于下丘脑，而 PO/AH 是维持体温相对恒定最重要的体温调节中枢，也是体温调节中枢整合机构的中心部位。

3. 体温调定点学说　从 20 世纪 70 年代开始，人们用体温调节的体温调定点学说来解释机体在各种环境温度下保持体温相对恒定的机制。该学说认为，体温的调节类似于恒温器的调节，PO/AH 的中枢温度敏感神经元可能在体温调节中起调定点作用。所谓调定点是指机体设定的一个温度值，一般正常人体温调定点为 37℃。当体温高于 37℃ 时，热敏神经元兴奋，体温调节中枢促使机体散热增加，产热减少，使体温降至 37℃；当体温低于 37℃ 时，冷敏神经元兴奋，体温调节中枢促使机体产热增加，散热减少，使体温回升到 37℃。这样，机体的体温能始终保持在 37℃ 左右的水平。

临床上由某些细菌或病毒等致热原引起的发热能引起调定点上移，如上移至 39℃。若此时体温低于调定点，体温调节中枢发出指令，刺激冷敏神经元兴奋，加强产热，抑制散热，患者出现畏寒、寒战、皮肤血管收缩等产热反应，直至体温上升至 39℃。此时，产热和散热反应在新的调定点达到平衡。当致热原被清除后，调定点回降至 37℃，此时 39℃ 的体温使热敏神经元兴奋，抑制产热，增强散热，患者出现皮肤血管扩张、出汗等退热的临床表现。临床上某些药物，如阿司匹林可将致热原升高的调定点调至正常水平而发挥解热作用。所以，致热原引起的发热是由于调定点上移所致，体温调节功能并无障碍，属于调节性体温升高。

（二）行为性体温调节

行为性体温调节和自主性体温调节互相补充。如：人体在不同的环境温度中，为了保暖或散热会有意识地通过改变姿势、增减衣着、使用空调等行为活动，以维持体热平衡。

💡 **素质提升**

黄香孝亲

黄香小时候，家境十分贫寒。冬夜里，天气特别寒冷。黄香为让父亲少挨冷受冻，晚上他悄悄走进父亲的屋子里，帮父亲铺好床，然后脱了衣服，钻进父亲的被窝里，用自己的体温，给父亲暖被窝。夏天，黄香家的房子里格外闷热，而且蚊蝇很多。晚上，黄香的父亲和邻居们都在屋外的院子里乘凉。黄香为了让父亲睡觉更踏实，便在屋里一边看书，一边用扇子把屋里的蚊子和苍蝇给赶出去，屋里也显得凉快些。黄香用自己的孝敬之心，暖了父亲的心。人们说："从小就懂得孝敬父母的人，也一定懂得爱百姓，爱自己的国家。"他长大后，人们都推选他做当地的父母官。正如大家所料，黄香果然不负众望，为当地老百姓做了很多好事，他孝敬父母的故事也千古流传。

目标检测

一、单项选择题

1. 既可贮能又可直接供能的物质是（　　）

A. 肝糖原　　　　　　　　B. 脂肪酸　　　　　　　　C. 葡萄糖

　　D. 磷酸肌酸　　　　　　E. 三磷酸腺苷

2. 影响能量代谢最显著的因素是（　　）

　　A. 年龄差异　　　　　　B. 精神活动　　　　　C. 肌肉活动

　　D. 进食　　　　　　　　E. 环境温度

3. 机体安静时主要的产热器官是（　　）

　　A. 肝脏　　　　　　　　B. 肺　　　　　　　　C. 脑

　　D. 肾脏　　　　　　　　E. 骨骼肌

4. 人在寒冷环境中，主要增加产热量的方式是（　　）

　　A. 战栗产热　　　　　　B. 非战栗产热　　　　C. 交感神经兴奋

　　D. 内脏代谢加强　　　　E. 某些激素分泌增加

5. 人体在常温安静时，机体散热的主要方式是（　　）

　　A. 传导　　　　　　　　B. 蒸发　　　　　　　C. 对流

　　D. 辐射　　　　　　　　E. 不感蒸发

6. 调节体温的基本中枢在（　　）

　　A. 大脑皮质　　　　　　B. 下丘脑　　　　　　C. 脊髓

　　D. 延髓　　　　　　　　E. 脑干网状结构

二、思考题

1. 简述影响能量代谢的因素。

2. 简述机体的主要产热器官。

（王　颖）

第八章　肾的排泄功能

◎ 学习目标

1. 通过本章学习掌握尿生成的基本过程；排泄、肾小球滤过率和滤过分数的概念；肾小球滤过的动力；影响肾小球滤过的因素；肾小管和集合管的重吸收和分泌；渗透性利尿；抗利尿激素和醛固酮的生理作用及其分泌的调节；尿量正常值及多尿、少尿和无尿的概念。熟悉肾的自身调节；排尿异常。了解尿液的浓缩和稀释；血浆清除率的概念及其测定的意义；尿液的排放。

2. 学会应用所学知识解释水利尿和渗透性利尿的异同，具有应用所学知识分析临床常见多尿和少尿的产生机制的能力。

排泄（excretion）是指机体将新陈代谢的终产物、进入体内的异物以及体内过剩的物质通过血液循环由排泄器官排出体外的过程。人体主要的排泄途径有：①呼吸器官，通过呼吸道排出 CO_2、少量水分和挥发性物质等；②消化器官，唾液腺可排出少量的铅和汞，消化道可排泄胆色素和无机盐等，食物经消化吸收后留下的残渣由直肠排出，因未进入血液，故不属于排泄；③皮肤，以不感蒸发和可感蒸发（发汗）的形式排出水、少量 NaCl、乳酸、尿素等；④肾脏，机体主要的排泄器官。

肾的功能：①排泄功能，通过生成尿液和排放尿液，清除机体内代谢终产物以及进入体内的异物，完成排泄功能；②维持内环境稳定，通过调节尿量及尿的理化性质，维持机体内的水、电解质及酸碱平衡，维持内环境稳定；③内分泌功能，肾也是一个内分泌器官，合成和释放肾素、促红细胞生成素等，肾的 α-羟化酶可使 25-羟维生素 D_3 转化为 1,25-二羟维生素 D_3。本章主要阐述肾的排泄功能。

≫ 情境导入

情景描述　病例1：患者，男，11岁，进行性少尿8天，130~150ml/d，诊断为急性肾小球肾炎。

病例2：患者，女，27岁，产后大出血，出现少尿、无尿。

病例3：患者，男，36岁，肾结石坠入输尿管，出现无尿。

讨论　1. 急性肾小球肾炎为何出现无尿？

2. 病例2患者出现少尿、无尿的原因是什么？

3. 病例3患者出现无尿的原因是什么？

第一节　肾的解剖和血液循环特点

一、肾的解剖特点

（一）肾单位和集合管

肾单位是肾的结构和功能单位，人一侧肾约有100万个肾单位。肾单位由肾小体和肾小管组成（图8-1）。肾小体由肾小球和肾小囊组成。肾小球是由入球小动脉反复分支吻合形成的一团毛细血管球，毛细血管球最后汇合为出球小动脉。肾小囊为肾小管起始部的杯状凹陷，分脏、壁二层，二层之间的囊状间隙为肾小囊腔。壁层（外层）为单层扁平上皮，与肾小管上皮细胞相延续。脏层（内层）的上皮细胞形态特殊，包在肾小球毛细血管外面，称为足细胞。肾小管由近端小管、髓袢细段、远端小管三段构成。近端小管与肾小囊腔续接，包括近曲小管和髓袢降支粗段。髓袢细段由降支细段和升支细段构成。远端小管包括髓袢升支粗段和远曲小管，远曲小管末端与集合管相连。集合管全长 20 ~ 38mm，分弓形集合管、直集合管和乳头管。肾单位是尿生成的结构基础。集合管不包括在肾单位内，但在尿生成和尿的浓缩和稀释过程中发挥重要作用。

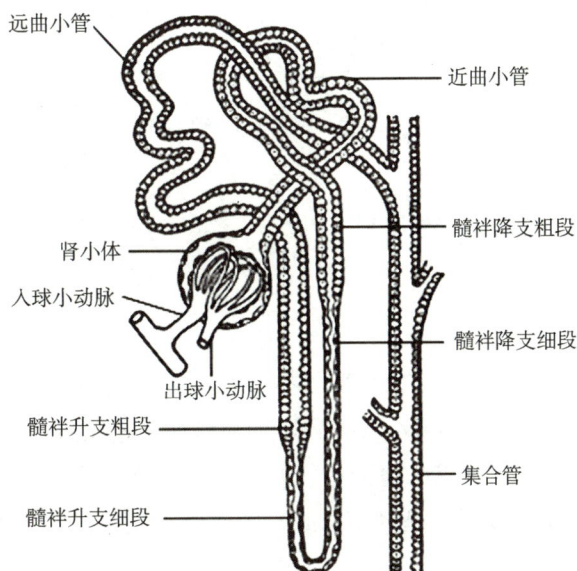

图 8 - 1　肾单位示意图

按其所在部位不同，肾单位分为皮质肾单位与近髓肾单位。皮质肾单位占 85% ~ 90%，近髓肾单位较少，占 10% ~ 15%（表 8 - 1）。

表 8 - 1　皮质肾单位和近髓肾单位

	皮质肾单位	近髓肾单位
数量	多（85% ~ 90%）	少（10% ~ 15%）
肾小球体积	较小	较大
小 A 口径	$A_入 : A_出 = 2 : 1$	$A_入 \leq A_出$
髓袢长度	短，只达外髓层	长，深入内髓，甚至达乳头部
$A_出$ 分支	形成毛细血管，分布于皮质部的肾小管周围	形成 U 形直小血管
肾素含量	多	几乎没有
功能	生成尿液	参与尿的浓缩与稀释

（二）球旁器

球旁器又称近球小体，包括球旁细胞、致密斑和球外系膜细胞（图 8 - 2）。球旁细胞是近肾小体的入球小动脉管壁平滑肌细胞分化而成的上皮样细胞，胞质内有分泌颗粒，颗粒内有肾素，它是一种蛋白水解酶，可使血浆中的血管紧张素原转变成血管紧张素 I。致密斑是由靠近肾小球处的髓袢升支粗段上皮细胞变高变密形成，能感受小管液中 Na^+ 浓度的变化。球外系膜细胞是指存在于入球小动脉、出球小动脉和致密斑之间的一群细胞，具有吞噬和收缩功能。

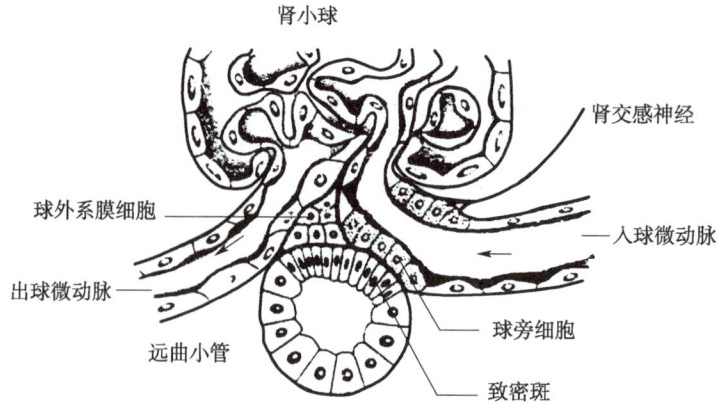

图 8 - 2 球旁器示意图

二、肾的血液循环特点及其调节

(一)肾的血液循环特点

1. 血流量大 肾是体内血液供应最丰富的器官之一,尽管两肾仅占体重的5%,但安静时两肾的血流量为心输出量的20% ~25%,达1200ml/min。肾脏的高血流量才能满足其排泄功能的需要。

2. 肾血流量分布不均匀 流经肾脏的血液中,94% ~95%流向肾皮质,5% ~6%供应外髓,其余不到1%供应内髓。肾小体位于肾皮质,是肾小球滤过的部位,流经肾的血液大多数供给肾皮质,有利于肾小球滤过。

3. 两套毛细血管网 肾脏内存在两套毛细血管网,即肾小球毛细血管网和肾小管周围毛细血管网。肾动脉入肾后经数次分支形成入球小动脉,入球小动脉分支并相互吻合形成肾小球毛细血管网,为第一套毛细血管网,然后汇集成出球小动脉,离开肾小体。出球小动脉再次分支形成肾小管周围毛细血管网,也就是第二套毛细血管网,再汇合成小静脉,最终汇集形成肾静脉离开肾。由于入球小动脉口径是出球小动脉的2倍,肾小球毛细血管网的血压高,有利于肾小球的滤过;肾小管周围毛细血管的血压低,血浆胶体渗透压高,有利于肾小管的重吸收。

(二)肾血流量的调节

肾血流量的调节包括自身调节、神经调节和体液调节。

1. 肾血流量的自身调节 通常情况下,肾血流量主要靠自身调节来维持相对稳定,肾动脉灌注压在80 ~180mmHg 范围内变动时,肾血流量保持相对稳定,称为肾血流量的自身调节。

关于自身调节的机制,有人提出肌源学说来解释。此学说认为,当肾灌注压增高时,入球小动脉因灌注压增加而受到牵张刺激,这使得入球小动脉平滑肌的紧张性加强,血管口径相应地缩小,血流阻力便相应地增大,以对抗灌注压的增高,保持肾血流量稳定;而当灌注压减小时则发生相反的变化。

2. 肾血流量的神经和体液调节 在一些生理因素(如剧烈活动等)和病理因素(如大失血等)下,则通过神经和体液调节,使全身血液重新分配,肾血流量减少,滤过率降低,尿量减少。肾交感神经活动加强时,引起肾血管收缩,肾血流量减少。调节肾血流量的体液因素较多,主要有肾上腺素、血管升压素和血管紧张素等,可使肾血管收缩,肾血流量减少;而血管内皮细胞释放一氧化氮和前列腺素可使肾血管舒张。

第二节 尿的生成过程

尿是在肾生成的，其过程包括肾小球的滤过、肾小管和集合管的重吸收以及肾小管和集合管的分泌和排泄三个环节。

一、肾小球的滤过

肾小球的滤过作用（glomerular filtration）是指血液流经肾小球毛细血管时，血浆中的水和小分子溶质透过滤过膜进入肾小囊形成原尿的过程。实验证明，从肾小囊腔取出的原尿，除了蛋白含量极微之外，各种晶体物质的含量、晶体渗透压以及酸碱度等都与血浆基本相同（表8-2），可见，原尿是血浆的超滤液。

表8-2 血浆、原尿和终尿中主要物质比较

成分	血浆（g/L）	原尿（g/L）	终尿（g/L）	浓缩倍数	重吸收率（%）
Na$^+$	3.3	3.3	3.5	1.1	99
K$^+$	0.2	0.2	1.5	7.5	94
Cl$^-$	3.7	3.7	6.0	1.6	99
碳酸根	1.5	1.5	0.07	0.05	99
磷酸根	0.03	0.03	1.2	40.0	67
尿素	0.3	0.3	20.0	67.0	45
尿酸	0.02	0.02	0.5	25.0	79
肌酐	0.01	0.01	1.5	150.0	0
氨	0.001	0.001	0.4	400.0	0
葡萄糖	1.0	1.0	0	0	100
蛋白质	80.0	0	0		
水					99

单位时间内（每分钟）两肾生成的原尿量称为肾小球滤过率（glomerular filtration rate，GFR）。正常成年人肾小球滤过率约为125 ml/min，每昼夜两肾生成的原尿量可达180L。临床上常用肾小球滤过率来评价肾功能的损伤程度。肾小球滤过率和每分钟肾血浆流量的比值称为滤过分数（filtration fraction，FF）。若肾血浆流量为660ml/min，则滤过分数约为19%。这表明当血液流经肾时，约有1/5的血浆由肾小球滤过到肾小囊腔中形成原尿。

（一）滤过膜及其通透性

1. 滤过膜的组成 肾小球滤过膜是由毛细血管内皮细胞、基膜和肾小囊上皮细胞等三层结构组成。肾小球毛细血管内皮细胞间有许多小孔，直径为50~100nm，称为窗孔。水和小分子溶质（如各种离子、尿素、葡萄糖及小分子蛋白质）可以自由通过，但血细胞不能通过。基膜层是由水和凝胶形成的纤维网结构，属非细胞性的。基膜上有直径4~8nm的网孔，允许水和部分溶质通过，是阻止血浆蛋白滤过的重要屏障。肾小囊上皮细胞具有足突，相互交错的足突之间形成滤过裂隙，裂隙表面覆盖着一层滤过裂隙膜，膜上有直径4~14nm的孔，可限制蛋白质的通过，它是滤过的最后一道屏障。以上三层结构中的微孔组成了滤过膜的机械屏障。由于基膜上的微孔直径最小，一般认为它是滤过膜机械屏障的主要部分。同时在滤过膜的各层，均覆盖着一层带负电荷的糖蛋白，这些物质起着电学屏障的作用。

2. 滤过膜的通透性 分子量大小及所带电荷的性质决定着物质通过滤过膜的能力。一般而言，凡

分子量小于 69000，有效半径小于 2.0nm 的带正电荷或中性电荷物质均可被自由滤过，如水、Na^+、尿素、葡萄糖等；有效半径大于 4.2nm 的物质不能滤过；而有效半径在 2.0～4.2nm 之间的各种物质，则随有效半径增大滤过能力逐渐降低。可见一般物质分子量为 70000 作为肾小球滤过的界限，分子量大于 70000 的物质完全不能滤过。尽管血清中血浆白蛋白分子量为 69000，有效半径只有 3.6nm，但因带负电荷，不能通过电学屏障；而 Cl^-、HCO_3^-、HPO_3^- 和 SO_4^{2-} 等虽然带负电荷，但因有效半径很小，故容易通过滤过膜。滤过膜对物质通过所具有的这种高度选择性，对原尿的质起着决定性作用。

（二）有效滤过压

有效滤过压（effective filtration pressure，EFP）是肾小球滤过的直接动力，与组织液的生成类似。促使肾小球滤过的动力包括肾小球毛细血管血压和肾小囊内超滤液的胶体渗透压，但是超滤液中蛋白质含量极少，胶体渗透压可忽略不计。阻止肾小球滤过的力是血浆胶体渗透压和肾小囊内压。因此，它涉及三种力量（图 8-3），即肾小球有效滤过压 = 肾小球毛细血管血压 -（血浆胶体渗透压 + 肾小囊内压）。

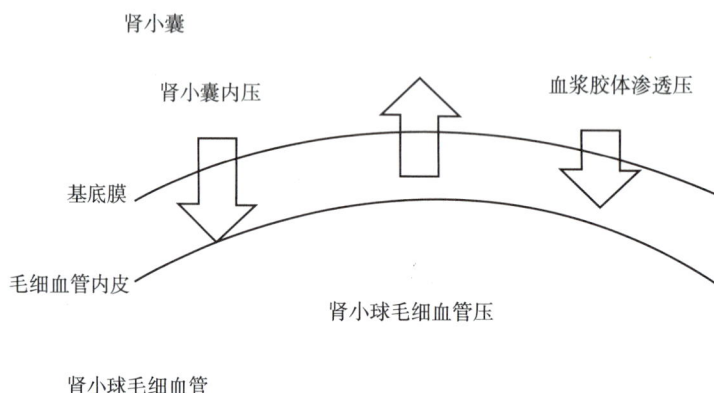

图 8-3　有效滤过压示意图

用微穿刺技术发现在入球小动脉端和出球小动脉端毛细血管血压几乎相等，约为 45mmHg，肾小囊内压恒定，约为 10mmHg。因此，肾小球毛细血管不同部位有效滤过压的大小，主要取决于血浆胶体渗透压的变化。血液自入球小动脉端向出球小动脉端流动的过程中，随着水分子和晶体物质不断被滤出，血浆胶体渗透压不断升高，有效滤过压则逐渐减小。当血浆胶体渗透压升高达 35mmHg 时，有效滤过压降为零，则滤过停止，称为滤过平衡。因此，尽管肾小球毛细血管全长都具有滤过功能，但从入球小动脉端和出球小动脉端移行过程中，只有有效滤过压为零之前的一段毛细血管才产生滤过作用。

（三）影响肾小球滤过的因素

1. 有效滤过压　肾小球毛细血管血压、血浆胶体渗透压和肾小囊内压中任何一个因素发生改变，都会影响有效滤过压的高低，进而改变肾小球滤过率。

（1）肾小球毛细血管血压　由于肾血流量具有自身调节机制，当动脉血压在 80～180mmHg 范围内变动时，肾小球毛细血管血压保持相对稳定，肾血流量保持相对恒定，从而使肾小球滤过率基本不变。但当动脉血压降低到 80mmHg 以下时，则超出了肾血流自身调节的范围，肾小球毛细血管血压降低，有效滤过压降低，肾小球滤过率减少。机体大出血时，全身血压显著降低，肾小球毛细血管血压降低，有效滤过压降低，可出现尿量减少或无尿的现象。

（2）血浆胶体渗透压　机体在正常情况下，血浆胶体渗透压不会大幅度变动。但当血浆蛋白浓度降低时，血浆胶体渗透压降低，有效滤过压升高，肾小球滤过率增加。某些疾病可导致血浆蛋白浓度明显下降，或因静脉输入大量生理盐水时，血浆蛋白被稀释导致胶体渗透压下降，有效滤过压升高，肾小球滤过率增加。

（3）肾小囊内压　是对抗肾小球滤过的因素。在正常情况下，肾小囊内压是比较稳定的。当肾盂或输尿管结石，腹膜后肿物压迫输尿管或其他原因导致尿路阻塞时，因肾小囊内液体流出不畅使肾小囊内压升高、有效滤过压降低，肾小球滤过率下降。

2. 滤过膜的面积和通透性　肾小球毛细血管总面积在 $1.5m^2$ 以上，正常生理情况下，滤过膜的面积和通透性保持稳定。但在病理情况下，如急性肾小球肾炎时，因肾小球毛细血管的管腔变窄，使有效滤过面积减少，肾小球滤过率降低，可导致少尿甚至无尿。另外滤过膜上带负电荷的糖蛋白减少时，由于电学屏障减弱，滤过膜通透性增大，血浆蛋白质滤出，可出现蛋白尿，甚至血尿。

3. 肾血浆流量　通过改变滤过平衡点的位置使有效滤过面积发生改变，进而影响肾小球滤过率。肾血浆流量增加时，肾小球毛细血管内血浆胶体渗透压升高的速度和有效滤过压下降的速度均变慢，滤过平衡点向出球小动脉端移动，产生滤过作用的毛细血管长度增加，使有效滤过面积增大，肾小球滤过率升高。休克时，肾血管收缩，肾血浆流量下降，血浆胶体渗透压上升的速度和有效滤过压下降的速度均加快，滤过平衡点向入球小动脉端移动，有滤过作用的毛细血管段变短，有效滤过面积减少，肾小球滤过率降低。

二、肾小管和集合管的重吸收

从肾小囊流入肾小管的原尿称为小管液。小管液中的某些物质经肾小管和集合管上皮细胞转运进入血液的过程称为肾小管和集合管的重吸收（reabsorption）。正常人两侧肾脏每天生成的原尿量达 180L，而终尿量仅为 1.5L 左右。表明原尿中的水约 99% 被肾小管和集合管重吸收，只有约 1% 的水被排出体外。

（一）重吸收的部位和方式

1. 重吸收部位　肾小管和集合管各段都具有重吸收的功能，但近端小管重吸收的物质种类最多、数量最大，是重吸收的主要部位。远端小管和集合管对水和钠的重吸收可根据机体需要进行调节，对维持机体的水、电解质及酸碱平衡具有重要意义。

2. 重吸收方式　重吸收的本质是跨膜物质转运，其方式分为被动重吸收和主动重吸收。被动重吸收包括单纯扩散、易化扩散和渗透。主动重吸收包括原发性主动转运和继发性主动转运两种。肾小管上皮细胞膜上的质子泵、钠泵和钙泵通过原发性主动转运方式分泌 H^+，重吸收 Na^+ 和 Ca^{2+}；而 Na^+ - 葡萄糖同向转运体、Na^+ - 氨基酸同向转运体、Na^+ - $2Cl^-$ - K^+ 同向转运体、Na^+ - H^+ 交换体、Na^+ - K^+ 交换体等通过继发性主动转运方式转运相应的物质。

重吸收的途径主要是跨细胞途径，其次是细胞旁途径。小管液内的溶质进入肾小管和集合管上皮细胞内，再通过基底膜进入组织间隙，称为跨细胞途径。小管液中的溶质直接通过管腔膜的紧密连接进入细胞间隙被重吸收，称为细胞旁途径。

（二）重吸收的特点

1. 选择性　肾小管和集合管对各种物质的重吸收具有选择性。原尿中的水约 99% 以上被重吸收；葡萄糖和氨基酸几乎全部被重吸收；Na^+、K^+、HCO_3^- 等可大部分被重吸收；尿素和磷酸根等可部分被重吸收；肌酐等代谢产物和进入体内的异物（如药物）则不被重吸收（表 8 - 2）。

2. 有限性　由于肾小管上皮细胞的结构（如转运体的数量有限），使得肾小管对某些物质的重吸收具有一定的限度。例如，当原尿中葡萄糖含量过多时就不能完全被重吸收而排出体外，产生尿糖。

（三）几种重要物质的重吸收

1. NaCl 和水的重吸收　小管液中的 Na^+、Cl^- 和水 99% 以上被重吸收，其中 65% ～ 70% 的 Na^+、

Cl⁻和水在近端小管被重吸收，约20%的NaCl和约15%的水在髓袢被重吸收，约12%的Na⁺、Cl⁻和一定量的水在远曲小管和集合管被重吸收。

（1）近端小管的重吸收　Na⁺在近端小管前半段主要与HCO_3^-、葡萄糖和氨基酸一起主动重吸收；在近端小管后半段，Na⁺则与Cl⁻一起被动重吸收。水则是随着NaCl等溶质的重吸收而被动重吸收。

在近端小管前半段，Na⁺与葡萄糖、氨基酸的转运及H⁺的分泌相耦联进入肾小管上皮细胞。小管液中的Na⁺经过管腔膜上的Na⁺–H⁺逆向转运和Na⁺–葡萄糖或氨基酸的同向转运，顺电–化学梯度通过管腔膜进入肾小管上皮细胞内；进入上皮细胞内的Na⁺则被细胞管周膜和基底膜上的钠泵泵至细胞间隙；进入细胞内的Na⁺被不断泵入细胞间隙，造成细胞间隙内的Na⁺浓度升高，其渗透压也随之升高，此时小管液内的水通过渗透作用进入细胞间隙；在细胞间隙靠近管腔膜一侧存在着紧密连接，当Na⁺和水的进入导致细胞间隙内的静水压增加，促使Na⁺和水通过基膜进入相邻的管外毛细血管而被重吸收。部分Na⁺和水也可能通过紧密连接回漏到小管腔内，因此，在近端小管，Na⁺的重吸收量等于主动重吸收量减去回漏量。伴随Na⁺的重吸收，细胞内外电位发生变化，加之小管液的Cl⁻浓度比管周细胞内高，Cl⁻顺其电位差和浓度差而被动重吸收（图8-4）。

在近端小管后半段，由于近端小管后半段小管液中的Cl⁻浓度较高，Cl⁻主要通过细胞旁途径顺浓度梯度被动重吸收。Cl⁻重吸收后，使管腔两侧出现电位差，驱使Na⁺顺电位梯度经细胞旁途径被动重吸收。因此，在近端小管后半段NaCl的重吸收都是被动的。又因Na⁺、Cl⁻、葡萄糖与氨基酸等物质重吸收后使细胞间液渗透压升高，水顺渗透压差经跨细胞和细胞旁途径进入组织间液，再进入血液。因此，近端小管对水的重吸收是通过渗透作用完成的。流过近端小管后的小管液仍为等渗液，此段物质的重吸收是等渗重吸收。

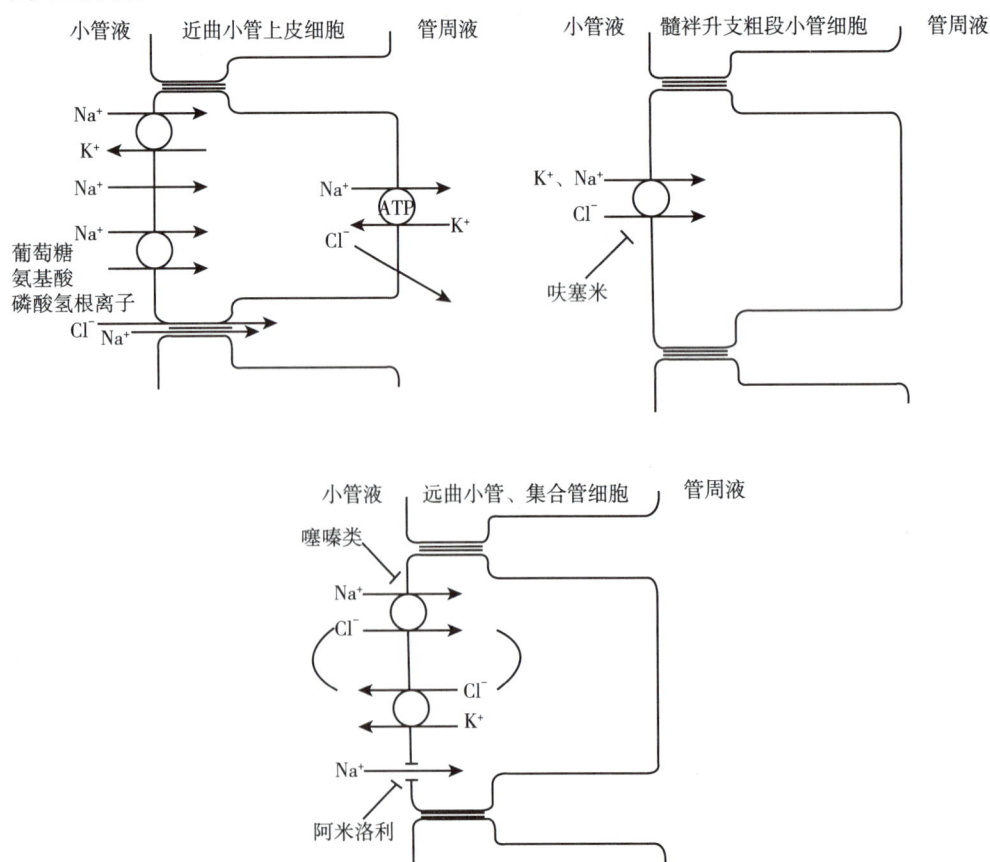

图8-4　Na⁺在各段肾小管中重吸收机制示意图

（2）髓袢细段 髓袢降支细段对 NaCl 不通透，对水通透性高，随着水的重吸收，小管液 NaCl 浓度不断增大，渗透压逐渐升高。髓袢升支细段对水不通透，但对 Na^+ 和 Cl^- 的通透性高，于是 Na^+ 和 Cl^- 不断顺浓度梯度被动被重吸收（图 8-4），使小管液渗透压逐渐降低压。

（3）髓袢升支粗段 该段对 NaCl 的重吸收在尿的稀释和浓缩机制中具有重要意义。在髓袢升支粗段的管腔膜上存在 $Na^+ - K^+ - 2Cl^-$ 同向转运体，该转运体可将小管液中 1 个 Na^+、1 个 K^+ 和 2 个 Cl^- 同向转运入上皮细胞内。进入细胞的 Na^+ 通过细胞基底侧膜钠泵泵至组织间液，Cl^- 顺浓度梯度经管周膜上的 Cl^- 通道进入组织间液，而 K^+ 则顺浓度梯度经管腔膜返回管腔内，再与同向转运体结合，继续参与 $Na^+ - K^+ - 2Cl^-$ 同向转运。由于 Cl^- 进入组织间液，K^+ 返回管腔内，因此管腔内出现正电位，它可使管腔液中的 Na^+ 顺电位梯度经细胞旁途径进入组织间液而被重吸收（图 8-4）。呋塞米和依他尼酸等利尿剂的利尿原理，即通过抑制管腔膜上 $Na^+ - K^+ - 2Cl^-$ 同向转运体的功能，使髓袢升支粗段 Na^+、Cl^- 重吸收减少，渗透压升高，水重吸收减少，导致尿量增多。

（4）远曲小管和集合管 Na^+ 和水在远曲小管和集合管的重吸收分别受抗利尿激素和醛固酮的调节，称调节性重吸收。而肾小管其余各段对 Na^+ 和水的重吸收与机体是否存在 Na^+、水不足或过剩无直接关系，称为必然性重吸收。

2. K^+ 的重吸收 小管液中的 K^+ 约 94% 被重吸收。其中 65% ~ 70% 由近端小管重吸收，25% ~ 30% 被髓袢升支粗段重吸收，远曲小管和集合管既可重吸收 K^+，也可分泌 K^+。终尿中的 K^+ 主要是由远曲小管和集合管分泌的。K^+ 的重吸收是一个逆电化学梯度进行的主动转运过程。

3. HCO_3^- 的重吸收 约 80% 的由近端小管重吸收。HCO_3^- 不易透过管腔膜，近端小管重吸收 HCO_3^- 是以 CO_2 的形式进行的。小管液中的 HCO_3^- 与上皮细胞分泌的 H^+（$Na^+ - H^+$ 交换）结合生成 H_2CO_3，后者迅速分解为 CO_2 和水，脂溶性强的 CO_2，迅速扩散进入细胞，在细胞内碳酸酐酶（carbonic anhydrase，CA）的催化下，CO_2 又与 H_2O 结合生成 H_2CO_3，后者再解离成 H^+ 和 HCO_3^-，H^+ 通过 $Na^+ - H^+$ 交换分泌到小管液中，HCO_3^- 则与 Na^+ 一起转运入血（图 8-5）。如果滤过的 HCO_3^- 量超过了分泌的 H^+，HCO_3^- 就不能全部被重吸收，便随尿排出体外。可见肾小管上皮细胞分泌一个 H^+ 就可重吸收一个 HCO_3^- 和一个 Na^+ 回血，这在体内酸碱平衡的调节中起重要作用。

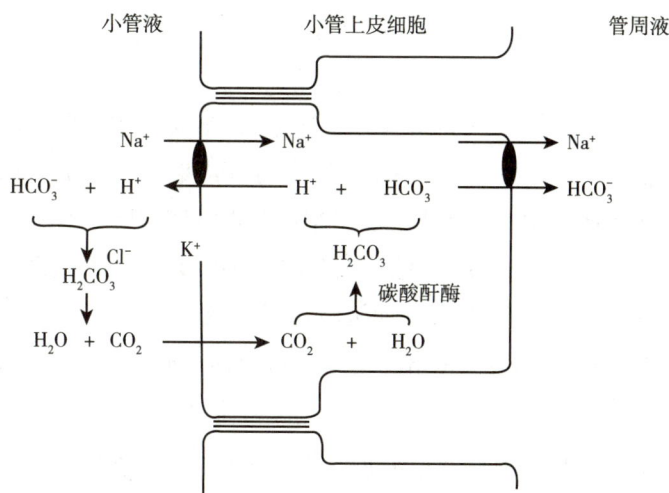

图 8-5 肾小管细胞重吸收 HCO_3^- 示意图

4. 葡萄糖的重吸收 肾小管液中的葡萄糖全部在近端小管（主要在近端小管的前半段）重吸收，属于继发性主动重吸收。管腔膜上存在有同时转运葡萄糖和 Na^+ 的同向转运体，小管液中葡萄糖和 Na^+ 与同向转运体结合后，能迅速地转运至细胞内，这种转运方式称为同向转运。进入细胞内的葡萄糖再通过易化扩散的方式透过管周膜重吸收入血。近端小管对葡萄糖的重吸收有一定的限度，当血糖浓度过160～180mg/100ml时，有一部分肾小管对葡萄糖重吸收能力已达到极限，小管液中的葡萄糖已不能全部被重吸收，此时终尿中可出现葡萄糖，称为尿糖。尿中刚开始出现葡萄糖时的最低血糖浓度，称为肾糖阈（renal glucose threshold）。当血糖浓度继续升高，尿中葡萄糖含量也随之增加。所有近端小管的上皮细胞对葡萄糖的吸收均达到极限（转运体全部饱和）时，两侧肾的全部近端小管在单位时间内重吸收葡萄糖的最大量，称为葡萄糖的吸收极限量。正常人两侧肾对葡萄糖的吸收极限量，男性为20.95mmol/min，女性为16.78mmol/min。

5. 其他物质的重吸收　小管液中氨基酸等物质的重吸收与葡萄糖的重吸收机制相同，只是转运体不同。部分尿酸在近端小管重吸收。大部分的 Ca^{2+}、Mg^{2+} 在髓袢升支粗段重吸收。滤过液中微量蛋白质则通过肾小管上皮细胞的胞饮作用而被重吸收。

三、肾小管和集合管的分泌和排泄

肾小管和集合管上皮细胞将自身代谢所产生的物质排放到小管液中的过程，称为肾小管和集合管的分泌；排泄是指肾小管和集合管上皮细胞将来自血浆中的某些物质排入小管腔的过程。通常分泌和排泄无严格界限，一般统称为分泌。分泌的主要物质有 H^+、NH_3、K^+，以及尿酸和肌酐等。

（一）H^+ 的分泌

肾小管和集合管的上皮细胞都能分泌 H^+，但主要由近端小管分泌。在小管上皮细胞内有碳酸酐酶，细胞代谢或进入细胞内的 CO_2，在碳酸酐酶的催化下，与 H_2O 结合生成 H_2CO_3，H_2CO_3 解离为 H^+ 和 HCO_3^-。在分泌 H^+ 的同时，小管液中的 Na^+ 扩散进入细胞内，称为 H^+-Na^+ 交换。通过 H^+-Na^+ 交换，H^+ 被小管上皮细胞分泌到管腔中，小管液中的 Na^+ 扩散进入细胞内，Na^+ 再借助 Na^+ 泵主动转运至组织液而进入血液，与此同时，细胞内的 HCO_3^- 也顺电化学梯度随 Na^+ 一起进入血液，形成 $NaHCO_3$。肾小管和集合管分泌 H^+ 的作用对维持体内酸碱平衡有着非常重要的意义。

H^+ 分泌的生理意义：①排酸保碱，肾小管上皮细胞每分泌 1 个 H^+，可重吸收 1 个 Na^+ 和 1 个 HCO_3^- 回到血液；②酸化尿液，在远端小管，分泌的 H^+ 与 HPO_4^{2-} 结合生成 $H_2PO_4^-$，增加尿液中的酸度；③促进氨的分泌。

（二）NH_3 的分泌

由远曲小管和集合管分泌的 NH_3 是其上皮细胞内谷氨酰胺脱氨基生成的。NH_3 是脂溶性物质，可以透过细胞膜自由扩散入小管腔。NH_3 的分泌取决于小管液的酸碱度，具有易从 pH 高到 pH 低的一侧扩散的特性。分泌到小管液中的 NH_3 与 H^+ 结合成 NH_4^+。NH_4^+ 为水溶性物质，不易透过细胞膜，它与小管液中的强酸盐（如 NaCl）的负离子（如 Cl^-）结合成铵盐（如 NH_4Cl）随尿排出；而强酸盐的正离子（如 Na^+）可与 H^+ 交换，并与 HCO_3^- 结合在一起被转运回血液。NH_3 和 H^+ 的分泌相互促进，NH_3 的分泌可促进 H^+ 的分泌，因此，NH_3 的分泌具有排酸保碱、维持体内酸碱平衡的作用。

（三）K^+ 的分泌

原尿中的 K^+ 绝大部分在近端小管已被重吸收，终尿中的 K^+ 主要是由远曲小管和集合管分泌的。K^+ 的摄入量与排出量是保持平衡的。K^+ 的分泌与 Na^+ 的重吸收有密切关系，Na^+ 被主动重吸收后，使肾小管内外电荷分布不平衡，促使 K^+ 从组织间隙向小管腔内扩散，这一现象称为 K^+-Na^+ 交换。由于远曲小管和集合管分泌 H^+ 和 K^+，都与 Na^+ 进行交换，因此，H^+-Na^+ 交换与 K^+-Na^+ 交换之间存在着竞争抑制现象。当机体酸中毒时，肾小管上皮细胞内碳酸酐酶活性增强，H^+ 生成增加，使 H^+-Na^+ 交换增多，K^+-Na^+ 交换减少，导致血 K^+ 升高，出现高钾血症；反之，高钾血症可导致酸中毒。

第三节　尿液的浓缩和稀释

尿液的浓缩和稀释是以尿的渗透压与血浆渗透压相比较而言。原尿的渗透压与血浆渗透压基本相同。终尿量减少，尿中溶质浓度升高，尿液渗透压高于血浆渗透压，称为高渗尿，表明尿液被浓缩。终尿量增多，尿中溶质浓度降低，尿液渗透压低于血浆渗透压，称为低渗尿，表明尿液被稀释。尿液的渗透压与血浆渗透压相同，称为等渗尿。正常血浆渗透压约为 300mOsm/L，而终尿的渗透压可在 50 ~ 1200mOsm/L 范围内变动，其高低与机体内的水平衡状况有关。当机体缺水时，排出高渗尿，尿液被浓缩；机体内水分过多时，排出低渗尿，尿液被稀释。因此，一般用尿液渗透压来判断肾脏对尿液浓缩和稀释的能力。当肾实质遭到破坏，肾脏对尿液的浓缩和稀释能力丧失，不管机体缺水还是水分过多，排出的总是等渗尿。

一、肾髓质渗透压梯度的形成和维持

（一）肾髓质渗透压梯度的形成

1. 外髓部渗透压梯度的形成　在外髓部，由于髓袢升支粗段对 Na^+ 主动重吸收和对 Cl^- 继发性主动重吸收，而对水却不易通透，故随着 NaCl 不断被主动重吸收进入周围组织液，升支粗段小管液中 NaCl 浓度和渗透压逐渐降低，而升支粗段周围组织液中的渗透压则升高，形成外髓部高渗状态和渗透压梯度。

2. 内髓部渗透压梯度的形成　内髓部高渗状态和渗透压梯度主要由尿素的再循环和 NaCl 的重吸收共同形成。髓袢升支粗段、远曲小管、皮质和外髓部的集合管对尿素不易通透，而集合管对水易通透，由于水被重吸收，致使小管液中尿素浓度逐渐升高。集合管内髓部对尿素具有良好通透性，当小管液流经内髓时，尿素顺浓度梯度扩散进入内髓部组织液，使内髓部渗透压升高；由于髓袢升支细段对尿素也有一定的通透性，所以内髓部组织液中的尿素扩散进入髓袢升支细段，再流经髓袢升支粗段、远曲小管、皮质部和外髓部的集合管，到达内髓部集合管时重吸收到内髓部组织液，形成了尿素再循环。尿素再循环有助于内髓部高渗透压梯度的形成和加强。此外，小管液流经髓袢升支细段时，此段对水不易通透，对 NaCl 具有较强的通透性，NaCl 顺浓度梯度扩散到内髓组织液，内髓部组织液的渗透压升高。

（二）肾髓质渗透压梯度的维持

肾髓质高渗状态和渗透压梯度的维持有赖于直小血管的逆流交换作用。当血液流经直小血管降支时，周围的组织液是高渗透压，所以水进入了肾髓质，尿素和 NaCl 进入血管。到达直小血管降支顶点转折处时，血中的尿素和 NaCl 的浓度达到最高值。当血液流经直小血管升支时，由于直小血管升支内渗透压高于同一水平的组织液，故组织液中水进入直小血管升支，同时，直小血管升支中的 NaCl 和尿素则扩散到组织液，并由组织液再进入直小血管降支，形成 NaCl 和尿素在直小血管升支和降支间的循环，通过这一循环，既保留了肾髓质的溶质，又运走了的水分，从而维持了肾髓质部高渗状态和高渗梯度。

二、尿液的浓缩和稀释过程

尿液的浓缩和稀释主要发生在远曲小管和集合管，受抗利尿激素的调节，远曲小管和集合管对水重吸收量的改变是尿液浓缩和稀释的基础。

当机体内水分过多，或饮大量清水，抗利尿激素合成和释放减少，远曲小管和集合管对水的通透性降低，对水的重吸收量减少，尿量增加，形成低渗尿，尿液被稀释；在失水或禁水等情况下，抗利尿激素合成和释放增多，远曲小管和集合管对水的通透性增加，对水的重吸收量增多，尿量减少，形成高渗尿，尿液被浓缩。

第四节　尿生成的调节

机体对尿生成的调节，主要通过影响肾小球的滤过及肾小管和集合管的重吸收，改变尿液的成分和量，从而保持机体内环境相对稳定。影响肾小球滤过的有关内容已在前文叙述，本节主要讨论肾小管和集合管重吸收的调节，包括神经调节、体液调节和自身调节。

一、肾内自身调节

（一）小管液中溶质浓度

小管液渗透压与溶质的浓度呈正相关，是对抗肾小管重吸收水的力量。当小管液中溶质浓度高时，则渗透压高，肾小管特别是近端小管对水的重吸收减少，使尿量增多。临床上为了达到利尿或消除水肿的目的，常使用可被肾小球滤过但不被肾小管重吸收的物质（如甘露醇），以提高小管液中溶质的浓度，使尿量增多。这种通过提高小管液中的溶质浓度，渗透压升高，使水的重吸收减少而尿量增多的现象，称为渗透性利尿（osmotic diuresis）。糖尿病患者的多尿，是由于血糖浓度升高，导致小管液中葡萄糖浓度增加，渗透压增高，水的重吸收减少而造成的。

（二）球 - 管平衡

近端小管的重吸收量与肾小球滤过率存在稳定的比例关系。不管肾小球滤过率增多还是减少，近端小管对水和钠的重吸收率始终占肾小球滤过率的 65% ~ 70%，这种现象称为球 - 管平衡（glomerulo - tubular balance）。球 - 管平衡的生理意义在于使终尿量不会因肾小球滤过率的增减而发生明显的变化。

球 - 管平衡的形成机制主要与肾小管周围毛细血管的血压和血浆胶体渗透压变化有关。在肾血浆流量不变的情况下，当肾小球滤过率增加时，进入近端小管周围毛细血管的血量减少，毛细血管中血压降低而胶体渗透压增高，在这种情况下，肾小管细胞间的液体加速进入毛细血管，增加肾小管对 Na^+ 和水的重吸收；如果肾小球滤过率减少，则发生相反的变化，使近端小管的重吸收量始终占肾小球滤过率的 65% ~ 70%。

二、神经调节

在安静情况下，神经系统对正常机体尿生成的影响较小。在大失血、腹泻、血压下降、剧烈运动等情况下，交感神经兴奋，去甲肾上腺素释放增加，通过以下几个方面的作用使尿量生成减少：①使入球小动脉和出球小动脉收缩，但前者收缩的程度大于后者，肾小球毛细血管血流量减少，毛细血管血压下降，有效滤过压降低，肾小球滤过率减少；②刺激近球小体中的球旁细胞释放肾素，最终使醛固酮生成增多，肾小管对 Na^+ 和水的重吸收增多；③促进近端小管和髓袢上皮细胞对 Na^+、HCO_3^-、Cl^- 和水的重吸收。

三、体液调节

（一）抗利尿激素

1. 抗利尿激素的作用及机制　抗利尿激素是由下丘脑视上核（主要）和室旁核神经细胞合成的，

经下丘脑 – 神经垂体束运送到神经垂体贮存。其生理作用是提高远曲小管和集合管上皮细胞对水的通透性，增加远曲小管和集合管对水的重吸收量，使尿量减少，起到抗利尿作用。

抗利尿激素与远曲小管和集合管上皮细胞管周膜上的 V_2 受体结合后，激活膜内的腺苷酸环化酶，使上皮细胞中 cAMP 生成增加，cAMP 激活细胞中的蛋白激酶，蛋白激酶的激活使位于管腔膜附近的含有水通道的小泡镶嵌在管腔膜上，增加管腔膜上的水通道，从而增加水的通透性，重吸收的水量增多，使尿量减少。当抗利尿激素缺乏时，管腔膜上的水通道返回到细胞内原来的部位，管腔膜对水通透性降低，尿量增多。这样含水通道的小泡镶嵌在管腔膜或从管腔膜进入细胞内，就可调节管腔膜对水的通透性。

2. 抗利尿激素分泌的调节 抗利尿激素释放的多少主要取决于血浆晶体渗透压和循环血量的变化。当血浆晶体渗透压升高，循环血量减少，可增加抗利尿激素的合成和释放，反之，则抑制其合成和释放。

（1）血浆晶体渗透压 血浆晶体渗透压的改变是影响抗利尿激素合成及释放的最主要因素。下丘脑视上核及其附近存在着渗透压感受器，对血浆晶体渗透压，尤其是对 NaCl 的变化非常敏感。当大量出汗、严重呕吐、大面积烧伤或腹泻等引起机体缺水或 NaCl 物质摄入过多时，血浆晶体渗透压升高，对渗透压感受器刺激加强，抗利尿激素合成、释放增加，远曲小管和集合管对水的重吸收增多，尿量减少。

一次大量饮清水后引起尿量增多的现象，称为水利尿。当大量饮水后，血浆晶体渗透压降低，对渗透压感受器刺激减弱，抗利尿激素合成、释放减少，远曲小管和集合管对水的重吸收减少，尿量增多。
（2）循环血量 循环血量的改变通过刺激容量感受器影响抗利尿激素的分泌。在左心房及胸腔大静脉处存在着容量感受器，当循环血容量增加时，容量感受器受扩张刺激而兴奋，经迷走神经传入中枢，反射性抑制抗利尿激素的合成与释放，远曲小管和集合管对水的重吸收减少，尿量增多。当大量失血造成循环血容量减少时，对容量感受器的刺激减弱，传入冲动减少，抗利尿激素合成及释放增加，使远曲小管和集合管对水的重吸收增多，尿量减少（图 8 – 6）。

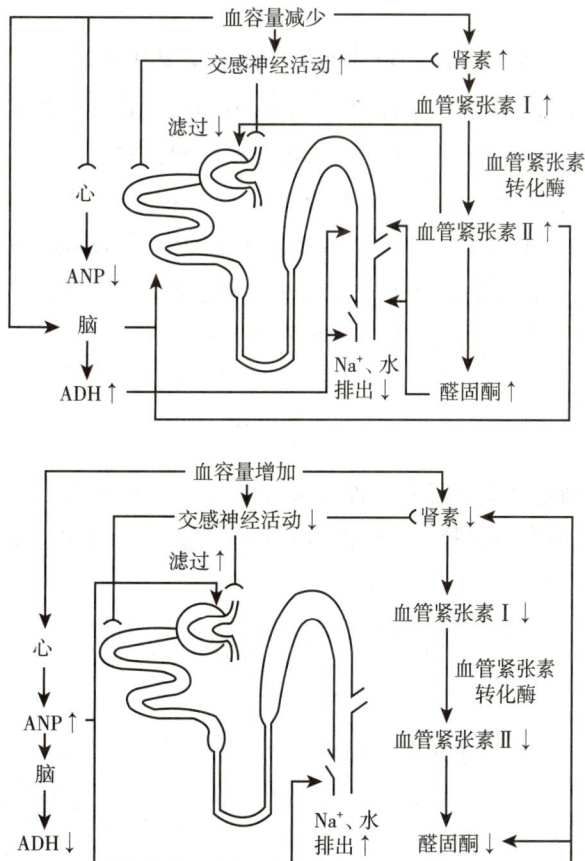

图 8 – 6 尿道、膀胱神经支配示意图

血浆晶体渗透压和循环血量对抗利尿激素的调节是相互联系的，当机体缺水时，血浆晶体渗透压升高，同时循环血容量减少，二者共同作用使抗利尿激素合成及释放增多，尿量减少。若下丘脑、下丘脑 – 垂体束或神经垂体发生病变时，抗利尿激素合成与释放量减少，尿量可明显增多，每日排尿量多达10L 以上，临床上称为尿崩症。

（二）醛固酮

1. 醛固酮的作用　醛固酮是由肾上腺皮质球状带分泌的一种类固醇激素。其主要作用是促进远曲小管和集合管对 Na^+ 和水的重吸收，同时促进 K^+ 的分泌，所以，醛固酮具有保 Na^+、保水及排 K^+ 的作用，使尿量减少。

2. 醛固酮分泌的调节　主要受肾素 – 血管紧张素 – 醛固酮系统和血 K^+ 和血 Na^+ 浓度的调节。

（1）肾素 – 血管紧张素 – 醛固酮系统　肾素是由肾球旁细胞合成、分泌的一种蛋白水解酶。当循环血量减少，肾血流量减少，对入球小动脉管壁的牵张刺激减弱，肾素分泌增加；其次，由于肾血流量的少，肾小球滤过率降低，流经致密斑的 Na^+ 量减少，激活了致密斑感受器，使肾素分泌增加；另外，交感神经兴奋，也使肾素分泌增加。肾素进入血液后，使血浆中的血管紧张素原（主要在肝脏合成）分解生成血管紧张素 I（10 肽），血管紧张素 I 经转换酶水解为血管紧张素 II（8 肽），血管紧张素 II 具有很强的缩血管作用，血管紧张素 II 可进一步水解为血管紧张素 III，血管紧张素 II 和 III 均可刺激肾上腺皮质球状带合成和分泌醛固酮（图 8 – 6）。

（2）血 K^+ 和血 Na^+ 的浓度　血 K^+ 升高及血 Na^+ 降低时，刺激肾上腺皮质球状带分泌醛固酮增多，促进远曲小管和集合管保 Na^+ 排 K^+；当血 K^+ 降低或血 Na^+ 升高时，醛固酮分泌则减少，保 Na^+ 和排 K^+ 作用减弱，使血中 K^+、Na^+ 保持正常水平。由此可见，血 Na^+ 和血 K^+ 浓度与醛固酮的分泌十分密切。

💡 **素质提升**

敢于创新的临床医生——John H. Laragh

John H. Laragh 是著名的临床医生和科学家。20 世纪 60 ~ 70 年代他发现了肾素——一种由肾分泌的、现在被认为在原发性高血压及其并发症的发病机制上起着重要作用的激素。Laragh 的开创性研究刺激了肾素 – 血管紧张素系统阻断剂的发展，并引领两个新类别药物的发现——血管紧张素转化酶抑制剂（ACEI）和血管紧张素受体阻断剂（ARB）。Laragh 夜以继日伏案工作，将他在高血压、慢性肾病和心脏衰竭方面的研究成果转化为全新的治疗方法，这不仅从实质上改变了高血压的处理模式，还为心血管疾病、糖尿病和慢性肾病的治疗带来巨大变革。

（三）心房钠尿肽

心房钠尿肽是由心房肌细胞合成分泌的一种多肽类激素。心房钠尿肽主要作用于肾，可抑制集合管对 NaCl 的重吸收，另外，它还能抑制肾素、醛固酮和抗利尿激素的分泌，从而产生排钠利尿效应。

第五节　血浆清除率及其测定意义

一、血浆清除率的概念和计算方法

（一）血浆清除率的概念

血浆清除率（plasma clearance rate，C）是指在单位时间内（1 分钟）两肾能将多少毫升血浆中的某种物质完全清除出去，此血浆的毫升数称为该物质的血浆清除率（单位为 ml/min）。血浆清除率显示了两肾在单位时间内清除某种物质的能力，因此，血浆清除率是评价肾脏排泄功能的重要指标。

（二）血浆清除率的测定方法

计算血浆清除率需要同时测量 3 个数值：尿中某物质的浓度（U），每分钟尿量（V）和血浆中被测物质的浓度（P）。因为尿中该物质均来源于血浆，所以，$U \times V = P \times C$，亦即 $C = (U \times V)/P$。

根据以上公式可以计算出各种物质的血浆清除率。例如测得尿素的血浆浓度为 300mg/L，尿中浓度为 21000mg/L，尿量为 1ml/min，则尿素的血浆清除率为 $21000 \times 1 \div 300 = 70$ml/min。

血浆清除率只是一个推算的数值。实际上，肾不可能把这部分血浆中的某种物质完全清除出去，而是指 1 分钟内所清除的该物质的量来自多少毫升的血浆，或相当于多少毫升血浆中所含的这种物质的量。

二、测定血浆清除率的意义

（一）肾小球滤过率的测定

菊粉是一种对人体无毒、体内不能生成又不被破坏的物质，可经肾小球自由滤过，又不被肾小管和集合管重吸收和分泌，该物质经肾小球滤过后全部由尿排出。因此，菊粉的血浆清除率就等于肾小球滤过率。静脉滴注菊粉并使之在血浆中的浓度维持在 1mg/100ml 水平，尿量为 1ml/min，尿中菊粉浓度为 125mg/100ml，则菊粉的血浆清除率为：$125 \times 1 \div 1 = 125$ml/min。由此得出肾小球滤过率为 125ml/min。

（二）肾血浆流量的测定

当血浆流经肾脏后，肾静脉血中某种物质的浓度接近于零，表示血浆中该物质经肾小球滤过及肾小管和集合管的分泌后，从血浆中全部被清除。因此，该物质血浆清除率就代表肾血浆流量，碘锐特和对氨基马尿酸符合此条件。静脉滴注碘锐特或对氨基马尿酸钠盐后，使之在血浆的浓度恒定，测得血浆浓度为 1mg/100ml，尿中浓度为 220mg/100ml，尿量为 3ml/min，求出血浆清除率为 660ml/min，也就是肾血浆流量。

（三）判断肾小管的功能

通过对各种物质清除率的测定，可推测出哪些物质能被肾小管重吸收或分泌，进而推测出肾小管对不同物质的转运功能。如葡萄糖和氨基酸的血浆清除率为零，尿素为 70ml/min，对氨基马尿酸钠盐为 660ml/min。表明肾对人体需要的营养物质（葡萄糖和氨基酸）不予清除，只是清除了物质代谢的终产物（尿素）及外来物质（对氨基马尿酸）。

由于血浆清除率考虑了物质的血浆浓度，与排出某物质的绝对量比较，血浆清除率能更好地反映肾小管对某物质的排泄能力，也能更好地反映肾的排泄功能。

🔧 **知识链接**

透析疗法的禁忌证

急性或慢性肾衰竭时，尿量减少，机体产生的有毒的代谢废物无法通过尿液排出，对生命构成威胁。透析可以帮助患者恢复体液的量和成分至正常，透析疗法一般可分成血液透析和腹膜透析两种，但并非所有急性或慢性肾衰竭患者都可以进行血液透析，存在以下情况的患者禁用：①病情极危重、低血压、休克者；②严重感染败血症者；③严重心肌功能不全或冠心病者；④大手术后 3 日内者；⑤有严重出血倾向、脑出血及严重贫血者；⑥患有精神疾病不合作者；⑦恶性肿瘤患者。

第六节 尿液及其排放

一、尿量

正常成人尿量每 24 小时一般为 1～2L，平均 1.5L。尿量的多少与水的摄入量和排出量有关。如果每天尿量长期超过 2.5L，称为多尿；少于 0.5L 而多于 0.1L 时，称为少尿；少于 0.1L 时，则为无尿。多尿、少尿或无尿均属病理尿量。多尿可导致机体脱水；少尿和无尿可使代谢产物在体内积聚，导致氮质血症及水盐代谢紊乱。

二、尿的理化性质

尿的主要成分是水，占 95%～97%，其余为溶解于水中的固体物质，主要是电解质和非蛋白含氮化合物。

（一）颜色

正常新鲜尿液呈透明的淡黄色。尿的颜色受食物、药物和尿量等因素影响。在某些病理情况下，如血尿呈洗肉水色；乳糜尿呈乳白色；胆红素尿呈黄色。

（二）比重和渗透压

正常尿比重一般在 1.015～1.025 之间，其最大变动范围在 1.001～1.035 之间。尿的比重与尿中所含溶质成正比。其渗透压取决于尿的溶质浓度，一般最大变动范围在 30～1450mOsm/L。如大量饮水后尿被稀释，比重可大大降低。若尿的比重长期在 1.010 以下，则表示尿浓缩功能障碍，为肾功能不全的表现。

（三）酸碱度

正常尿液呈弱酸性，pH 在 5.0～7.0 之间，尿液的酸碱度变化主要受食物性质的影响。多食荤食者（如鱼、肉等），尿液偏酸性；多食素食者（如蔬菜、水果等），尿液偏碱性。

三、排尿反射

尿液的生成是连续的，而尿液的排放则是间断进行的。尿液经肾盂、输尿管进入膀胱贮存。当膀胱内尿液贮存到一定量，使膀胱内压升高，可引起排尿反射，将尿液经尿道排出体外。

（一）膀胱和尿道的神经支配

膀胱逼尿肌和尿道内括约肌都受交感神经与副交感神经的双重支配。副交感神经来自盆神经，节前神经元的胞体位于骶髓第 2～4 节段侧角，节后纤维分布到逼尿肌和内括约肌，节后纤维末梢释放乙酰胆碱，可使膀胱逼尿肌收缩，尿道内括约肌松弛，引起排尿。交感神经来自腹下神经，节前神经元的胞体位于脊髓胸段第 12 节和腰髓第 1～2 节侧角，当其兴奋时，则使膀胱逼尿肌松弛，尿道内括约肌收缩，抑制排尿。尿道外括约肌是骨骼肌，受阴部神经支配。阴部神经来自脊髓骶段第 2～4 节前角，属于躯体运动神经，其兴奋时使尿道外括约肌收缩，阻止排尿。

支配膀胱和尿道的神经也含有传入纤维。膀胱充盈感觉的传入纤维在盆神经中；传导膀胱痛觉的纤维在腹下神经中；尿道感觉传入纤维在阴部神经中（图 8-7）。

（二）排尿反射

排尿是通过反射完成的，称为排尿反射。排尿反射是一种脊髓反射，其基本中枢（初级排尿中枢）

位于骶髓。但在正常情况下，排尿反射受大脑皮层高级中枢控制。一般成人膀胱内尿量在 400ml 以下时，膀胱内压很低，对牵张感受器刺激很弱，不会使感受器兴奋。当膀胱内储存尿量增加到 400 ~ 500ml，膀胱内压升高，膀胱壁上的牵张感受器受刺激而兴奋，冲动沿盆神经传到脊髓骶段的初级排尿中枢。同时，冲动也上传至大脑皮层的高级排尿中枢，引起尿意。若情况允许，大脑皮层向下发放冲动至骶髓，兴奋沿盆神经传出，引起膀胱逼尿肌收缩，尿道内括约肌松弛，尿液进入后尿道。尿液刺激后尿道壁上感受器，冲动沿传入神经传至脊髓骶段的排尿中枢，加强排尿活动，并反射性地抑制阴部神经的活动，使尿道外括约肌松弛，于是尿液被排出体外。若情况不允许，中枢可发放冲动经腹下神经至膀胱，使逼尿肌舒张，内括约肌收缩，同时经阴部神经使尿道外括约肌收缩加强，抑制排尿活动。

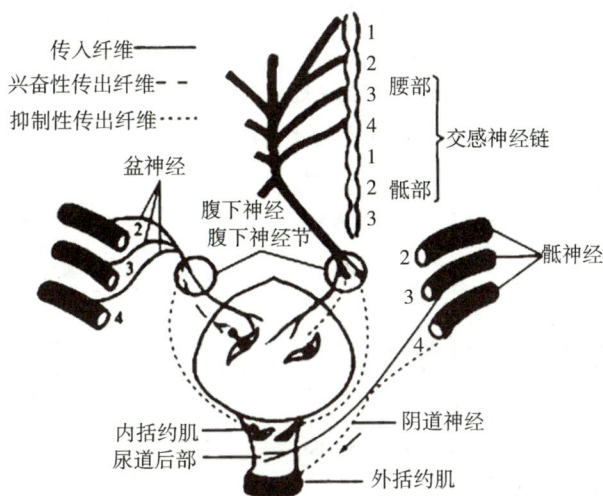

图 8-7　尿道、膀胱神经支配示意图

四、排尿异常

排尿是一个反射过程，受高位中枢的控制。如果反射弧中任何一个部位受损，或初级排尿中枢与高位中枢失联系，都将导致排尿异常。临床上常见的有尿频、尿潴留和尿失禁。尿频是指排尿次数过多，而每次排尿量不多，临床常见病因为膀胱炎（炎症刺激）和膀胱结石（机械性刺激）。尿潴留（urine retention）是指膀胱中尿液充盈过多而不能排出的现象，常见于腰骶部脊髓损伤，使初级排尿中枢的活动发生障碍，也可由尿道阻塞造成，如男性前列腺肥大。尿失禁（urine incontinence）是指排尿失去了意识控制的现象。脊髓横断受损时，排尿初级中枢与大脑皮质失去功能联系可引起尿失禁。小儿因其大脑皮层发育不完善，对初级排尿中枢的控制能力较弱，故排尿次数多，易发生夜间遗尿。

目标检测

一、单项选择题

1. 可引起尿量增多的因素是（　　）

A. 血浆胶体渗透压降低　　　B. 输尿管阻塞　　　C. 滤过膜面积减小

D. 滤过膜通透性降低　　　E. 肾血浆流量减少

2. 肾炎患者出现蛋白尿是由于 （　　）
    A. 有效滤过压增高
                    B. 肾血浆流量增大
    C. 血浆蛋白浓度增高
                    D. 肾小球滤过膜面积增大
    E. 滤过膜上带负电荷的糖蛋白减少或消失

3. 终尿中的 K^+ 主要来源于 （　　）
    A. 肾小球的滤过
          B. 近曲小管的分泌
          C. 髓祥的分泌
    D. 远曲小管和集合管的分泌
        E. 肾小管的重吸收

4. 正常情况下重吸收葡萄糖的部位是 （　　）
    A. 集合管
                B. 近端小管
          C. 远端小管
    D. 髓祥细段
              E. 髓祥粗段

5. 大失血后引起尿量减少的主要原因是 （　　）
    A. 抗利尿激素分泌增多
        B. 肾小球滤过率增大
        C. 动脉血压升高
    D. 醛固酮分泌减少
         E. 血管紧张素II减少

6. 关于水利尿，错误的是 （　　）
    A. 晶体渗透压降低
                  B. 饮大量清水后多尿
    C. 晶体渗透压升高
                  D. 抗利尿激素分泌减少
    E. 循环血量增多

7. 肾内髓部高渗的形成主要依赖于 （　　）
    A. NaCl
                  B. 尿素
          C. NaCl 和尿素
    D. KCl
                 E. NaCl 和 KCl

8. 关于尿量的说法，错误的是 （　　）
    A. 正常人尿量为 1~2L/d
    B. 尿量长期少于 0.1L/d 为少尿
    C. 尿量长期大于 2.5L/d 为多尿
    D. 尿量的多少受摄水和出汗等的影响
    E. 正常成年人 35g 代谢产物，至少 0.5L 尿量才能将其溶解排除

9. 因脊髓横断，排尿反射初级中枢与大脑皮层失去联系将出现 （　　）
    A. 尿失禁
                B. 尿潴留
          C. 遗尿
    D. 少尿
                E. 多尿

10. 醛固酮对远曲小管和集合管的作用是 （　　）
    A. 促进 Na^+ 和 K^+ 的重吸收
    B. 促进 K^+ 重吸收和对 Na^+ 的排泄
    C. 促进 Na^+ 重吸收，抑制 K^+ 排泄
    D. 促进 K^+ 重吸收，抑制 Na^+ 排泄
    E. 促进 Na^+ 的重吸收和对 K^+ 的排泄

11. 甘露醇利尿的原因是 （　　）
    A. 肾小球有效滤过压增高
    B. ADH 分泌减少
    C. 小管液渗透压增高
    D. 醛固酮分泌减少
    E. 肾小球滤过面积增大

二、思考题

1. 糖尿病患者产生多尿的原因是什么？
2. 分析引起尿液增多的原因。

（侯炳军）

第九章　感觉器官的功能

学习目标

1. 通过本章学习，重点把握眼视近物的调节过程、瞳孔对光反射的中枢、眼的折光异常、视网膜感光换能系统、暗适应、明适应、视野及视力的概念、声波传入内耳的途径、内耳基底膜的振动和行波理论。

2. 学会运用眼视近物的调节机制分析近视、远视、老视等折光异常原理及矫正方法；运用声波传入内耳的途径及人耳对声音频率的分析功能分析耳聋产生的原因及可能的病变部位；具有理论联系实际、学以致用的能力。

感觉是客观世界中的物质在人脑中的主观反映。人类通过感受器或感觉器官感受内、外环境的条件变化，继而将其转换成神经冲动，经过传入神经通路传至中枢神经系统特定的感觉中枢，再经过高级中枢脑的分析处理而产生主观意识上的感觉。本章将讲述感受器与感觉器官的功能，并重点介绍眼和耳的感觉生理功能。

情境导入

情景描述　患者，男，14岁，既往体健，视力正常。但读书学习时姿势不端正，在家喜欢玩手机游戏，不注意合理用眼。近几周来突感双眼视力下降，自述课堂上老师板书看不清。遂入院就诊，裸眼视力检测：右眼视力0.7，左眼视力0.9，无散光、斜视。检查眼压正常，眼底正常，双眼周边视野正常。头部X线检查未见异常，诊断为近视。

讨论　1. 人眼视近物是如何调节的？

2. 结合所学过的知识比较近视眼、远视眼、散光眼等的矫正措施有哪些？

第一节　感受器及其一般生理特性

一、感受器与感觉器官

感受器是指分布在体表或机体内部专门感受各种内、外环境变化的结构或装置。因为感受器所感受的刺激不同，所以感受器的结构和种类具有多样性。简单的可以是游离的感觉神经末梢，如痛觉感受器和温度觉感受器；触压觉和肌肉牵张的感受器是在裸露的神经末梢周围包绕一些由结缔组织构成的被膜样结构；而一些结构和功能上高度分化的感觉细胞，如视网膜中的视锥细胞和视杆细胞、耳蜗和前庭器官中的毛细胞等，这些感觉细胞连同它们的附属结构形成了复杂的感觉器官。人类主要的感觉器官有眼、耳、前庭器官、嗅觉器官和味觉器官等，其结构和功能都比较特殊，故称为特殊器官。

根据所感受刺激的性质不同，可将感受器分为光感受器、化学感受器、机械感受器、温度感受器、渗透压感受器等；根据感受器在机体分布的位置不同，又可分为外感受器和内感受器。外感受器感受外环境的各种信息，如眼、耳等，可引起清晰的主观感觉，在认识客观世界和适应外环境中具有重要意义。内感受器存在于身体内部的器官或组织中，感受内环境的各种变化，如颈动脉窦的压力感受器、颈动脉体的化学感受器、下丘脑的晶体渗透压感受器等，往往不引起主观感觉，它们在维持机体功能的协调统一和内环境稳态中起重要作用。

二、感受器的一般生理特性

感受器的种类虽然很多，功能也各不相同，但都具有一些共同的生理特性。

（一）感受器的适宜刺激

一般情况下，一种感受器只对某一特定形式的刺激最敏感，这种特定形式的刺激称为该感受器的适宜刺激，如视锥细胞和视杆细胞的适宜刺激是一定波长的光波，耳蜗中毛细胞的适宜刺激是一定频率和强度的声波。感受器对其相应的适宜刺激具有高度的敏感性，有时感受器对一些非适宜刺激也能发生反应，但所需的刺激强度较适宜刺激大很多，而且产生的感觉远不如适宜刺激所引起的感觉清晰具体。因此，内、外环境中的各种刺激先被相对应的感受器接受，有利于机体对各种不同的环境变化做出精确的分析和反应。

（二）感受器的换能作用

感受器就是一种生物换能器，感受器将其所接受的各种形式的刺激能量转换成传入神经的动作电位。在感受器换能的过程中，一般不是直接把刺激能量变为动作电位，而是先在感受器细胞或感觉神经末梢引起过渡性电变化，前者称为感受器电位，后者称为发生器电位，这些过渡性电变化一般为局部电位，其大小与刺激强度有关，可发生时间性总和和空间性总和。感受器电位通过电紧张扩布的形式传送，使相应的传入神经产生动作电位。

（三）感受器的编码作用

感受器在把刺激信号转换成动作电位的过程中，不仅可以发生能量形式上的转换，同时还把刺激信号中包含的各种信息编码成动作电位的不同序列传入中枢，起到信息转移的作用，这种现象称为感受器的编码作用。在同一条神经纤维上的动作电位，其大小都是相同的，但是由于感受器传入的神经冲动频率、序列组合和多条神经纤维相配合，感觉中枢就可以获得特定的信息。例如，耳蜗受到声波刺激时，不但能把声能转换成动作电位，而且还能把声音的音量、音调、音色等信息编码到传入神经冲动的序列中。感受器的编码作用是一种十分复杂的生理现象，各种刺激信号是如何在神经冲动的电信号中进行编码的，还有很多问题尚不清楚。

（四）感受器的适应现象

当某种刺激以同一强度持续作用于感受器时，随着时间的延长，感受器的阈值会逐渐升高，即对原有的刺激强度变得不敏感，这种现象称为感受器的适应现象。不同感受器适应现象出现的快慢有很大差别，通常可把它们分为快适应感受器和慢适应感受器两类。

快适应感受器以皮肤触觉感受器为代表，其有利于感受器接受新的刺激，增强机体适应环境的能力；慢适应感受器以肌梭、颈动脉窦压力感受器为代表，其有利于机体对某些功能状态进行长期持续的监测和调节。适应并非疲劳，因为感受器对某一刺激产生适应之后，再增加此刺激的强度，又可以引起传入冲动的增加。

第二节　眼的视觉功能

眼是视觉器官，由视网膜上的感光细胞和附属的折光系统等部分构成（图 9-1），眼的适宜刺激是波长为 380~760nm 的电磁波。电磁波通过折光系统在视网膜上折光成像，视网膜将物象的光信号转换成视神经上的动作电位，传入大脑皮质的视觉中枢，产生视觉。有研究表明，人类大脑从外部环境中所获得的信息约70%来自视觉。

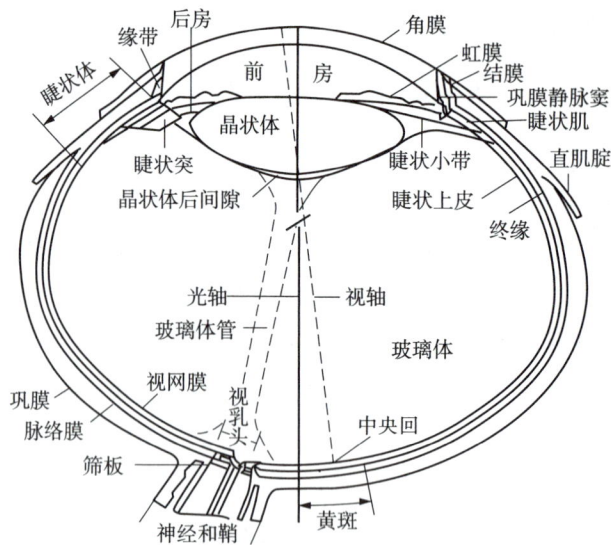

图 9-1　眼的水平切面示意图（右眼）

一、眼的折光系统及其调节

（一）眼折光成像

眼的折光系统是一个复杂的光学系统，包括角膜、房水、晶状体、玻璃体，所以光线射入眼到达视网膜之前要经过多次折射。为了研究方便，有人设计了与正常人眼折光效果一致、但更为简便的等效光学模型，即简化眼。简化眼设定眼球的前后径为20mm，其内容物为质地均匀的单球面折光体，折光率为1.333，角膜的曲率半径为5mm，即节点到前表面的距离为5mm，后主焦点在节点后方15mm处的视网膜上，外界光线进入折光体时只在角膜界面折射一次。这个模型和正常安静时的人眼一样，正好能使平行光线聚焦在视网膜上，形成一个清晰的物象。

眼在视远物（6m以外）时，从物体发出的进入眼内的光线可被认为是平行光，经简化眼角膜折射后正好聚焦在视网膜上，形成一个清晰缩小的倒像（图9-2），对正常眼来说，视远物不需做任何调节。当然人眼不是远处的任何物体都可看清，如果物体太小、太远或光线极弱，无法兴奋感光细胞，也是不能产生视觉的。人眼不做任何调节所能看清楚的最远物体所在之处称为远点。

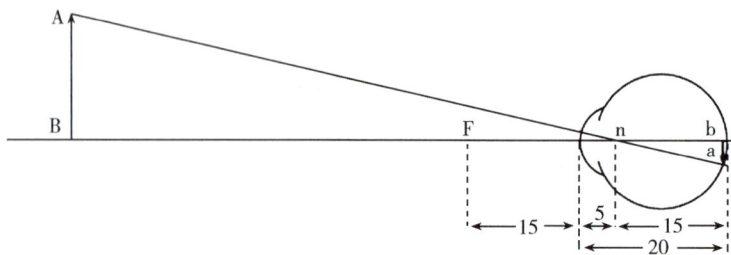

图 9-2　简化眼成像示意图

单位为 mm；n 为节点；F 为前主焦点；AB 为物体；ab 为物像

（二）眼的调节

眼在视近物（6m 以内）时，从物体反射的进入眼内的光线会出现不同程度的辐散，经折射后物像聚焦在视网膜后，视网膜上物像模糊，产生模糊的视觉，之后眼将进行一系列调节，使物体清晰的成像于视网膜上。眼的调节运动包括晶状体的调节、瞳孔的调节和双眼球会聚。

1. 晶状体的调节　晶状体是一个富有弹性的折光体，呈前后双凸形，外包囊膜，其外围借睫状小带（悬韧带）与睫状体相连。视远物时，睫状体肌肉松弛，悬韧带拉紧，晶状体形状相对扁平；当视近物时，视网膜上形成的模糊物像的信息经视神经传送到视觉中枢后，反射性地引起动眼神经中的副交感神经兴奋，使睫状体肌肉收缩，睫状体向中间移动，悬韧带松弛，晶状体便靠自身的弹性变凸（向前凸为主，见图 9 - 3），折光能力增强，使物像前移并落在视网膜上。长时间视近物会引起眼疲劳，这是由于睫状肌长期处于紧张状态所致。

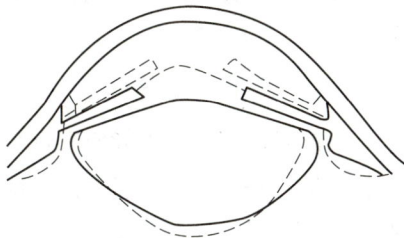

图 9 - 3　视近物时晶状体和瞳孔的调节

眼在尽最大能力调节后所能看清物体的最近距离叫作近点。晶状体的调节力是有限的，主要取决于晶状体的弹性，弹性越好调节能力就越强，所能看清物体的距离就越近。但晶状体的弹性随年龄的增长而减弱，例如 8 岁左右近点平均为 8.6cm，20 岁左右的成人约为 10.4cm，而 60 岁时增大到 83.3cm。由于年龄的原因造成晶状体的弹性下降，近点变远，视远物正常，视近物不清的现象称为老视，即老花眼。矫正常用的方法是配戴适当的凸透镜（老花镜），增加折光能力，以弥补晶状体凸起能力的不足。

💡 **素质提升**

"光明工程·白内障复明"项目

白内障是一种常见的老年病，老年人是眼健康的重点关注人群，很多贫困家庭的白内障患者由于经济能力所限，不能及时手术，导致失明。家庭主要劳动力患上"白内障"，不但会失去劳动能力，而且需要家人照顾，导致因病致贫、因病返贫。

2017 年 7 月，原国务院扶贫办、原国家卫生计生委联合印发《"光明扶贫工程"工作方案》，为贫困地区建档立卡白内障患者提供免费救治。2018 年 3 月，启动"光明扶贫工程"，面向中西部农村白内障患者开展手术救治，并对建档立卡贫困户白内障手术经医保报销后的个人自费部分，按单眼最高补贴 1500 元的标准提供救治资金补助。截止 2021 年底，与中西部 22 省贫困地区的 1577 家定点医院签约，共筛查 1678 万人，救治 162 万例，补助 34 万例，补助救治资金 1.96 亿元。2021 年，该项目荣获第十一届"中华慈善奖"。

2. 瞳孔的调节　瞳孔的大小取决于交感神经和副交感神经的相对活动度，瞳孔括约肌受副交感神经支配，其传出冲动引起瞳孔缩小；瞳孔开大肌受交感神经支配，其传出冲动引起瞳孔散大。阿托品可以阻断眼肌中的 M 型胆碱能受体，起到散瞳和消除晶状体调节反射的作用。

视近物可反射性地引起瞳孔缩小，称为瞳孔近反射，其意义在于调节进入到眼睛的光量，减少由折光系统造成的球面像差和色像差，使成像更为清晰。

瞳孔遇强光时缩小，遇弱光时散大，称为瞳孔对光反射。瞳孔对光反射的效应是双侧性的，即光照一侧眼睛时，可引起双侧瞳孔同时缩小，这种现象称为互感性对光反射。瞳孔对光反射的意义在于调节进入眼内的光量，使视网膜上的物像保持适宜的亮度，既可以在弱光下分辨物体，又不至于让强光损伤视网膜。瞳孔对光反射的中枢位于中脑，临床上常把瞳孔对光反射的敏感度作为判断中枢神经系统病变的部位、全身麻醉的深度或病情危重程度的重要指标。例如，左右瞳孔大小不等或对光反射消失，是中脑发生病变的征象；瞳孔过度缩小，是吗啡、有机磷中毒的表现；瞳孔散大，则提示患者生命垂危。

3. 双眼球会聚　当双眼视近物时，两眼视轴同时向鼻侧聚拢的现象称为双眼球会聚。眼球会聚是由两眼球的内直肌收缩完成的，是一种反射活动，又称辐辏反射，受动眼神经中的躯体运动纤维支配。这种反射的意义在于视近物时使物体的成像落在两眼视网膜的对称点上，从而产生清晰的视觉，避免复视。

（三）眼的折光异常

如前所述，正视眼能使平行光聚焦在视网膜上，产生清晰的图像。如果眼的折光能力异常或眼球的形态异常，平行光线不能聚焦于视网膜，导致视觉模糊，这种现象称为折光异常或屈光不正，常见的屈光不正有近视、远视和散光。

1. 近视　主要是由于眼球的前后径过长（轴性近视）或者折光系统的折光能力过强（屈光性近视），使平行光聚焦在视网膜之前，视物模糊不清。但是，由近物发出的光线呈辐射状，故近视眼视近物时眼不需调节或只需做较小程度的调节，物像便可以落在视网膜上，因此近视的临床表现为远距视物模糊，近距视力好。轴性近视主要由先天性因素引起，而屈光性近视则主要是用眼不当造成，如阅读姿势不正、照明不足、阅读距离过近或持续时间过长等。矫正近视眼常用的方法是配戴合适的凹透镜，使光线适度辐散后再进入眼内，使物象后移，落在视网膜上（图9-4）。

2. 远视　主要是由于眼球的前后径过短（轴性远视）或者折光系统的折光能力过弱（屈光性远视），使平行光聚焦在视网膜之后，视物模糊不清。远视的临床表现为视远物不清，视近物更不清。由于远视眼不论视近物还是视远物均需要进行调节，故很容易发生调节疲劳，如远视眼长时间近距阅读时可出现眼酸、头痛等视疲劳症状，过度使用调节还会出现内斜。矫正远视眼常用的方法是配戴合适的凸透镜（图9-4）。

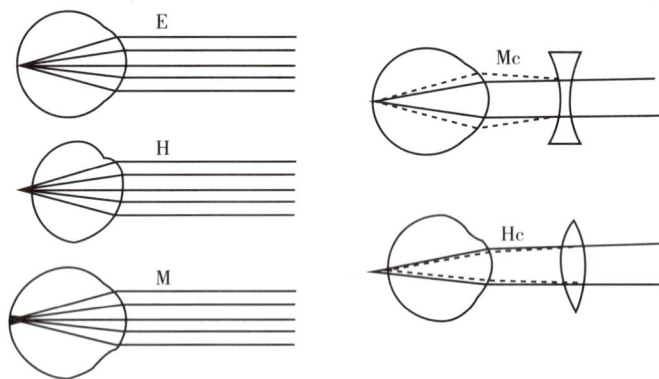

图9-4　眼的折光异常及其矫正

正常眼球的前后径出生时约16mm，婴幼儿大部分都处于远视状态，随着生长发育，至学龄前时眼球前后径平均为24mm，逐渐趋于正视，该过程称为"正视化"。

3. 散光　正常人眼折光系统的各个折光界面都呈正球面。散光是由于眼球的折光面失去正球面形所致，这种情况常发生在角膜，即角膜的表面在不同方位上的曲率半径不相等，所以通过角膜射入眼内的光线就不能在视网膜上形成焦点，导致视物不清，矫正散光眼常用的方法是配戴合适的圆柱形透镜（图9-4），以校正角膜某一方位的曲率异常。

屈光不正的矫正

目前矫正或治疗屈光不正的方法主要分3种类型：框架眼镜、角膜接触镜和屈光手术。不管采取何种方式，其光学原理均为：通过镜片或改变眼屈光面的折射力，达到在视网膜上清晰成像的目的。

配戴框架眼镜最为安全、经济，现今镜片设计进展迅速，如非球面镜片又薄又轻，且像差少、像质高；矫正老视的渐变多焦点镜片，可以通过同一镜片的不同区域看清远、中、近不同距离的物体。验配框架眼镜时，需将镜片的光学中心对准瞳孔中心，避免产生棱镜效应。

角膜接触镜（隐形眼镜）分为软镜和硬镜。软镜验配较简单、配戴舒适，但容易产生蛋白等镜片沉淀物，配戴不当常引起巨乳头性结膜炎、角膜炎症等并发症。硬镜透氧性强、抗蛋白沉淀、光学成像质量佳，但验配较复杂。角膜塑型术（俗称 OK 镜）是特殊设计的高透氧硬镜，通过机械压迫改变角膜中央的形状，暂时减低近视度数，一旦停止配戴镜片，角膜将恢复到原来屈光不正时的状态，而且该镜片使用不当易引起严重并发症，需要严格进行规范验配。

屈光手术是通过去除部分角膜组织或在角膜上做不同形状的切口松解角膜纤维的张力等方法改变角膜前表面的形态，以矫正屈光不正。

二、视网膜的感光换能功能

眼的感光系统由视网膜构成。来自外界物体的光线，通过折光系统进入眼内并在视网膜上形成物象。光线只有被感光细胞所感受，并转变成生物电信号传入中枢，经中枢分析处理后才能形成主观意识上的感觉。

视网膜的结构复杂，细胞种类多，其中能感受光线刺激并产生电变化的是视杆细胞和视锥细胞，称为感光细胞。视杆细胞外段呈长杆状，视锥细胞外段呈圆锥状。两种感光细胞都与双极细胞发生突触联系，双极细胞再和神经节细胞联系，神经节细胞的轴突构成视神经（图 9 - 5）。在视神经穿过视网膜的地方形成视神经乳头，此处没有感光细胞，无感光功能，形成生理盲点。正常人用两眼看物体，一侧盲点可被另一侧视觉补偿，不影响视野的完整性。

视锥细胞和视杆细胞在视网膜上的分布并不均匀，在中央凹处的感光细胞几乎全都是视锥细胞，而且此处的视锥细胞与双极细胞、神经节细胞的联系方式，多数是一对一的"单线联系"。视杆细胞主要分布在视网膜的周边部分，一般是多个视杆细胞与一个双极细胞联系，再由多个双极细胞与一个神经节细胞联系，形成细胞间传递信息的聚合式通路。因此以视锥细胞与视杆细胞为主，分别构成了两种不同的感光换能系统，即视锥系统和视杆系统。

视锥系统的功能特点是对光线的敏感性较差，只有在较强的光线刺激下才能发生反应，但该系统视物时能分辨颜色，且有很高的分辨率，对物体的细节及轮廓都能看清。由于视锥系统的主要功能是白昼视物，视锥系统也称为明视觉系统。以白昼活动为主的动物如鸡、鸽等，其视网膜的感光细胞几乎全是视锥细胞。

视杆系统的功能特点是对光线的敏感度较高，能在昏暗环境中感受弱光刺激而引起视觉，但该系统视物时不能分辨颜色，只能分辨明暗，且分辨率较低，视物时的精细程度较差。由于该系统的主要功能是在暗光下视物，故也称暗视觉系统。基于上述原因，在光线很暗的情况下，人也只能看到物体的粗略形象，而看不清其细节和色彩。在自然界以夜间活动为主的动物，如鼠、猫头鹰等，他们的感光细胞以视杆细胞为主。

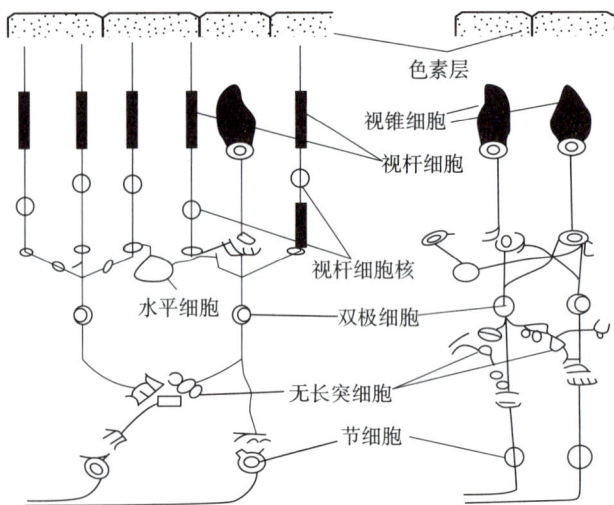

图 9-5 视网膜的细胞层次及其联系

视杆细胞内的感光物质是视紫红质，是由视蛋白与视黄醛组成的结合蛋白质（图 9-6），视紫红质在光的作用下迅速分解成视蛋白和视黄醛，并诱发视杆细胞产生感受器电位。在暗处视黄醛和视蛋白又重新合成视紫红质。生理状态下，视紫红质的分解和合成处于动态平衡。光线减弱，合成大于分解，视网膜对弱光越敏感；光线增强，视紫红质的分解增强，视杆细胞几乎失去感受光刺激的能力。维生素 A 经代谢可转变成视黄醛，在视紫红质分解与再合成的过程中，消耗部分视黄醛，需要体内贮存的维生素 A 来补充。如果长期维生素 A 摄入不足，就会影响暗光觉，引起夜盲症。

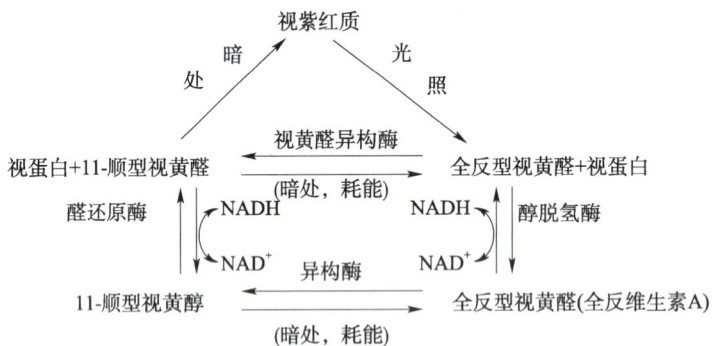

图 9-6 视紫红质的光化学反应

视锥细胞的感光原理与视杆细胞相似。辨别颜色是视锥细胞的重要功能，三原色学说认为视网膜中有三种视锥细胞，分别含有对红、绿、蓝 3 种颜色光线敏感的感光色素。不同色光作用于视网膜上时，会使 3 种视锥细胞以一定的比例兴奋，到达视觉中枢后产生特定的色觉，例如，红、绿、蓝 3 种视锥细胞兴奋程度的比值为 4∶1∶0 时产生红色的感觉；比值为 2∶8∶1 时产生绿色的感觉；三种视锥细胞兴奋的程度相同时，产生白色的感觉。色盲是一种色觉障碍，可能是缺乏相应的某种视锥细胞，对全部或者对某些颜色缺乏分辨能力。全色盲极少见，只能分辨光线的明暗，呈单色视觉；部分色盲又可分为红色盲、绿色盲及蓝色盲，红色盲和绿色盲较常见，统称为红绿色盲。色盲除了极少数由视网膜后天病变引起外，绝大多数是由性联遗传因素决定的，男性多于女性，不能矫正；有些色觉异常是由于某种视锥细胞的反应能力较弱引起辨色能力差，称为色弱，常与健康和营养条件有关，可以防治。有色盲或色弱的人不能从事与颜色有关的工种。

三、与视觉有关的几种生理现象

(一) 视敏度

视敏度也称视力,是指眼对物体微小结构的分辨能力,也就是分辨物体上两点间最小距离的能力。视力的好坏通常以视角的大小作为衡量标准。视角是指物体上的两个点发出的光线射入眼球后,在节点上相交时形成的夹角。眼能分辨的视角越小,表示视力就越好。视网膜上物象的大小与视角的大小有关。正常眼在5m处能分辨两点的最小距离为1.5mm,此时从两点反射出来的光线进入眼球后,在节点上相交时形成的夹角为1分,在视网膜上形成的物像两点间的宽度约5μm,刚好隔着一个未被兴奋的视锥细胞,当冲动传入中枢后,就会有一种两点分开的感觉。视力 =1/视角(分),当眼分辨的最小视角为1分(1/60度)时,其视力为1.0,按对数视力表表示为5.0,为正常视力(图9-7)。

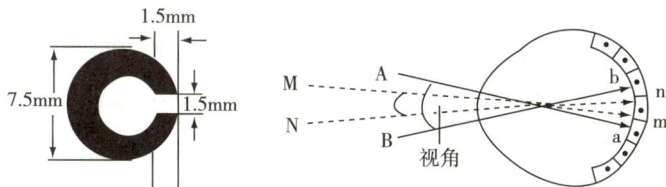

图 9-7　视力与视角

1 分视角(如 AB 两点光线的夹角)时的物像(ab)可兴奋两个不相邻的视锥细胞

视角变小(如 MN 两点光线的夹角)后的物像(mn)只兴奋同一个视锥细胞

(二) 视野

单眼固定不动注视前方某一点时,该眼所能看到的空间范围,称为视野。正常人的视野受面部结构的影响,鼻侧的视野较小,而颞侧的视野较大。各种颜色的视野也不一致,视野从大到小依次是白色、黄色、蓝色、红色、绿色(图9-8)。某些视网膜、视神经或视觉传导通路的病变有特殊形式的视野缺损,在临床诊断上有重要意义。

(三) 暗适应与明适应

1. 暗适应　从明亮的地方突然进入暗处,起初看不清楚任何物体,经过一定时间后,逐渐恢复在暗处的视力,这种现象称为暗适应。这是因为在亮处由于受到强光的照射,视杆细胞中的视紫红质大量分解,视紫红质剩余很少,到暗处后不足以感受弱光刺激,而视锥细胞不能感受弱光,所以需等到足够多的视紫红质合成,暗视觉才得以恢复。如果暗适应能力严重下降,将出现夜盲症。这种人白天视物正常,黄昏时候就看不清物体。食物中维生素 A 供应不足是引起夜盲症最常见的原因。

2. 明适应　从暗处突然来到亮处时,最初只感到耀眼的光亮,看不清物体,几秒钟后恢复视觉,这种现象称为明适应。其产生

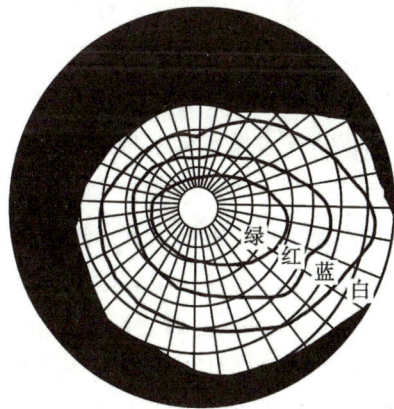

图 9-8　人右眼的颜色视野

机制是在暗处时视杆细胞内大量蓄积的视紫红质遇强光迅速分解,产生耀眼的光感,待视紫红质大量分解后,视锥细胞恢复昼光觉。

(四) 双眼视觉与立体视觉

两眼观看同一物体时产生的视觉为双眼视觉。人和高等哺乳动物的两眼都在头面部的前方,两眼视野有很大一部分是重叠的,双眼视物时,两眼视网膜各形成一个完整的物象,不同视网膜的物象又各自

按照自己的神经传导通路传向中枢，但正常时仍在感觉上只产生一个物体的感觉，而不产生两个物体的感觉，这是由于从物体同一部分发出的光线成像于两侧视网膜的对应点上。例如注视某事物时，两眼的黄斑互为对应点，左眼的颞侧视网膜与右眼的鼻侧视网膜互相对应，左眼的鼻侧视网膜和右眼的颞侧视网膜互相对应。

双眼视觉可以扩大视野，互相弥补单眼视野中的生理盲点，并产生立体感。用单眼视物时，只能看到物体的平面，即只能看到物体的高度和宽度。用双眼视物时，左眼看到物体的左侧面较多些，右眼看到物体的右侧面较多些，在两侧的视网膜上各形成一个对称、完整而略有差别的物像，这些信息传到中枢经过整合后，就会产生立体视觉。

第三节　耳的听觉功能

耳作为听觉器官，由外耳、中耳和内耳的耳蜗部分构成。人听觉的适宜刺激是 16 ~ 20000Hz 的声波。声波通过耳蜗螺旋器的毛细胞转换成听神经上的动作电位，传入大脑皮质的听觉中枢，经大脑皮质的分析处理产生主观上的听觉。

一、外耳和中耳的传音功能

(一) 外耳

外耳由耳郭和外耳道组成。耳郭的形状有利于聚集声波，在一定程度上还可帮助判断声源的方向。人耳耳郭的运动能力已经退化，可通过头部运动来帮助判断声源的位置。

外耳道是声波传入的通路，可与声波共振，提高声音传入的强度。根据声学原理，对于波长为外耳道长度 4 倍的声波能产生最大的共振，外耳道长约 2.5cm，引起共鸣的最佳共振频率约在 3500Hz。

(二) 中耳

中耳包括鼓膜、鼓室、听骨链和咽鼓管等结构，它们在传音过程中起重要作用（图 9 - 9）。

1. 鼓膜　为椭圆形半透明薄膜，面积为 50 ~ 90mm^2，厚度约 0.1mm。鼓膜的形态和结构特点使它具有较好的频率响应和较小的失真效应，它的振动可与声波振动同始同终，很少有残余振动，有利于声波振动如实地传递给听骨链。

2. 听骨链　由 3 块听小骨构成，从外到内依次为锤骨、砧骨和镫骨，锤骨柄附着于骨膜的脐部，镫骨底板和前庭窗膜相连。3 块听小骨之间有关节相连，形成一个两臂之间呈固定角度的杠杆系统。其中锤骨柄为长臂，砧骨长突为短臂，支点的位置刚好在整个听骨链的重心上，因此在能量传递过程中，惰性最小，效率最高。

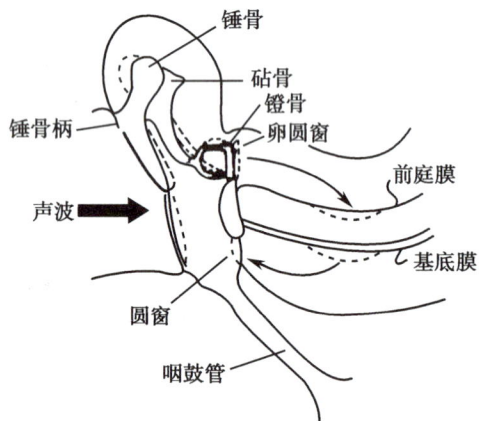

图 9 - 9　中耳

声波由鼓膜经过听骨链向前庭窗的传递过程中，可使振动的幅度减小而使压强增大，提高了传音效率，又可避免对内耳和前庭窗膜造成损伤。使压强增大的原因主要有两个方面，一方面是由于骨膜面积和前庭窗膜面积的差别造成的，鼓膜振动时，实际发生振动的面积为 55mm^2，而前庭窗膜的面积只有 3.2mm^2，两者之间相差约 17.2 倍；另一方面是由听骨链的杠杆原理造成的，在听骨链的杠杆系统中，长臂与短臂的长度比例约为 1.3 : 1，经杠杆作用后，短臂一侧的压力将增大到原来的 1.3 倍。通过以上两方面的共同作用，前庭窗上的震动压强约为鼓膜的 22 倍（17.2×1.3），从而大大提高了声波传递的效率。

3. 咽鼓管 是连接鼓室和咽腔的管道，咽鼓管的主要功能是调节鼓室内空气的压力，使之与外界大气压保持平衡，这对于维持鼓膜的正常位置、形状和振动性能具有重要作用。在通常情况下，咽鼓管处于闭合状态，吞咽或打哈欠可使其开放。如果由于某种原因（如炎症等）使咽鼓管发生阻塞，鼓室内的空气将被组织吸收，而使其内压降低，引起鼓膜内陷，使听力受到影响，产生耳鸣等现象。在日常生活中，由于某些情况，可造成鼓室内外空气的压力差发生变化，如乘飞机时的升降过程中，若咽鼓管鼻咽部的开口不能及时开放，也会引起鼓室内外空气压力的不平衡。此时如果做吞咽动作，常可避免此类情况的发生。

（三）声波传入内耳的途径

声波必须传入内耳的耳蜗才能刺激听觉感受器，进而引起听觉。声波传入内耳的途径有气传导和骨传导，以气传导为主。

1. 气传导 声波经外耳道引起鼓膜振动，再经听骨链前庭窗传入内耳，这种传导方式称为空气传导，也称气传导。另外，鼓膜的振动经鼓室空气至卵圆窗下方的圆窗膜也能传入内耳，也属于气传导。前者是引起正常听觉的主要途径，后者在听骨链运动障碍时可起到一定的补偿传音作用。

2. 骨传导 声波直接作用于颅骨，使振动传入耳蜗内淋巴液，引起听觉的传导方式称为骨传导。正常情况下，骨传导的效率比气传导低，所以人们几乎感觉不到它的存在。在平时，我们接触到的一般的声音，不足以引起颅骨的振动。只有较强的声波，或者是自己的说话声，才能引起颅骨较明显的振动。

当鼓膜或中耳发生病变引起传音性耳聋时，气传导的作用减弱而骨传导的作用相对增强；当耳蜗病变引起感音性耳聋，或是各级听觉中枢或其上行通路病变引起中枢性耳聋时，气传导和骨传导同时受损。临床上常用音叉检查患者气传导和骨传导的情况，帮助诊断听觉障碍的病变部位和性质。

二、内耳的感音功能

耳蜗由一条骨质管腔围绕主轴旋转形成，总长约 30mm。从耳蜗的横切面上看，耳蜗被前庭膜和基底膜由上到下分成前庭阶、蜗管和鼓阶。其中前庭阶通过卵圆窗与镫骨相连，经顶部返回后与鼓阶连续，并在底部通过圆窗膜与鼓室相隔，其内含有外淋巴液。蜗管是一条盲管，内有内淋巴液。基底膜上附着声音感受器，称为螺旋器或科蒂器（Corti），科蒂器就是在基底膜上纵向排列的毛细胞，每个毛细胞的顶部都有数百条排列整齐的听毛，有些较长的听毛顶端埋植在盖膜的胶冻状物质中，盖膜的一侧游离于内淋巴液中（图 9-10）。

当声波振动通过卵圆窗或圆窗传入耳蜗时，首先引起前庭阶的外淋巴振动，再依次传到前庭膜和蜗管的内淋巴，进而使基底膜振动。基底膜上毛细胞顶端与盖膜之间发生相切运动，听毛来回弯曲产生电位交替，这种在耳蜗及其附近记录到的具有交流性质的电变化，其频率和幅度与作用的声波完全一致，称为耳蜗微音器电位。微音器电位无潜伏期和适应性，是许多毛细胞感受器电位同步化的结果。该电位变化激发毛细胞底部的蜗神经末梢产生电兴奋，传入大脑皮质的颞叶，形成听觉。

音调的分析取决于基底膜产生最大振幅的部位，基底膜的振动以行波方式从蜗底往蜗顶的方向推进。声波振动频率越高，行波传播距离越近，引起最大振幅出现的部位越靠近蜗底；反之，声波频率越低，则行波传播距离越远，最大振幅出现的部位越靠近蜗顶。最大振幅部位的毛细胞受到相应声波的最大刺激后，激发相应的蜗神经发放电冲动传至听觉中枢，引起相应音调的感觉，即耳蜗的底部感受高频声波，耳蜗的顶部感受低频声波。

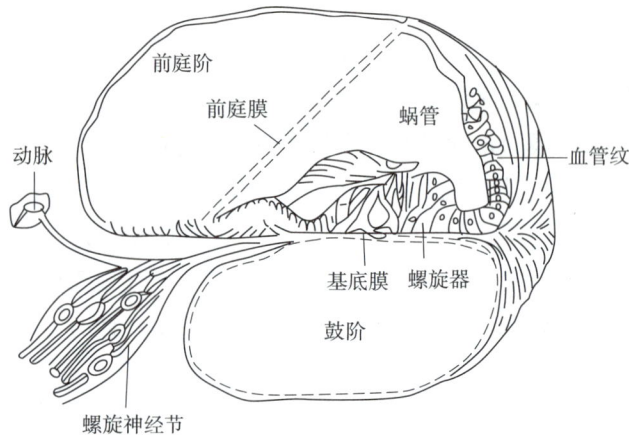

图 9 - 10　耳蜗管的横断面图

　　声音强度的分析取决于听神经上冲动发放的频率及被兴奋的听神经纤维的数量。进入内耳的声波越强，基底膜上行波的振幅就越大，对毛细胞的刺激也越强，单根神经纤维向中枢发放冲动的频率就越高，被兴奋的听神经纤维的数量越多，在颞叶皮层发生兴奋的神经元数量就越多，机体对声音的感觉越响亮。

　　判断声源方位主要是根据声波到两耳的时间差和强度差。如果声波同时到达两耳，则获得声源在正前方或正后方的感觉；如果声源是来自一侧的波长较长的低频声音，头部对声波阻挡作用小，虽声波到达两耳的强度差异不大，但时间有先后，主要依据时间差判断低频声源方向；高频声音则因声波短，头部对声波的阻挡作用大，故主要依据强度差判断高频声源方向。

　　临床上常用听力来表达听觉的灵敏度。在听觉生理中，通常以分贝（dB）作为声音强度的相对单位。一般讲话的声音强度在 30 ~ 70dB 之间。在日常生活中人们常接触到的噪音（指杂乱无章的非周期性振动所产生的声音）强度一般在 60dB 以上，对人的工作、学习和休息都有不良影响。长期受噪音的刺激对听觉是一种缓慢的损害，可使听力下降形成噪音性耳聋，并可引起神经、内分泌等系统的功能失调。因此，在工作和生活中应尽量消除和减少噪音污染，防止噪音对听觉功能的损害。

第四节　前庭器官

　　内耳除与听觉有关的耳蜗以外，还有前庭器官。前庭器官由椭圆囊、球囊和三个半规管组成。由前庭器官引起的感觉统称为前庭感觉，主要感受人体在空间的位置觉以及运动觉。前庭感觉与视觉、躯体深部感觉等其他传至中枢的信息一起，在调节肌紧张和维持身体平衡中起着重要的作用。

一、前庭器官的感受装置和适宜刺激

　　椭圆囊、球囊和膜半规管内的感受细胞称为毛细胞，它们具有类似的结构和功能。每个毛细胞的顶部都有 60 ~ 100 条纤毛，按一定的形式排列。其中最长的一条叫动毛，位于一侧边缘部，其余的都叫静毛。当动毛和静毛都处于自然状态时，毛细胞底部的神经纤维上有中等频率的持续放电，当外力使静毛倒向动毛时，毛细胞去极化，神经纤维上传入冲动频率增加。相反，当外力使动毛倒向静毛时，毛细胞超极化，神经纤维上传入冲动频率减少（图 9 - 11）。

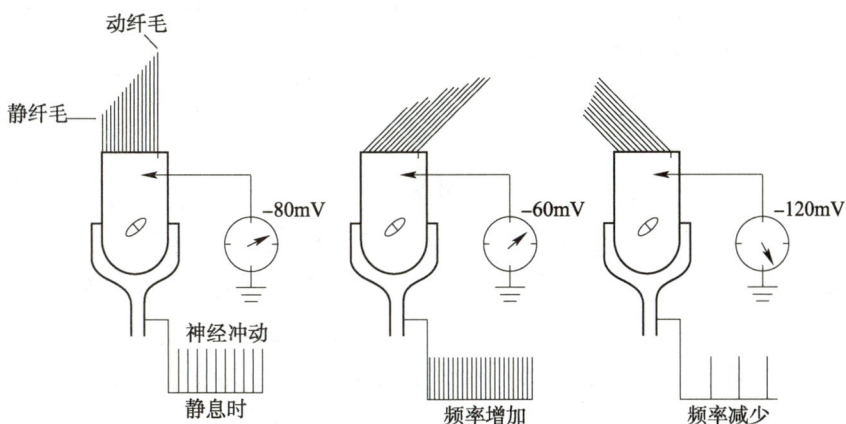

图 9-11　前庭器官中毛细胞纤毛受力情况与电变化关系示意图

椭圆囊和球囊是膜质的小囊，内部充满内淋巴液。囊内各有一个特殊的结构，称为椭圆囊斑和球囊斑，囊斑上有毛细胞，其纤毛埋植在耳石膜内。当人体直立时，椭圆囊的囊斑处于水平位，毛细胞的顶部朝上，耳石膜在纤毛的上方；球囊的囊斑则处于垂直位，毛细胞的纵轴与地面平行，耳石膜悬在纤毛外侧。

椭圆囊和球囊的功能是感受头部的空间位置和直线变速运动。在这两种囊斑中，各个毛细胞顶部的静毛和动毛相对位置都不相同，因此能够感受各个方向上的变化。当头部的空间位置发生改变或者躯体做直线变速运动时，由于重力或惯性的作用，耳石膜与毛细胞的相对位置也会发生改变。这时纤毛发生弯曲，倒向某一方向，从而使相应的传入神经纤维发放的冲动发生变化，经中枢分析后产生头部空间位置觉或直线变速运动的感觉，同时引起姿势反射，维持身体平衡。

两侧内耳各有三个半规管，彼此垂直。每个半规管的一端有一个膨大的部分，称为壶腹，壶腹内有一隆起的结构，称为壶腹嵴。壶腹嵴中还有一排毛细胞，面对管腔。毛细胞顶端的纤毛都埋置在一种胶质性的圆顶形终帽之中。毛细胞上动毛和静毛的相对位置是固定的。

半规管的功能是感受头部的旋转变速运动。当身体围绕不同方向的轴做旋转运动时，相应半规管壶腹中的毛细胞因管腔中内淋巴的惯性运动而受到冲击，顶部纤毛向某一方向弯曲；当旋转停止时，又由于管腔中内淋巴的惯性作用，使顶部纤毛向相反方向弯曲。这些信息经前庭神经传入中枢，产生旋转运动的感觉，同时引起眼震颤和躯体四肢、骨骼肌紧张的改变，以调整姿势，保持平衡。

二、前庭反应

来自前庭器官的传入冲动除引起相应的位置觉和运动觉以外，还能引起姿势调节反射和内脏功能的改变，这种现象称为前庭反应。

(一)前庭姿势反射

当机体做直线变速运动时，通过对椭圆囊和球囊的刺激，反射性地改变颈部和四肢肌肉的紧张性，以保持运动过程中的身体平衡。例如，猫从高处跳下时，常引起头部后仰而躯体伸肌收缩、屈肌舒张，导致四肢伸直，做准备着地的姿势；而当着地时，则头前倾，四肢屈曲；在乘车时，如果汽车突然加速或突然停止，也会引起骨骼肌的反射活动。这些都是直线变速运动引起的前庭器官的姿势反射。

同样，在做旋转变速运动时，也可通过刺激半规管，反射性地改变颈部和四肢肌肉的肌紧张性，以维持姿势的平衡。例如，当人体向左侧旋转时，可反射性地引起左侧上、下肢伸肌和右侧屈肌的肌紧张加强，使躯干向右侧偏移，以防歪倒；而旋转停止时，可使肌紧张发生反方向的变化，使躯干向左侧偏移。

(二)前庭自主神经反应

人类前庭器官受到过强或过久的刺激，常可引起自主神经系统的功能反应，从而表现出一系列相应的内脏反应，如恶心、呕吐、眩晕、皮肤苍白、心率加快、血压下降等现象。有些人这种现象特别明显，出现晕车、晕船等症状，即前庭器官的功能过于敏感所致。

💡 **知识链接**

眩晕

正常机体通过前庭系统、视觉系统和躯体本体感觉系统这三个整合系统确定其空间位置。当这三个系统的传入冲动不一致时，患者在没有运动的情况下，出现平衡感觉障碍，感觉自身或周围景物旋转，并可出现共济失调，身体摇摆不稳，且常伴有自主神经系统症状，如恶心、呕吐、出汗、皮肤苍白和眼震颤等，称为眩晕综合征。生理性眩晕常见的有车船反复无规律地颠簸刺激前庭器官引起的晕动症，视野的快速变换引起的视觉性晕动症。病理性眩晕在临床上分为真性眩晕和一般性眩晕：真性眩晕是指由前庭神经或内耳迷路所引起的自身旋转或周围景物旋转的感觉；而一般性眩晕主要是由高血压、脑动脉硬化或中毒等引起，仅有头晕或轻微的站立不稳，没有自身旋转或周围景物旋转的感觉。

梅尼埃病（Ménière's disease）是一种原因不明的眩晕综合征，可能由内耳迷路水肿、炎症、血管痉挛、出血、动脉硬化或变态反应等引起。发作前多数患者有耳鸣及听力减退，发作可持续数小时至数天，反复发作者可出现耳聋。

（三）眼震颤

躯体做旋转运动时，眼球可出现一种特殊的往返运动，这种现象称为眼震颤。眼震颤主要是由于半规管受到刺激引起的，它可反射性地引起眼外肌肉的规律性运动，从而造成眼球的规律性往返运动。在生理情况下，两侧水平半规管受刺激时引起水平方向的眼震颤，上、后半规管受刺激时引起垂直方向的眼震颤。人类在水平面上的活动较多，如转身、回头等，所以水平方向的眼震颤最为常见。水平震颤包括两个运动时相：先是两眼球向一侧缓慢移动，当到达眼裂的顶端时，再突然快速地返回到眼裂的中心位置。前者称为慢动相，后者称为快动相。例如，当头部保持前倾30°的姿势，人体以垂直方向为轴向左旋转，开始时因惯性作用，左侧水平半规管内的内淋巴由管腔流向壶腹嵴，使左侧壶腹嵴的毛细胞受到刺激而兴奋，右侧半规管则相反。于是，两侧眼球先缓慢向右侧移动，然后突然返回到眼裂正中，接着又出现新的慢动相和快动相，如此往返。当继续匀速旋转时，由于内淋巴的惯性滞后作用消除，眼球不再震颤而居于正中。当旋转减速或停止时，内淋巴因惯性而不能立刻停止运动，使壶腹嵴产生与开始时相反的压力变化，又引起一阵与开始方向相反的慢动相和快动相。眼震颤慢动相的方向与旋转方向相反，是由于前庭器官受到的刺激引起的，而快动相的运动方向与旋转方向一致，是中枢矫正性运动。临床上常用检查眼震颤的方法来判断前庭器官的功能是否正常。

目标检测

一、单项选择题

1. 当刺激感受器时，刺激虽在持续，但传入冲动频率已开始下降的现象，称为（ ）

　A. 疲劳　　　　　　　B. 抑制　　　　　　　C. 适应

　D. 传导阻滞　　　　　E. 衰减传导

2. 视网膜上的感光细胞为（　　）

    A. 色素上皮细胞　　　　　B. 视锥和视杆细胞　　　　　C. 双极细胞

    D. 神经节细胞　　　　　　E. 水平细胞

3. 视近物时使之成像聚集在视网膜上的主要调节活动是（　　）

    A. 角膜曲率半径变大　　　　　　　　　　B. 晶状体前面的曲率半径增大

    C. 晶状体前面的曲率半径变小　　　　　　D. 眼球前后径增大

    E. 房水折光系数增高

4. 声音传入内耳的主要途径是（　　）

    A. 骨传导

    B. 外耳→鼓膜→听骨链→卵圆窗→内耳

    C. 外耳→鼓膜→鼓室空气→圆窗→内耳

    D. 外耳→鼓膜→听骨链→圆窗→内耳

    E. 颅骨→耳蜗

5. 下列有关前庭器官的描述，错误的是（　　）

    A. 前庭器官包括耳蜗、椭圆囊、球囊和三个半规管

    B. 前庭器官能感受机体在空间的位置感觉

    C. 可感受机体的变速感觉

    D. 可调节姿势反射，保持身体平衡

    E. 与植物性神经机能反应和眼震颤也有关

6. 科蒂器位于（　　）

    A. 前庭膜　　　　　　　　B. 盖膜　　　　　　　　C. 基底膜

    D. 位砂膜　　　　　　　　E. 圆窗膜

二、思考题

1. 简述视网膜两种感光细胞的分布及其功能特征。

2. 如何利用声波传导入内耳途径鉴别传音性耳聋和感音性耳聋？

（杨鹏飞）

第十章　神经系统的功能

◎ 学习目标

　　1. 通过本章学习，重点掌握神经纤维传递兴奋的特征；突触的概念、结构、经典突触传递的过程；兴奋性和抑制性突触后电位；中枢兴奋传布的特征；丘脑的感觉投射系统；内脏痛的特点；牵涉痛的概念；牵张反射的概念、类型；自主神经系统的主要递质、受体与功能。熟悉神经元与神经纤维的一般功能；中枢抑制；脊休克；大脑皮质运动区和感觉区的特点；脊髓、脑干、小脑和基底神经节对躯体运动的调节；自主神经系统的功能特征。了解非定向突触和电突触传递；中枢神经元的联系方式；神经递质的种类；脊髓对内脏活动的调节；脑干和下丘脑的功能；条件反射的概念及意义；学习与记忆；大脑皮质语言中枢和优势半球；两个信号系统；脑电图的基本波形和主要特征；睡眠的时相。

　　2. 学会运用所学理论知识，指导腱反射（膝跳反射、跟腱反射、肱二头肌反射、肱三头肌反射等）检查并分析结果，分析神经系统常见疾病的临床表现。具有运用所学理论知识解释生活和临床相关问题的能力，强化医学生敬畏生命的人文素养、严谨求实的科学态度、探索生命的科研志趣，服务健康恪尽职守的职业态度。

　　神经系统在机体各器官、系统功能的调节中起主导作用。通过神经系统的调节，机体能对内、外环境的变化迅速做出调整，从而使机体适应内、外环境的变化，维持各项生命活动的正常进行。神经系统分为中枢神经系统和周围神经系统。中枢神经系统包括脑和脊髓，主要由神经元和神经胶质细胞组成；周围神经系统指脑和脊髓以外的部分。

≫ 情境导入

　　情景描述　患者，女，35 岁，因车祸造成第 6 和第 7 颈椎骨折，80% 错位，胸以下躯体和四肢丧失感觉和运动功能，诊断为高位截瘫。

　　讨论　1. 脊髓对躯体运动的调节反射有哪些？

　　　　　2. 脊休克期间患者的哪些生理功能活动会发生改变？为什么？

　　　　　3. 脊休克后，患者的生理功能是否可以恢复或者部分恢复？为什么？

第一节　神经系统功能活动的基本原理

一、神经元和神经胶质细胞

神经系统主要由神经元和神经胶质细胞组成。神经元即神经细胞，是神经系统结构与功能的基本单位，完成神经系统的各种功能性活动。神经胶质细胞则对神经元起支持、保护和营养等作用。

（一）神经元的基本结构和功能

神经元由胞体和突起两部分组成（图 10 - 1）。胞体是神经元代谢和营养的中心，能够接受并整合传入的信息，然后发出指令。突起分为树突和轴突，一个神经元可有一个或多个树突，轴突一般只有一个。树突由胞体向外延伸呈树枝状分支，其主要功能是接受传入的信息，并将冲动传向胞体。轴突细而长，外面包有髓鞘或神经膜，称为神经纤维。轴突的起始部分称为始段（又称轴丘），此处通常产生神经元的动作电位，然后沿轴突传导。轴突末端分成许多分支，每个分支末梢部分膨大呈球形，称为突触小体，可释放神经递质。

（二）神经纤维的功能

神经纤维的功能表现在两个方面：兴奋传导和轴浆运输。

1. 神经纤维的兴奋传导功能 传导兴奋是神经纤维的主要功能。在神经纤维上传导的兴奋即动作电位称为神经冲动，简称为冲动。

（1）神经纤维传导兴奋的特征

1）生理完整性 兴奋能在同一神经纤维上传导，首先要求神经纤维在结构和功能上是完整的。如果神经纤维被切断、结扎或局部应用麻醉药、低温处理等，其结构或生理功能的完整性遭破坏，兴奋传导则受阻。

2）绝缘性 一条神经干通常由多条神经纤维组成，但每条纤维传导兴奋时基本互不干扰，表现出神经纤维传导的绝缘性，其生理意义在于保证神经调节的精确性。

3）双向性 刺激神经纤维上任何一点产生的动作电位，可同时向两端传导，称为双向传导。

4）相对不疲劳性 连续电刺激神经数小时至十几小时，神经纤维可以始终保持传导兴奋的能力，不易发生疲劳，而且不会随着传播距离的增大而减小，表现为不衰减性传导。

（2）神经纤维的分类 ①根据神经纤维兴奋传导速度，将哺乳类动物的周围神经纤维分为 A、B、C 三类。A 类：包括有髓鞘的躯体的传入和传出神经纤维，根据其平均传导速度又进一步分为 α、β、γ、δ 四类。B 类：有髓鞘的自主神经的节前纤维。C 类：包括无髓鞘的躯体传入纤维（drC）及自主神经节后纤维（sC）。②根据神经纤维的直径大小及来源，将传入纤维分为 Ⅰ、Ⅱ、Ⅲ、Ⅳ四类，Ⅰ类纤维包括Ⅰa 和Ⅰb 两类。

目前对传出神经纤维采用第一种分类法，对传入神经纤维则采用第二种分类法（表10-1）。

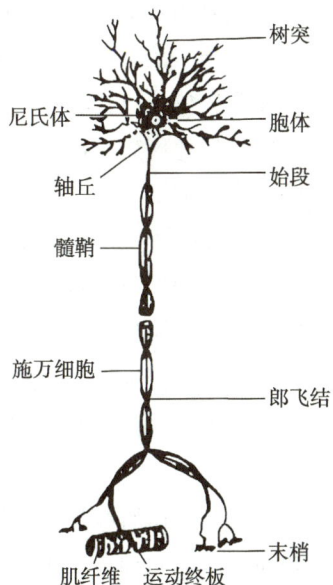
图 10-1 神经元结构模式图

表 10-1 神经纤维的分类

按电生理学特性分类	传导速度（m/s）	直径（μm）	来源	按来源及直径分类
A 类				
Aα	70～120	13～22	肌梭、腱器官传入纤维 支配梭外肌传出纤维	Ⅰ
Aβ	30～70	8～13	皮肤触压觉传入纤维	Ⅱ
Aγ	15～30	4～8	只配梭内肌传出纤维	
Aδ	12～30	1～4	皮肤痛温觉传入纤维	Ⅲ
B 类	3～15	1～3	自主神经节前纤维	
C 类				
sC	0.7～2.3	0.3～1.3	自主神经节后纤维	
drC	0.6～2.0	0.4～1.2	脊髓后根痛觉传入纤维	Ⅳ

（3）神经纤维传导兴奋的速度　不同类型的神经纤维具有不同的传导速度，用电生理方法记录神经纤维的动作电位，可以精确地测定各种神经纤维的传导速度。一般来说，直径较大、有髓鞘的神经纤维传导速度较快；直径较小、无髓鞘的神经纤维传导速度较慢。神经纤维的传导速度还与温度有关，温度降低则传导速度较慢。当温度降到0℃以下时可发生传导阻滞，局部可暂时失去知觉，临床上常用局部低温进行麻醉。

2. 神经纤维的轴浆运输功能　轴浆是指神经元轴突内的细胞质。神经元的胞体与轴突是一个整体，胞体和轴突之间经常进行物质运输和交换。实验证明，轴浆并非静止，轴浆经常在胞体与轴突末梢之间流动，从而实现胞体和轴突之间的物质运输和交换，该过程称为轴浆运输。轴浆流动是双向的，一方面部分轴浆由胞体流向轴突末梢，称为顺向轴浆运输；另一方面部分轴浆由轴突末梢反向流向胞体，称为逆向轴浆运输。顺向轴浆运输又可分为快速轴浆运输和慢速轴浆运输两种。快速轴浆运输指具有膜的细胞器（线粒体、递质囊泡、分泌颗粒等）的运输，速度约为410mm/d。慢速轴浆运输指由胞体合成的蛋白质所构成的微管和微丝等结构不断向前延伸，其他轴浆的可溶性成分也随之向前运输，其速度为1~12mm/d。逆向轴浆运输的速度约为快速顺向轴浆运输速度的一半左右。有人认为，破伤风毒素、狂犬病病毒由外周向中枢神经系统转运的机制，可能就是逆向轴浆流动。近年来，运用辣根过氧化酶方法研究神经纤维的起源部位，其原理是因为辣根过氧化酶能被轴突末梢摄取，通过逆向轴浆流动转运到神经纤维的胞体。

（三）神经胶质细胞

神经系统中除了神经元外，还有大量的神经胶质细胞，广泛分布于中枢和周围神经系统中，其数量为神经元的10~50倍。中枢神经系统的胶质细胞主要有星形胶质细胞、少突胶质细胞、小胶质细胞和室管膜细胞。周围神经系统的胶质细胞主要有形成髓鞘的施万细胞和脊神经节中的卫星细胞。神经胶质细胞的功能十分复杂，目前对其功能的认知仍很少，一般有支持作用，对神经组织的修复和再生、神经元的营养作用等。目前发现，某些神经系统的疾病与胶质细胞的功能改变有关。因此随着对神经胶质细胞进一步的研究和认识，必将提高人类对神经系统疾病的防治能力。

💡 知识链接

神经干细胞

传统认为哺乳动物中枢神经的再生仅限于胚胎期和出生后的早期，因此神经细胞随后只能逐渐减少而不能被更新或替代。近年来，科学家在成年动物和人体中发现有神经干细胞存在，在脑损伤时可以移行到损伤部位实施修复。神经干细胞主要可以分化成神经元、星形胶质细胞和少突胶质细胞。因此科学家们正在研究通过神经干细胞移植替代死亡的神经细胞和修复神经系统的功能。目前在动物实验中已进行了许多神经干细胞移植治疗脊髓损伤、帕金森病、亨廷顿舞蹈症等中枢神经系统疾病的研究，结果证明通过神经干细胞移植来替代死亡的神经细胞和修复神经系统的功能是可能的。这给人类治疗神经系统退行性病变带来了希望。

二、突触传递

神经元与神经元之间、神经元与效应器细胞之间信息的传递都是通过突触进行的。

（一）突触的概念与分类

突触通常是指神经元与神经元之间、神经元与效应器细胞之间相互接触并进行信息传递的部位。按照突触传递产生的效应，将突触分为兴奋性突触和抑制性突触；按神经元接触的部位，将突触分为轴 – 体突触、轴 – 树突触、轴 – 轴突触三类（图 10 – 2），其中轴 – 树突触最为常见。

（二）突触的基本结构

经典的突触结构包括突触前膜、突触间隙和突触后膜三个部分（图 10 – 3）。突触前神经元轴突末梢分支的末端膨大，称为突触小体，贴附在另一神经元的表面。突触前膜即前一神经元轴突末梢的膜，与之相对的另一神经元胞体或突起的膜称为突触后膜，两者之间称为突触间隙。突触小体内有大量线粒体和突触小泡，小泡中含有高浓度的神经递质。突触后膜上有能与相应神经递质结合的受体。通常情况下，一个神经元可以通过轴突末梢的分支与多个神经元联系，同样，它也可以接受许多其他神经元突触传递的影响。因此，人类的中枢神经系统拥有难以计数的神经通路，它们组成了极为复杂的神经网络。

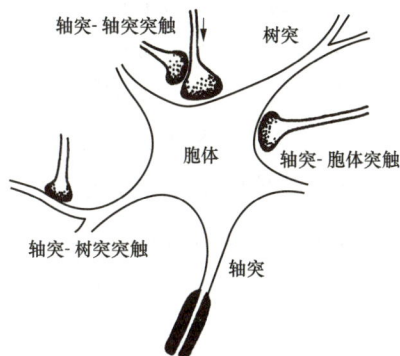

图 10 – 2 突触的类型

（三）突触传递的过程

突触传递是指突触前神经元的信息，通过突触引起突触后神经神经元活动的过程。突触传递的基本过程（图 10 – 4）：动作电位传至突触前神经元轴突末梢→突触前膜去极化→Ca^{2+} 通道开放，Ca^{2+} 内流进入突触小体→突触前膜以出胞的方式释放神经递质→神经递质在突触间隙扩散并与突触后膜特异性受体结合→突触后膜对某些离子通透性改变，这些离子进出后膜→突触后膜发生电位变化→突触后神经元产生突触后电位。

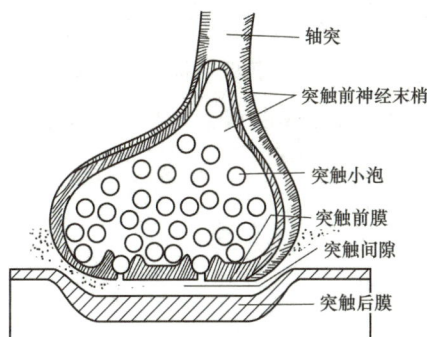

图 10 – 3 突触结构模式图

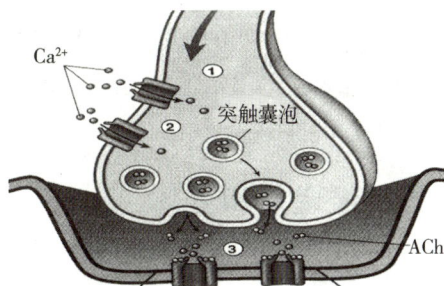

图 10 – 4 突触传递过程示意图

1. 兴奋性突触后电位 突触前膜释放兴奋性递质，引起突触后膜产生局部去极化的电位变化，称为兴奋性突触后电位（EPSP）。其产生机制为：动作电位传至轴突末梢→膜去极化→Ca^{2+} 通道开放，Ca^{2+} 内流进入突触小体→突触前膜释放兴奋性神经递质→递质经突触间隙扩散与突触后膜受体结合→突触后膜对 Na^+、K^+（主要是对 Na^+）通透性提高，Na^+ 内流→突触后膜出现局部去极化，即产生了 EPSP。EPSP 是局部电位，它可以总和，如果达到阈电位水平，突触后神经元产生动作电位，使突触后神经元兴奋。EPSP 总和如果未达阈电位水平，则不引发动作电位，只是提高了突触后神经元兴奋性，称为易化。

2. 抑制性突触后电位 突触前膜释放抑制性神经递质，引起突触后膜产生超极化的电位变化，称为抑制性突触后电位（IPSP）。其产生机制为：动作电位传至轴突末梢→突触前膜去极化→Ca^{2+} 通道开放，Ca^{2+} 内流进入突触小体→突触前膜释放抑制性递质→递质经突触间隙扩散与突触后膜受体结合→突触后膜对 K^+、Cl^-（主要是对 Cl^-）通透性提高，Cl^- 内流→突触后膜出现超极化，即产生了 IPSP。它使突触后神经元的膜电位离阈电位的距离增大而不易产生动作电位，使突触后神经元呈现抑制效应。IPSP 也是一种局部电位变化，也可以总和，总和后对突触后神经元的抑制作用更强。

实际上，一个突触前神经元的轴突末梢通常发出多个分支与许多突触后神经元构成突触联系，而一个突触后神经元则与许多突触前神经元的轴突末梢构成突触联系，其中既有兴奋性突触联系，又有抑制性突触联系。因此，一个神经元是兴奋还是抑制取决于这些突触传递产生的综合效应。

综上所述，突触传递是一个电—化学—电传递的过程，即突触前神经元的生物电变化，通过轴突末梢神经递质的释放，引起突触后神经元发生生物电变化的过程。

（四）非突触性化学传递

神经元与神经元之间或者神经元与效应器细胞之间的信息传递方式，除突触传递外，还存在一些其他的传递方式，非突触性化学传递就是其中一种。

非突触性化学传递是指递质由轴突末梢的曲张体释放，通过弥散发挥作用，这种作用不同于经典的突触，所以称为非突触性化学传递。轴突末梢分支上有结节状的曲张体，曲张体内含有递质小泡。递质释放后，经组织液扩散到邻近的效应器上，与相应受体结合发挥生理作用。

与经典突触传递相比，非定向突触有以下特点：①不存在突触前膜与后膜的特化结构，以及突触前、后的一一对应关系；②不存在一对一的支配关系，作用弥散，一个曲张体能支配多个的效应器细胞；③曲张体与效应器细胞间的距离较大，递质的弥散距离较远；④传递需要较长时间；⑤递质弥散到效应器细胞时，能否产生传递效应，取决于效应器细胞上有无相应的受体。

（五）电突触传递

电突触传递指的是通过缝隙连接实现的一类信息传递方式。缝隙连接是两个神经元间细胞膜接触特别紧密的部位，两层膜之间的间隙比突触间隙要小得多，只有 $2 \sim 3nm$，周围的轴浆中没有聚集的突触小泡，但有贯穿两细胞膜的蛋白质形成的水相通道，允许带电离子通过，使两个神经元的胞质得以直接沟通。这种水相通道电阻很低，局部电流可以直接从中通过，所以传递速度快，几乎没有潜伏期，而且信息传递是双向的。

三、神经递质和受体

（一）神经递质

突触传递的实现必须依靠神经递质与受体的结合。神经递质是指由神经元合成、突触前膜末梢释放，能与突触后膜特异性受体结合产生突触后电位，具有传递信息功能的特殊化学物质。神经递质根据其存在部位的不同，可分为外周神经递质与中枢神经递质。

1. 外周神经递质

（1）乙酰胆碱　凡末梢释放乙酰胆碱（ACh）的神经纤维称为胆碱能纤维，包括全部交感和副交感神经的节前纤维、大多数副交感神经的节后纤维（除少数释放肽类物质的纤维外）和小部分交感神经的节后纤维（如支配汗腺、骨骼肌血管的舒血管纤维）以及躯体运动神经纤维。

（2）去甲肾上腺素　凡末梢释放去甲肾上腺素（NE）的神经纤维，称为肾上腺素能纤维，包括大部分交感神经的节后纤维。

除此之外，近年来在胃肠等其他器官中发现了以释放嘌呤类或肽类物质为递质的神经纤维，称为嘌呤能或肽能纤维。

2. 中枢神经递质　种类较多，主要包括乙酰胆碱、胺类、氨基酸类和神经肽等。

（1）乙酰胆碱　以乙酰胆碱为递质的神经元为胆碱能神经元，它在中枢的分布极为广泛，脊髓、脑干网状结构、丘脑、纹状体、边缘系统等处都有乙酰胆碱递质及其受体。乙酰胆碱是一类非常重要的神经递质，几乎参与了神经系统的所有功能活动的调节，包括学习、记忆、觉醒、睡眠、运动、感觉等。

（2）胺类　包括多巴胺、去甲肾上腺素、肾上腺素、5－羟色胺等。脑内的多巴胺主要由中脑黑质的神经元产生，沿黑质－纹状体投射系统分布，组成黑质－纹状体多巴胺递质系统，主要参与对躯体运动、情绪活动、垂体内分泌功能、心血管活动等的调节。在中枢神经系统中，以去甲肾上腺素作为递质的神经元称为去甲肾上腺素能神经元，其胞体主要位于低位脑干，参与心血管活动、情绪、体温、摄食及觉醒等的调节。以肾上腺素为递质的神经元称为肾上腺素能神经元，其胞体主要分布于延髓，主要参与心血管活动的调节。5－羟色胺为递质的神经元胞体主要集中于低位脑干的中缝核内，主要是调节痛觉，参与镇痛、情绪、睡眠、体温、内分泌等功能活动。

（3）氨基酸类　包括谷氨酸、γ－氨基丁酸及甘氨酸。其中谷氨酸起兴奋作用，主要分布于大脑皮质和感觉传入系统。γ－氨基丁酸是脑内主要的抑制性神经递质，在大脑皮质的浅层和小脑皮质的浦肯野细胞层含量较高，也存在于黑质－纹状体系统中。甘氨酸是一种抑制性递质，主要分布在脊髓和脑干。例如，与脊髓运动神经元构成抑制性突触联系的闰绍细胞，其末梢释放的递质就是甘氨酸。

（4）神经肽　是指分布于神经系统内起递质或调质作用的肽类物质，包括神经垂体肽、阿片肽、下丘脑调节肽、脑肠肽等，它们的种类及功能极其复杂，在体内发挥着重要的作用。

3. 递质与调质　递质是指神经末梢释放的特殊化学物质，它能作用于支配的神经元或效应器细胞膜上的受体，从而完成信息传递功能。调质是指神经元产生的另一类化学物质，它能调节信息传递的效率，增强或削弱递质的效应。但是一般来说，递质与调质无明确的界限，调质是从递质中派生出来的概念，不少情况下递质包含调质。

4. 递质的合成、释放和失活

（1）递质的合成　不同的递质合成部位和过程各不相同。乙酰胆碱、胺类等是在胞质内由其前体物质经过一定的酶催化，最后合成。肽类递质则是由基因调控来合成的。

（2）递质的释放　当神经冲动抵达末梢时，末梢产生动作电位和离子转移，Ca^{2+}由膜外进入膜内，使一定数量的小泡与突触前膜紧贴融合起来，然后小泡与突触前膜黏合处出现破裂口，小泡内递质和其他内容物就释放到突触间隙内。在这一过程中，Ca^{2+}的转移很重要。如果减少细胞外Ca^{2+}浓度，则递质释放就受到抑制；而增加细胞外Ca^{2+}的浓度则递质释放增加。这一事实说明，Ca^{2+}由膜外进入膜内的数量多少，直接关系到递质的释放量。神经递质释放后，突触小体内Ca^{2+}浓度很快恢复到原有静息水平。

（3）递质的失活　递质作用于受体并产生效应后迅速被消除失活，消除的方式较复杂。如进入突触间隙的乙酰胆碱作用于突触后膜发挥生理作用后，被胆碱酯酶水解成胆碱和乙酸而失活。去甲肾上腺素进入突触间隙并发挥生理作用后，一部分被血液循环带走，在肝中被破坏失活；另一部分在效应细胞内被酶破坏失活；但大部分由突触前膜将去甲肾上腺素再摄取，回收到突触前膜并重新加以利用。肽类递质的失活是依靠酶促降解。神经递质的迅速失活对保证神经元之间或神经元与效应细胞之间信息的正常传递有重要意义。

（二）受体

受体是指位于细胞膜上或细胞内能与某些化学物质（如递质、激素等）特异性结合并诱发特定生物学效应的特殊生物分子。主要递质的受体分为两类。

1. 胆碱能受体　能与乙酰胆碱特异性结合而发挥生理效应的受体称为胆碱能受体。按其药理特性的不同可分为毒蕈碱型和烟碱型两类（表10－2）。

（1）毒蕈碱型受体　该受体能与毒蕈碱结合，产生与乙酰胆碱结合时类似的作用，故称为毒蕈碱型受体（M受体）。这类受体主要分布于节后胆碱能纤维支配的效应器细胞膜上。乙酰胆碱与M受体结合后，主要产生一系列副交感神经兴奋的效应，如心脏活动抑制，支气管、消化道平滑肌和膀胱逼尿肌收缩，消化腺分泌增加，瞳孔缩小，汗腺分泌增多，骨骼肌血管舒张等，该效应被称为毒蕈碱样作用（简称M样作用）。有一些药物可与受体结合，使递质无法发挥作用，称为受体阻断剂。阿托品是M受体阻断剂。临床上使用阿托品可解除胃肠平滑肌痉挛，也可引起心跳加快、唾液和汗液分泌减少等反应。

（2）烟碱型受体　能与烟碱结合，产生与乙酰胆碱结合时类似作用的受体称为烟碱型受体（N受体）。N受体又分为N_1及N_2两类亚型。N_1受体位于神经节细胞膜上；N_2受体位于骨骼肌细胞的终板膜上。乙酰胆碱和N_1受体结合后，可引起自主神经节的节后神经元兴奋；与N_2受体结合，则表现为骨骼肌的兴奋收缩。六烃季铵主要阻断N_1受体的效应，十烃季铵主要阻断N_2受体的效应，筒箭毒碱可阻断N_1和N_2受体，故能使肌肉松弛，在临床可作为肌肉松弛剂使用。

2. 肾上腺素能受体　能与肾上腺素、去甲肾上腺素结合的受体称为肾上腺素能受体，分布于肾上腺素能纤维所支配的效应细胞膜上，可分为两类（表10-2）。

（1）α受体　分为α_1、α_2两种。儿茶酚胺与α受体结合后产生兴奋效应，使平滑肌兴奋，如血管收缩、子宫收缩、瞳孔开大肌收缩等。但对小肠平滑肌为抑制效应，使小肠平滑肌舒张。酚妥拉明为α受体阻滞剂。

（2）β受体　分为β_1、β_2和β_3三种。β_1受体主要分布于心肌细胞，儿茶酚胺与β_1受体结合产生的是兴奋效应，如心率加快、心肌收缩力增强。β_2受体分布于支气管、胃、肠、子宫及许多血管平滑肌细胞上，儿茶酚胺与β_2受体结合，产生抑制效应，可使平滑肌舒张。普萘洛尔是β受体阻滞剂，对β_1、β_2受体都有阻滞作用。美托洛尔主要阻断β_1受体，丁氧胺主要阻断β_2受体。目前，有关β受体阻滞剂的研究进展很快，在临床上可根据病情选择合适的受体阻滞剂。

表10-2　胆碱受体、肾上腺素受体的分类、作用部位、主要作用及阻滞剂

受体	部位及主要作用	阻断剂
胆碱受体		
M	副交感神经节后纤维支配的效应器，产生副交感神经兴奋效应。汗腺分泌，骨骼肌、血管平滑肌舒张	阿托品
N		
N_1	自主神经节后纤维神经元兴奋	六烃季铵
N_2	骨骼肌终板膜兴奋	筒箭毒碱
肾上腺素受体		
α	大多数内脏平滑肌、腺体兴奋	酚妥拉明
β		
β_1	心肌兴奋	普萘洛尔
β_2	平滑肌舒张	丁氧胺
β_3	脂肪分解	

四、反射活动的基本规律

反射是神经系统活动的基本方式，可分为非条件反射和条件反射。中枢神经元的联系方式、兴奋传布特征以及中枢抑制可影响反射活动的质量。

（一）中枢神经元的联系方式

中枢神经系统中的神经元数量巨大，构成复杂的网络系统，根据神经元在反射弧中所处的位置不同，可分为传入神经元、中间神经元和传出神经元，其中以中间神经元的数量最多。数量如此巨大的神经元，联系的方式自然也很多，主要联系方式有辐散式、聚合式、链锁式、环式等（图10-5）。

辐散式联系为一个神经元的轴突末梢分支与其他许多神经元建立突触联系，能让一个神经元的兴奋引起多个神经元同时兴奋或抑制，这种联系方式多见于传入通路。

聚合式联系为许多神经元的轴突末梢终止于同一神经元的胞体和树突的联系方式，有助于信息的总和与整合，这种联系方式多见于传出通路。

链锁式联系是指神经元的侧支依次连接，形成链锁。兴奋通过链锁式联系，可以在空间上扩大作用的范围。

环式联系为一个神经元通过其轴突的侧支与中间神经元相连，中间神经元反过来再与该神经元发生突触联系，构成一个闭合环路。若中间神经元是兴奋性神经元，通过环式联系使兴奋效应得到增强和时间上的延长，即产生正反馈效应。若中间神经元是抑制性神经元，通过环式联系使兴奋效应得到减弱或及时终止，即产生负反馈效应。故环式联系是反馈的结构基础。

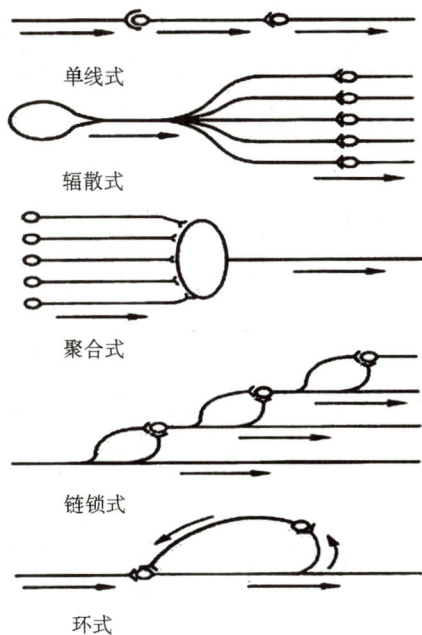

图10-5 中枢神经元的联系方式

（二）中枢兴奋传布的特征

反射弧中枢部分的兴奋传布必须经过一次以上的突触接替，它与兴奋在神经纤维上的传导明显不同，而且要复杂得多，兴奋通过中枢传布具有以下几个特征。

1. 单向传递 兴奋在神经纤维上的传导是双向性的，但通过突触时，只能由突触前膜向突触后膜传递，而不能逆向进行。这是因为神经递质只能由突触前膜释放出来，故反射活动通过突触时，兴奋的传递只能由传入神经元传向反射中枢，再经传出神经元至效应器。

2. 突触延搁 兴奋通过突触传递时，要经历递质的释放、扩散、与后膜受体结合等一系列过程，相对于兴奋在神经纤维上传导来说，耗时较长，因此称之为突触延搁。在反射活动中，兴奋通过的突触数目越多，反射所需要的时间就越长。在反射活动中，突触联系主要存在于中枢神经系统内，所以兴奋通过中枢神经传布所需的时间较长，故此现象又称为中枢延搁。

3. 总和 在中枢内兴奋和抑制都可以产生总和现象。总和可分为空间总和及时间总和两种。聚合式联系是产生空间总和的结构基础。突触后神经元的活动取决于突触后电位总和的结果。

4. 兴奋节律的改变 在反射活动中，突触后神经元发出的冲动频率往往和突触前神经元的频率不同。这是因为突触后神经元的兴奋节律，不仅受突触前神经元传入冲动频率的影响，还与突触后神经元本身的功能状态有关。而且一个突触后神经元不只与一个突触前神经元发生突触联系，而是与多个突触前神经元发生联系。因此，突触后神经元对多途径传来信息的整合显然会使其兴奋节律与突触前神经元有所不同。此外，突触前神经元传入通路中还存在中间神经元，这些神经元的功能状态和联系方式的差异也与兴奋节律的改变有关。

5. 后发放 在反射活动中，当对传入神经刺激停止后，传出神经仍继续发放冲动，使反射活动仍持续一段时间，这种现象称为后发放（后放、后放电）。神经元之间的环式联系及中间神经元的作用是产生后发放的主要原因。

6. 对内环境变化敏感和易疲劳性 在反射活动中，突触传递最易受内环境变化的影响（如缺氧、二氧化碳增多以及某些药物）。此外，相对于兴奋在神经纤维上的传导，突触部位是反射弧中最易发生疲劳的环节，其原因可能与长时间兴奋使突触前神经递质耗竭有关。突触传递的易疲劳性对于防止神经元过度兴奋具有重要意义。

（三）中枢抑制

在中枢神经系统中，不仅有兴奋活动，还有抑制活动，两者相辅相成，从而让反射活动能按一定的顺序和强度协调进行。中枢抑制过程发生在突触，根据其发生的部位，可将中枢抑制分为突触后抑制和突触前抑制两类。

1. 突触后抑制 突触后神经元产生抑制性突触后电位而发生的抑制称为突触后抑制。在哺乳类动物中，所有的突触后抑制都是通过抑制性中间神经元实现的。兴奋性神经元先兴奋抑制性中间神经元，由抑制性中间神经元释放抑制性递质，使与其发生突触联系的突触后神经元产生抑制性突触后电位，从而使突触后神经元发生抑制，这种抑制就称为突触后抑制，在中枢神经系统内普遍存在。突触后抑制根据抑制性中间神经元的联系方式，分为传入侧支性抑制和回返性抑制两种类型（图 10-6）。

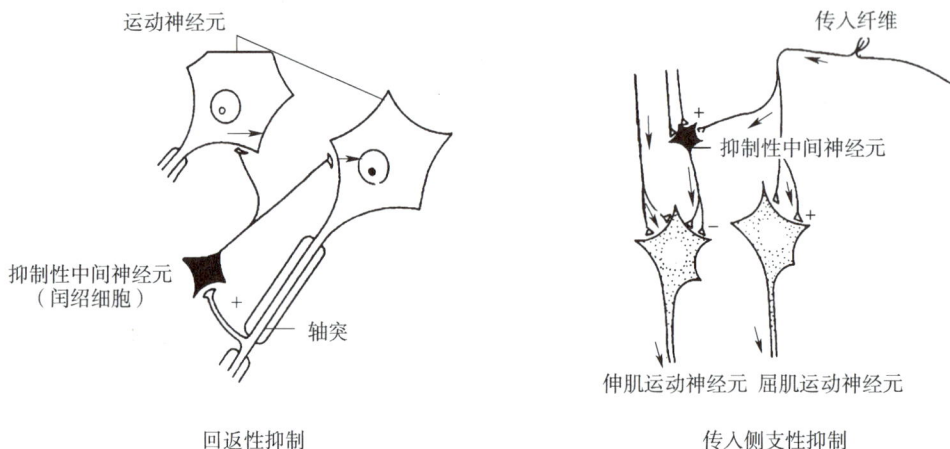

图 10-6 突触后抑制示意图

（1）**传入侧支性抑制** 传入神经纤维在兴奋某一中枢神经元的同时，还发出侧支兴奋一个抑制性中间神经元，从而使另一个中枢神经元抑制，这种现象称为传入侧支性抑制或交互抑制。例如，引起屈肌反射的传入纤维进入脊髓后，一方面兴奋支配屈肌的运动神经元，另一方面通过侧支兴奋抑制性中间神经元，使支配伸肌的神经元抑制，结果使屈肌收缩，伸肌舒张，以完成屈肌反射。这种抑制在中枢神经系统内普遍存在，通常位于传入路径，其意义是使不同中枢之间活动相互协调、相互配合。

（2）**回返性抑制** 是指某一中枢神经元兴奋时，其传出冲动沿轴突下行，同时又经轴突侧支去兴奋另一抑制性中间神经元，该抑制性神经元兴奋后，其活动经轴突反过来作用于原先发动兴奋的神经元，并与之构成抑制性突触联系，通过释放抑制性神经递质，抑制原先发动兴奋的神经元及同一中枢的其他神经元，这种现象称为回返性抑制。例如，脊髓前角运动神经元发出轴突支配外周的骨骼肌，同时也在脊髓内发出侧支兴奋闰绍细胞，闰绍细胞是抑制性中间神经元，其活动经轴突回返作用于脊髓前角运动神经元，抑制原先发动兴奋的神经元和其他神经元。因此，当脊髓前角运动神经元兴奋时，其传出冲动一方面使骨骼肌收缩，同时又通过闰绍细胞来抑制该运动神经元的活动，这种抑制是一种典型的负反馈，其意义在于使神经元的活动及时终止，也促使同一中枢内多个神经元之间的活动相互制约和步调一致。

2. 突触前抑制　通过改变突触前膜的活动使突触后神经元产生抑制的现象称为突触前抑制（图10－7）。其结构基础是轴－轴突触。突触前抑制产生的机制是：当刺激轴突 A 时，可使神经元 C 产生10mV 的兴奋性突触后电位。当刺激轴突 B 时，神经元 C 不产生反应。若先刺激轴突 B，一定时间后再刺激轴突 A，可使 C 神经元产生的兴奋性突触后电位减小 5mV。这说明轴突 B 的活动能降低轴突 A 对神经元 C 的兴奋作用，即产生突触前抑制。目前认为，B 纤维的抑制作用是通过使 A 纤维释放的兴奋性递质减少而实现的。由于这种抑制是改变了突触前膜的活动而实现的，因此称为突触前抑制。突触前抑制在中枢神经系统内广泛存在，尤其多见于感觉传入途径，对调节感觉传入活动有重要作用。它的生理意义是控制从外周传入中枢的感觉信息，使感觉更加清晰和集中，对感觉传入的调节有重要作用。

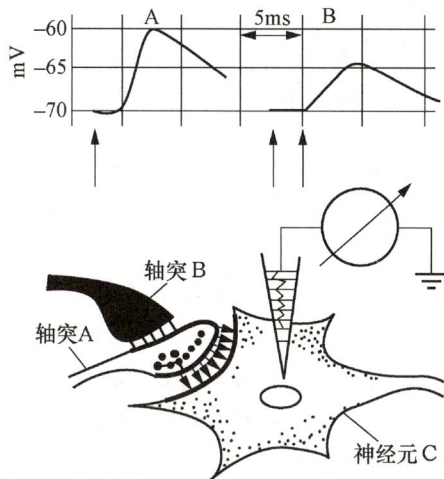

图 10－7　突触前抑制模式图
A. 表示单独刺激轴突 A，记录神经元 C 的电位；
B. 表示先刺激轴突 B，再刺激轴突 A，记录神经元 C 的电位

知识链接

中枢抑制的提出

中枢抑制是俄国生理学家谢切诺夫于 1862 年首先提出的。他在实验中用氯化钠结晶刺激不同部位脑组织的横断面，观察对脊髓后肢屈肌反射的影响。结果看到当氯化钠结晶放在中脑视顶盖的横断面时，大大延长了屈肌反射的反射时间，屈肌反射受到了抑制。谢切诺夫认为氯化钠结晶兴奋了视顶盖的神经元，从而抑制脊髓运动神经元的活动，导致反射时间的延长，这个现象称为"谢切诺夫抑制"。这一发现对中枢神经系统生理学的发展起到了重要作用。

第二节　神经系统的感觉功能

人类依靠各种感觉认识世界。感觉的产生是各种感觉器官或感受器接受刺激后，经过换能作用，转换为神经冲动，通过感觉传入通路从脊髓逐级上传，最后到达大脑皮质特定部位，经大脑皮质分析和综合产生的。在感觉产生的过程中神经系统不同的部位起着不同的作用。

一、脊髓的感觉传导功能

脊髓是躯体感觉信号上传给高级中枢的必经之路。躯干、四肢和一些内脏器官发出的感觉纤维由后根进入脊髓后，分别组成不同的感觉传导束，沿脊髓向高位中枢传导神经冲动。由脊髓上传的感觉传导通路可分为浅感觉传导路径和深感觉传导路径。浅感觉传导路径传导皮肤、黏膜的痛觉、温度觉和粗略触-压觉，其传入纤维由后根的外侧部进入脊髓，然后在后角更换神经元，再发出纤维在中央管前行交叉至对侧，分别经脊髓丘脑侧束（痛、温觉）和脊髓丘脑前束（粗略触-压觉）上行抵达丘脑，故其特点是先交叉后上行。深感觉传导路径传导肌肉、肌腱、关节等深部结构的本体感觉，其传入纤维由后根的内侧部进入脊髓后，在同侧后索上行，抵达延髓下部薄束核和楔束核后更换神经元，再发出纤维交叉到对侧，经内侧丘系到丘脑，故其特点是先上行后交叉。因此，在脊髓半离断情况下，浅感觉障碍发生在离断的对侧，深感觉障碍发生在离断的同侧。

二、丘脑的感觉功能及其感觉投射系统

（一）丘脑的核团与感觉功能

丘脑是由大量神经元组成的核团群集。各种感觉通路（嗅觉除外）都要在丘脑换元，然后再向大脑皮质投射。因此，丘脑是感觉传导的总换元站，同时也能对感觉进行粗略的分析和综合。我国著名生理学家张香桐，根据各核团的功能特点将丘脑的核团大致划分为三类。

第一类是感觉接替核：接受除嗅觉外的感觉投射纤维，并经过换元进一步投射到大脑皮质特定感觉区。主要有腹后核（包括腹后内侧核与腹后外侧核）、内侧膝状体、外侧膝状体等。其中腹后外侧核为脊髓丘系与内侧丘系的换元站，与躯干、肢体感觉的传导有关。腹后内侧核为三叉丘系的换元站，与头面部感觉的传导有关。内侧膝状体是听觉传导通路的换元站，发出纤维向大脑皮质听区投射。外侧膝状体是视觉传导通路的换元站，发出纤维向大脑皮质视区投射。

第二类是联络核：接受丘脑感觉接替核和其他皮质下中枢来的纤维（但不直接接受感觉的投射纤维），经过换元，发出纤维投射到大脑皮质的某一特定区域。主要有丘脑前核、腹外侧核、丘脑枕等。它们在功能上与各种感觉在丘脑和大脑皮质水平的联系协调有关。

第三类是髓板内核群：包括中央中核、束旁核、中央外侧核等。一般认为，这一类细胞群没有直接投射到大脑皮质的纤维，而是间接地通过多突触接替换元后，弥散地投射到整个大脑皮质，对维持大脑皮质兴奋状态起重要作用。

（二）丘脑的感觉投射系统

根据丘脑各部分向大脑皮质投射特征的不同，可把丘脑分成两大系统，一个是特异投射系统，另一个是非特异投射系统。

1. 特异投射系统　各种感觉传入冲动（嗅觉除外）经一定的传导路径上传，到达丘脑的感觉接替核，换元后投射到大脑皮质的特定感觉区，主要终止于皮质的第四层细胞。每一种感觉的投射路径都是专一的，这种点对点的投射关系称为特异投射系统（图 10-8）。其主要功能是引起特定的感觉，并激发大脑皮质发出传出冲动。丘脑的联络核在结构上也与大脑皮质有特定的投射关系，所以也属于特异投射系统，但它不引起特定感觉，主要起联络和协调的作用。

2. 非特异投射系统　各种感觉传导通路的纤维经过脑干时，发出许多侧支，与脑干网状结构的神经元发生突触联系，经多次换元，抵达丘脑，由此发出纤维，弥散地投射到大脑皮质的广泛区域（图 10-8），这一投射途径称为非特异投射系统。非特异投射系统是各种感觉的共同上行通路，由于它在脑干网状结构中经多次换元，因而失去了专一的传导功能。其主要功能是维持和改变大脑皮质的兴奋性，

使机体保持觉醒状态，这一作用又称为上行激动作用。只有在非特异投射系统维持大脑皮质清醒状态的基础上，特异投射系统才能发挥其产生特定感觉的作用，形成清晰的感觉。

脑干网状结构内存在起唤醒作用的上行功能系统，这一系统被称为网状结构上行激动系统。现认为，这一系统的作用主要通过丘脑非特异投射系统来完成。若这一系统的上行冲动减少，大脑皮质就由兴奋状态转为抑制状态，动物表现为安静或睡眠。若这一系统受损，则可发生昏睡。网状结构上行激动系统是一种多突触传递系统，易受药物影响而发生传导阻滞。巴比妥类药物的镇静、催眠作用，可能就是因为阻断了上行激动作用而产生的。

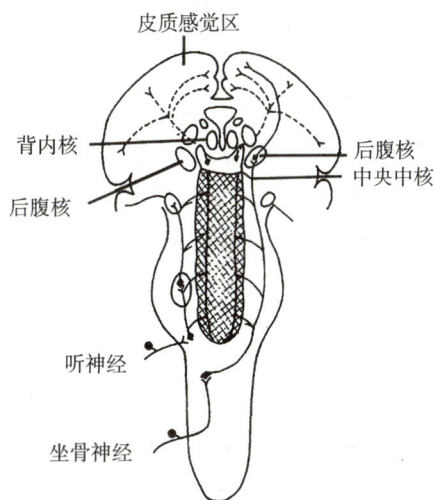

图 10 – 8　感觉投射系统示意图

实线代表特异性投射系统；虚线代表非特异性投射系统

通常只有特异投射系统和非特异投射系统相互协调和配合，才能使机体既处于觉醒状态，又能产生特定的感觉。特异投射系统与非特异投射系统的区别见表 10 – 3。

表 10 – 3　特异投射系统与非特异投射系统的区别

	特异投射系统	非特异投射系统
丘脑核团	感觉接替核	髓板内核群
传导途径	专一性	无专一性
投射关系	点对点投射	弥散投射
投射区域	大脑皮质的特定感觉区	大脑皮质的广泛区域
传入神经接替	经较少神经元接替	经多个神经元接替
主要功能	引起特定的感觉，并激发大脑皮质发出传出冲动	维持和改变大脑皮质的兴奋性，使机体保持觉醒状态

三、大脑皮质的感觉分析功能

大脑皮质是感觉分析的最高级中枢。各种感觉传入冲动到达大脑皮质后，通过大脑皮质对不同信息的分析综合，才能产生各种不同的感觉。大脑皮质的不同区域具有不同的感觉定位功能，称为大脑皮质的功能定位。

（一）体表感觉区

全身体表感觉在大脑皮质的主要投射区是中央后回，称第一体表感觉区。其投射特点有：①投射纤维左右交叉，即躯体一侧感觉向对侧皮质投射，但头面部的感觉投射至双侧皮质；②投射区的空间安排是倒置的，即下肢的感觉区在中央后回的顶部，上肢感觉区在中间，头面部感觉区在底部，但头面部内部的安排是正立的；③投射区的大小与感觉灵敏度有关，感觉灵敏度高的，皮质代表区大；感觉灵敏度低的，皮质代表区小。第一体表感觉区产生的感觉定位明确而且清晰（图 10 – 9）。

人脑还存在第二体表感觉区，位于中央前回和脑岛之间，面积小，呈双侧投射，空间排列是正立的，定位较差，仅有粗糙分析功能。此外，该区还接受痛觉传入信号的投射，认为与痛觉的产生有一定关系。

（二）本体感觉区

本体感觉是指肌肉、关节、肌腱等的位置觉与运动觉。本体感觉的投射区主要在中央前回。它们接受来自肌肉、肌腱和关节等处的感觉信息在此整合，以感知身体某一瞬间在空间的位置、姿势以及身体各部分在运动中的状态。

图 10 – 9　大脑皮质体表感觉区示意图

（三）内脏感觉区

内脏感觉的投射区混杂于体表第一感觉区、第二感觉区、运动辅助区、边缘系统等皮质部位。其投射区较小且分散，因此内脏感觉通常会出现定位不准确、性质模糊的特点。

（四）视觉区

视觉投射区在枕叶距状沟的上、下缘。左侧枕叶皮质接受左眼的颞侧视网膜和右眼的鼻侧视网膜的传入纤维投射；右侧枕叶皮质接受右眼的颞侧视网膜和左眼的鼻侧视网膜的传入纤维投射。另外，视网膜的上半部传入纤维投射到距状裂的上缘，下半部传入纤维投射到距状裂的下缘，视网膜中央的黄斑区投射到距状裂的后部。如果一侧枕叶受损，引起双眼对侧偏盲。

（五）听觉区

听觉投射区在颞叶的颞横回与颞上回。听觉的投射是双侧性的，即一侧皮质代表区接受双侧耳蜗听觉感受器传来的冲动。不同音频的感觉信号在听觉皮质的投射有一定的分区。如果一侧颞叶受损，不会出现耳聋。

（六）嗅觉区和味觉区

嗅觉的皮质投射区位于边缘叶的前底部。味觉的皮质投射区在中央后回头面部感觉区的下侧。

四、痛觉

痛觉是机体受到伤害性刺激时所产生的一种复杂感觉，常伴有不愉快的情绪活动和防御反应。作为机体受损害时的报警系统，痛觉具有保护性作用。疼痛包括痛觉和痛反应，痛觉即"觉得痛"是个人的一种主观感觉体验；痛反应则是机体对伤害性刺激的反应，主要表现为机体各种生理功能的变化。疼痛常是许多疾病共有的症状，因此认识疼痛的产生及其规律具有重要临床意义。

（一）痛觉感受器及其刺激

一般认为，痛觉感受器是广泛存在于各组织细胞之间的游离神经末梢，是一种化学感受器。当各种刺激达到一定强度造成组织细胞损伤时，就会释放 K^+、H^+、组胺、5 – 羟色胺、缓激肽等致痛性化学物质，这些物质可使游离神经末梢去极化，发放神经冲动，传入中枢而引起痛觉，这些致痛物质还参与

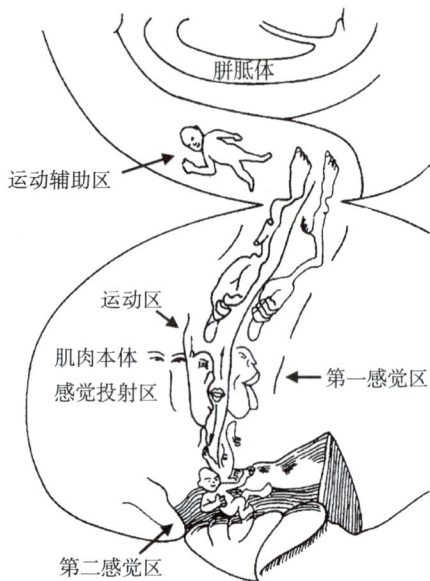

痛觉发展，与痛觉过敏有关。一般而言，引起痛觉的刺激强度都达到了使组织损伤的程度，且组织损伤的程度越高，痛觉越剧烈。

（二）疼痛的生理和心理反应

疼痛既是一种生理反应，又是一种心理反应。疼痛可引起心率加快、血压升高、呼吸急促等生理反应。剧烈疼痛使血压降低，心脏活动减弱。疼痛还会引起焦虑、烦躁不安、恐惧等情绪反应。很多心理因素亦会对疼痛产生影响：①过去对疼痛的经验，如有些家庭对于儿童寻常的轻微外伤大惊小怪，有些则采取听之任之的态度，这在很大程度上影响儿童对痛刺激的反应；②发生疼痛时的情景，如同样的创伤在战时和平时，由于伤者对于创伤情景意义的理解不同，产生的痛觉也明显不同；③个体对疼痛刺激的注意程度，如牙痛等各种疼痛在白天可因繁忙而紧张的工作而被忘却，到了夜间则因不能转移注意力而感觉痛得特别厉害，也是生活中的普遍实例；④个体情绪的变化，有实验研究表明，焦虑或持续的紧张可明显增强疼痛；⑤对疼痛的心理暗示，如安慰剂可使35%的患者痛觉明显缓解，而大剂量吗啡的效率也只有75%。除上述列举的一些因素外，其他因素如个性、记忆和思维能力、意志力等个体的心理特征以及社会文化背景，也会对疼痛产生不同程度的影响。临床上可根据心理因素对疼痛的影响，采取适当的方法帮助患者缓解疼痛，如使用安慰剂等。

（三）躯体痛

1. 皮肤痛觉　是当伤害性刺激作用于皮肤时所引起的痛觉。可先后引起两种痛觉：快痛和慢痛。快痛是受到刺激时立即出现（大约0.1秒内开始）的尖锐的"刺痛"，特点是产生和消失迅速，感觉清楚，定位明确。随后出现慢痛，为一种烧灼痛，其特点是定位不准确，持续时间较长，并伴有情绪反应及心血管和呼吸等方面的变化。在外伤时，这两种痛觉相继出现，不易明确区分。

2. 深部疼痛　发生在如骨、关节、骨膜、肌腱、韧带和肌肉等躯体深部的疼痛称为深部痛。深部痛一般表现为慢痛，其特点是定位不明确，可伴有恶心、出汗和血压改变等内脏反应。出现深部痛时，可反射性引起邻近骨骼肌收缩而导致局部组织缺血，而缺血又使疼痛进一步加剧。

（四）内脏痛与牵涉痛

内脏痛是内脏器官受到伤害性刺激时产生的疼痛感觉，是一种病理性疼痛，是疾病诊断的重要参考。与皮肤痛相比，内脏痛有四个特点：①对机械性牵拉、痉挛、缺血、炎症等刺激敏感，而对切割、烧灼等刺激不敏感；②疼痛发起缓慢、持续时间长；③定位不精确，对刺激的分辨能力差；④常伴有牵涉痛。

牵涉痛是指某些内脏疾病引起体表一定部位发生疼痛或痛觉过敏的现象。如阑尾炎早期出现脐周或上腹疼痛，心肌缺血时可引起心前区、左肩和左上臂尺侧疼痛等（表10-4）。在临床上，正确认识牵涉痛对某些内脏疾病的早期诊断具有一定价值。

表10-4　常见内脏疾病牵涉痛的部位

患病器官	体表疼痛部位
心	心前区、左肩、左上臂尺侧
胃、胰	左上腹、肩胛间
肝、胆	右肩胛、右肩部
肾	腰部、腹股沟
阑尾	脐周、上腹部

关于牵涉痛的产生机制（图10-10），目前用两种学说进行解释，即会聚学说和易化学说。会聚学

说认为，发生牵涉痛的体表部位的传入神经纤维与患者内脏的传入神经纤维会聚于同一脊髓后角，经共同的通路上传。由于生活中的疼痛多来自体表部位，大脑皮质习惯于识别体表的刺激信息，因而将来自内脏的痛觉信息识别为来自体表，故产生牵涉痛。易化学说认为，来自内脏和躯体的两种传入纤维到达脊髓后角同一区域，更换神经元的部位很接近，患病内脏的传入冲动可以提高邻近的体表感觉神经元的兴奋性，即产生易化作用，这样就使平常并不引起体表疼痛的刺激变成了致痛刺激。

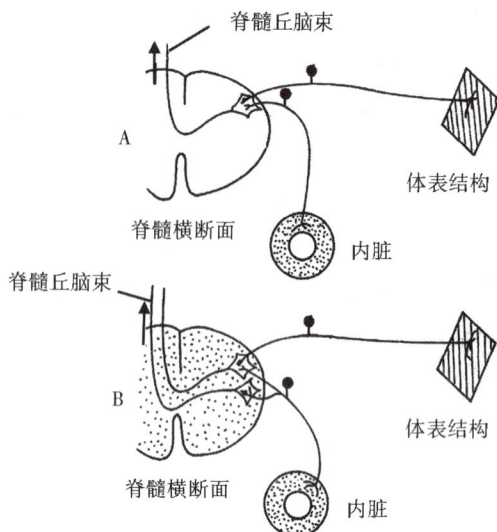

图 10 - 10 牵涉痛产生机制示意图

💡 知识链接

临床镇痛

疼痛发生后，除了治疗原发疾病外，还应采取适宜的镇痛方法解除患者的痛苦。目前，主要的镇痛方法如下。①药物镇痛：包括局麻药、镇痛药等。局麻药镇痛主要是通过神经阻滞，阻断感觉传导通路；镇痛药有麻醉性和非麻醉性之分。②外科手术：即在痛觉传导通路不同水平切断或损毁上行的疼痛传入纤维。这种方法可能破坏一部分正常神经组织，术后往往出现不同程度的感觉、运动等障碍。③刺激镇痛：包括针刺穴位、周围神经刺激和脑内刺激等。

第三节 神经系统对躯体运动的调节

运动作为人和动物最基本的功能性活动，包括躯体运动和内脏活动。神经系统对躯体运动的调节是在中枢神经系统的控制下进行的，属于复杂的反射活动。

一、脊髓对躯体运动的调节

（一）脊髓前角的运动神经元功能

在脊髓前角中，存在两类运动神经元，分别是 α 运动神经元和 γ 运动神经元，它们的轴突经前根离开脊髓后直达所支配的肌肉，其末梢释放的递质都是乙酰胆碱。

1. α 运动神经元 既接受来自皮肤、肌肉和关节等外周传入的信息，也接受从脑干到大脑皮质等高位中枢下传的信息，产生一定的反射传出冲动。因此，α运动神经元是躯体骨骼肌运动反射的最后公路。

α运动神经元的轴突在离开脊髓走向肌肉时，其末梢在肌肉中分成许多小支，每一小支支配一根骨骼肌纤维。因此，在正常情况下，当这一神经元发生兴奋时，兴奋可传导到受它支配的许多肌纤维，引起其收缩。由一个α运动神经元及其支配的全部肌纤维所组成的功能单位，称为运动单位。运动单位的大小不一。例如，一个眼外肌运动神经元只支配6~12根肌纤维，而一个四肢肌（如三角肌）的运动神经元所支配的肌纤维数目可达2000根。前者有利于肌肉进行精细的运动，后者有利于产生巨大的肌张力。

2. γ运动神经元 胞体分散在α运动神经元之间，支配骨骼肌内的梭内肌纤维。γ运动神经元的兴奋性较高，常以较高频率持续放电。在一般情况下，当α运动神经元活动增加时，γ运动神经元也相应增加，从而调节肌梭对牵拉刺激的敏感性。

（二）牵张反射

骨骼肌受到外力牵拉而伸长时，能引起受牵拉的肌肉收缩，称为牵张反射。

1. 牵张反射的类型 有两种类型，即肌紧张和腱反射。

肌紧张是指缓慢持续牵拉肌腱时发生的牵张反射。其表现为受牵拉的肌肉发生轻微而持续的收缩，以维持肌肉的紧张性收缩状态，阻止其被拉长。肌紧张是肌肉中的肌纤维轮流收缩产生的结果，所以不易产生疲劳。肌紧张反射弧的中枢为多突触接替，故肌紧张是一种多突触反射。肌紧张是维持躯体姿势最基本的反射活动，不表现明显的动作，是姿势反射的基础。由于重力的经常作用，因此肌紧张也持续发生。肌紧张反射弧中的任何一个环节被破坏，将会引起肌张力减弱或消失，出现肌肉松弛，从而无法维持身体的正常姿势。

腱反射是指快速牵拉肌腱时发生的牵张反射。其表现为被牵拉肌肉快速而显著的缩短，例如，叩击膝关节下的股四头肌肌腱使之受到牵拉，则股四头肌迅速发生一次收缩，使膝关节伸直，称为膝跳反射（图10-11）。腱反射的反射时间很短，通常只够一次突触传递产生的时间延搁，故腱反射是一种单突触反射。临床上常通过检查腱反射，来了解神经系统的相应功能状态。腱反射减弱或消失，常提示反射弧的传入、传出神经或脊髓反射中枢的损害；而腱反射的亢进，则常提示高位中枢的病变。临床常检查的腱反射见表10-5。

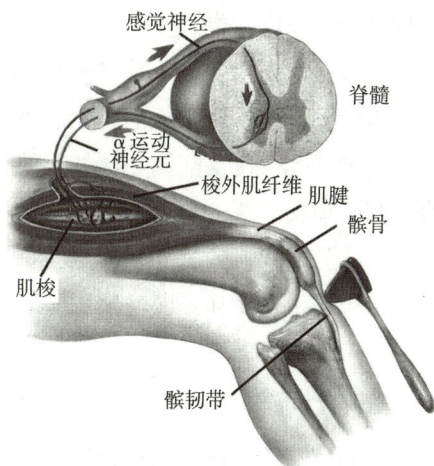

图10-11 膝跳反射反射弧示意图

表10-5 临床上常检查的腱反射

反射名称	检查方法	传入神经	中枢部位	传出神经	效应器	反应
膝跳反射	叩击股四头肌肌腱	股神经	腰髓2~4节	股神经	股四头肌	膝关节伸直
跟腱反射	叩击跟腱	胫神经	骶髓1~2节	胫神经	腓肠肌	足跖屈曲
肱三头肌反射	叩击肱三头肌肌腱	桡神经	颈髓7~8节	桡神经	肱三头肌	肘关节伸直
肱二头肌反射	叩击肱二头肌肌腱	肌皮神经	颈髓5~8节	肌皮神经	肱二头肌	肘关节屈曲

2. 牵张反射的反射弧 牵张反射的感受器是肌肉内的肌梭，中枢主要在脊髓内，传入及传出纤维都包含在支配该肌肉的神经中，效应器就是该肌肉的肌纤维。故感受器与效应器都在同一块肌肉中，是牵张反射反射弧（图10-12）最显著的特点。

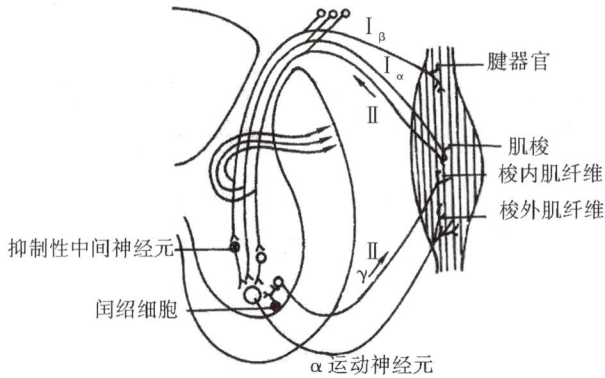

图 10 – 12   牵张反射示意图

肌梭是一种感受牵拉刺激的梭形感受器，可感受肌肉长度的变化，属于本体感受器。肌梭呈梭形，外有一层结缔组织膜，膜内有 6 ~ 12 根肌纤维，称为梭内肌纤维。肌梭外的一般肌纤维称为梭外肌纤维，与梭内肌纤维平行排列呈并联关系。肌梭的中央部分膨大，是感受装置所在的部位。肌梭的传入神经纤维有两种，直径较粗的 I 类传入纤维和直径较细的 II 类传入纤维。梭外肌纤维受 α 传出神经支配，梭内肌纤维受 γ 传出神经支配。

当肌肉受牵拉被拉长时，受刺激的肌梭产生的冲动经传入纤维至脊髓，兴奋 α 运动神经元，然后反射性引起所支配的效应器梭外肌纤维收缩，从而实现牵张反射。刺激 γ 传出纤维并不能直接引起肌肉的收缩，但 γ 传出纤维活动增强时，梭内肌纤维收缩，可以提高肌梭对牵拉刺激的敏感性，增加传入冲动，从而调节牵张反射。

腱器官是肌肉内的另一种感受装置，分布于肌腱胶原纤维之间，与梭外肌纤维呈串联关系。它是一种张力感受器，感受肌张力的变化。当梭外肌收缩而张力增大时，腱器官发放的传入冲动增加，通过抑制性中间神经元，使支配同一梭外肌的 α 运动神经元被抑制，从而使牵张反射受到抑制，以避免被牵拉的肌肉受到损伤。

通常认为，当肌肉受到外力牵拉时，首先刺激肌梭而引起牵张反射，结果出现肌肉收缩来对抗牵拉，当牵拉力进一步加强时，则刺激腱器官，使牵张反射受到抑制，从而避免被牵拉肌肉因过度收缩而受损。

（三）脊休克

当人和动物的脊髓与高位脑中枢突然离断后，断面以下的脊髓会暂时丧失反射活动能力而进入无反应的状态，这种现象称为脊休克。脊休克的主要表现为：在横断面以下的脊髓所支配的骨骼肌紧张性减低甚至消失，外周血管扩张，血压下降，发汗反射消失，尿粪潴留等，躯体与内脏反射活动均减退以至消失。脊休克现象只发生在切断水平以下的部分。脊休克现象持续一段时间后，脊髓反射可以逐渐恢复。最先恢复的是一些比较简单和原始的反射，如屈肌反射和腱反射等，而后是较复杂的反射，如对侧伸肌反射等。血压可恢复到一定水平，排尿、排便反射也可恢复到一定程度。其恢复的时间长短与动物种类有密切关系，低等动物如蛙在脊髓离断后数分钟内反射即恢复，犬则需几天，而人类则需数周至数月。但恢复的这些反射功能并不完善。如基本的排尿反射可以进行，但排尿已不受意识控制，发生尿失禁，且排不干净；一些屈肌反射可能过强；汗腺可过度分泌等。脊休克的产生与恢复，说明脊髓可以单独完成一些简单的反射活动，但正常状态下脊髓是在高位中枢调节下进行活动的。脊休克的发生，并不是脊髓切断的损伤刺激引起的，而是由于断面以下的脊髓突然失去高位中枢的调控而兴奋性极度低下所致。

（四）屈肌反射与对侧伸肌反射

当肢体皮肤受到伤害性刺激时，可反射性引起受刺激一侧肢体的屈肌收缩，出现肢体屈曲，称为屈肌反射。该反射可使机体迅速离开伤害性刺激，具有保护性作用。通常该反射的动作活动范围大小与刺激的强度相关。如足趾部若受到较弱的刺激，只引起踝关节的屈曲；刺激强度增大，则膝关节和髋关节也可发生屈曲；若刺激强度很大，不但会出现受刺激一侧肢体的屈曲，还会出现对侧肢体伸直，以支撑体重，维持姿势，防止歪倒，称为对侧伸肌反射，该反射可以维持姿势和身体平衡。

二、脑干对肌紧张的调节

脑干对肌紧张的调节主要是通过脑干网状结构的易化区和抑制区的活动来实现的（图10-13）。

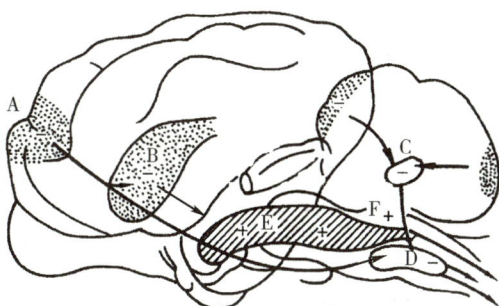

图 10-13　脑干网状结构下行抑制（-）和易化（+）系统示意图

（一）脑干网状结构易化区及其作用

在脑干网状结构中能够加强肌紧张和肌肉运动的区域，称为易化区。易化区分布较广泛，包括延髓网状结构的背外侧部分、脑桥的被盖、中脑中央灰质及被盖；此外下丘脑和丘脑中线核群也包括在易化区之内。易化区的活动既有自发的，又受高级中枢的下行性影响。其发放的下行神经冲动通过网状脊髓束向下与脊髓前角的 γ 运动神经元联系，使 γ 运动神经元兴奋，梭内肌收缩，肌梭的敏感性升高，从而使肌紧张增强。此外易化区对脊髓前角 α 运动神经元也有一定的易化作用。

（二）脑干网状结构抑制区及其作用

在脑干网状结构中能够抑制肌紧张和肌肉运动的区域，称为抑制区。抑制区范围较小，位于延髓网状结构的腹内侧部。抑制区通过网状脊髓束经常抑制 γ 运动神经元，从而降低紧张。抑制区不能自动发放神经冲动，须接受大脑皮质抑制区、尾状核、小脑等处的始动作用后，方能起抑制肌紧张的作用。通常情况下，易化区的活动较强，抑制区的活动较弱，因此在肌紧张的平衡调节中，易化区略占优势，从而维持正常的肌紧张。

（三）去大脑僵直

在动物中脑的上、下丘之间切断脑干，动物会出现四肢伸直、头尾昂起、脊柱挺硬等伸肌肌紧张亢进的现象，称为去大脑僵直。它的发生是由于切断了大脑皮质、纹状体等部位与脑干网状结构的功能联系，造成抑制区和易化区之间活动失衡，抑制区活动明显减弱，而易化区活动占优势，使伸肌肌紧张亢进，造成僵直现象（图10-14）。当人类患某些脑部疾病时，也可能出现去大脑僵直现象，这种现象的出现是脑干严重损伤的信号。

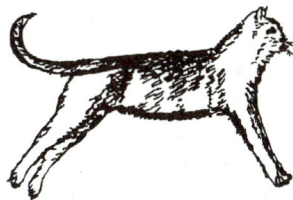

图 10-14　去大脑僵直

三、小脑对躯体运动的调节

根据小脑的传入、传出纤维的联系，可以将小脑划分为三个主要的功能部分，即前庭小脑、脊髓小脑和皮质小脑（图 10-15），在对躯体运动的调节中各有不同的作用。

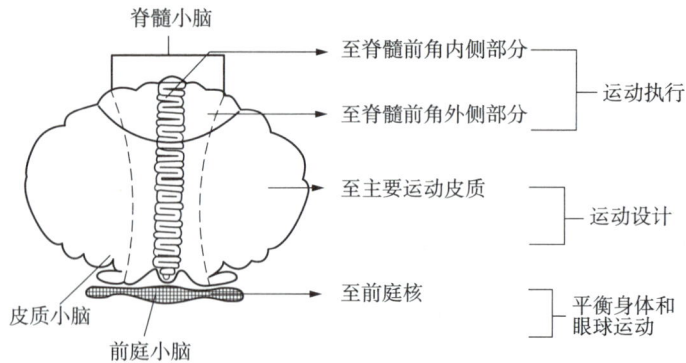

图 10-15　小脑功能分区示意图

（一）维持身体平衡

前庭小脑又称古小脑，其主要功能是维持身体平衡。前庭小脑主要由绒球小结叶构成。实验观察到，切除绒球小结叶的猴，由于平衡功能失调而不能站立，只能在墙角里依靠墙壁站立；但其随意运动仍然很协调，能很好地完成吃食动作。绒球小结叶的平衡功能与前庭器官及前庭核活动有密切关系，其反射进行的途径为：前庭器官→前庭神经核→绒球小结叶→前庭核→脊髓运动神经元→肌肉。

（二）调节肌紧张

脊髓小脑又称旧小脑，其主要功能是调节肌紧张。脊髓小脑由小脑前叶和后叶的中间带区构成。这部分小脑主要接受来自脊髓的本体感觉信息，同时还可接受视觉、听觉等传入信息。其对肌紧张的调节有易化和抑制双重作用。易化作用主要在小脑前叶两侧部，抑制肌紧张的区域主要在小脑前叶蚓部。在进化过程中，前叶小脑对肌紧张的抑制作用逐渐减弱，而易化作用逐渐增强。所以，脊髓小脑损伤后，主要表现为肌张力降低、肌无力等症状。

（三）协调随意运动

皮质小脑又称新小脑，主要指脊髓小脑后叶中间带及皮质小脑，其功能主要是协调随意运动。后叶中间带与大脑皮质运动区构成环路联系，因而与协调随意运动有关，适当控制随意运动的力量、方向等。皮质小脑也与大脑的广大区域形成反馈环路，与运动计划的形成及运动程序的编制有关。

机体完成的各种精巧运动是在逐步的学习过程中形成并熟练起来的。在反复学习的过程中，大脑皮质与小脑之间不断进行联合活动，同时小脑不断接受感觉传入冲动的信息逐步纠正运动过程中所发生的偏差，使运动逐步协调起来。在这一过程中，皮质小脑中贮存了一整套运动程序。当大脑皮质要发动精巧运动时，首先通过下行通路从皮质小脑中提取贮存的程序，并将程序回输到大脑皮质运动区，再通过锥体束发动运动。这时候所发动的运动可以非常协调而精巧，而且动作快速几乎不需要思考。例如，学习骑单车、开车或演奏乐器都是这样一个过程。临床上小脑受损的患者，不能完成各种精细动作，随意动作的力量、方向及准确度将发生变化，如行走摇晃蹒跚状、指物不准、动作笨拙等，还可能出现意向性震颤、肌张力减弱及肌无力等症状。这种小脑损伤后的动作性协调障碍，称为共济失调。

四、基底神经节对躯体运动的调节

基底神经节主要包括尾状核、壳核、苍白球、丘脑底核、中脑的黑质和红核。尾状核、壳核和苍白球统称纹状体；其中苍白球是较古老的部分，称为旧纹状体，而尾状核和壳核则进化较新，称为新纹状体。这些基底神经节在结构与功能上都有广泛的神经纤维联系，其中苍白球是纤维联系的中心。

实验证明，基底神经节有重要的运动调节功能，它与随意运动的稳定、肌紧张的控制、本体感觉传入冲动信息的处理都有关系。临床上基底神经节损害的主要表现可分为两大类：一类是具有运动过少而肌紧张过强的综合征；另一类是具有运动过多而肌紧张不全的综合征。前者的实例是震颤麻痹（帕金森病），后者的实例是亨廷顿舞蹈症与手足徐动症等。

震颤麻痹患者主要的症状有静止性震颤、肌肉强直、运动迟缓、姿势平衡障碍。关于震颤麻痹的产生原因，通过病理研究认为与中脑黑质的病变有关。中脑黑质是多巴胺能神经元存在的主要部位，其功能在于抑制纹状体乙酰胆碱递质系统的活动。黑质发生病变后，脑内多巴胺含量明显下降，不能正常抑制纹状体内乙酰胆碱递质系统的活动，导致纹状体内乙酰胆碱递质系统的功能亢进，因而出现一系列震颤麻痹的表现。在动物实验中，用利血平可使儿茶酚胺类递质（包括多巴胺）被耗竭，则动物会出现类似震颤麻痹的症状；若进一步给予左旋多巴，则能使中枢内多巴胺增加，或给予 M 受体阻滞剂苯海索阻断胆碱能神经元的作用，都可缓解其症状。

亨廷顿舞蹈症患者的主要临床表现为不自主的上肢和头部的舞蹈样动作，并伴有肌张力降低等。其病变主要是纹状体内的胆碱能神经元和 γ – 氨基丁酸能神经元功能的减退，而黑质多巴胺能神经元功能相对亢进，这与震颤麻痹的病变正好相反。临床上可用利血平消耗过多的多巴胺递质，来缓解亨廷顿舞蹈症患者的症状。

五、大脑皮质对躯体运动的调节

大脑皮质是调节躯体运动的最高级中枢。大脑皮质控制躯体运动的部位称为皮质运动区。

（一）大脑皮质运动区

人类的大脑皮质运动区（图 10 – 16）主要在中央前回。刺激中央前回的相应部位可引起对侧一定部位的肌肉收缩，毁坏中央前回的相应部位则会产生明显的运动障碍。中央前回运动区对躯体运动的控制具有以下特点。

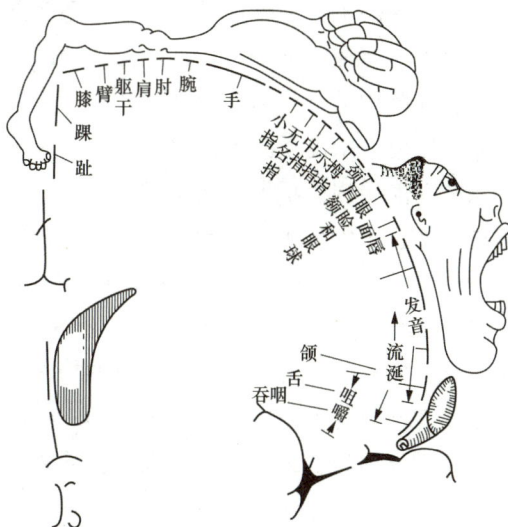

图 10 – 16　大脑皮质运动区示意图

195

1. 交叉支配　皮质运动区对躯体运动的调节为交叉性支配，即一侧皮质运动区支配对侧躯体的骨骼肌。但头面部，除面神经支配的眼裂以下表情肌和舌下神经支配的舌肌主要受对侧支配外，其余的运动，如咀嚼运动、喉运动及上部面肌运动均为双侧性支配。当一侧内囊损伤时，对侧躯体骨骼肌麻痹，而头面部肌肉并不完全麻痹，只有对侧眼裂以下表情肌与舌肌发生麻痹。

2. 机能定位精确　呈倒置安排，即运动区顶部支配下肢肌肉运动，底部则支配头面部肌肉的运动，中间支配上肢肌肉的运动。但头面部的安排仍是正立的。

3. 运动代表区的大小与运动的精细程度有关　运动越精细、越复杂的部位，在皮质运动区所占的范围越大。如手的代表区几乎与整个下肢所占的区域大小相等。

除中央前回外，在皮质内侧面还有运动辅助区，它对躯体运动的支配双侧性的。大脑皮质对躯体运动的调节，是通过下行的运动传导通路实现的。

（二）运动传导通路

下行的运动传导通路主要有皮质脊髓束（包括皮质脊髓前束和皮质脊髓侧束）和皮质脑干束。大脑皮质运动区发出的运动信号通过下行通路到达脊髓前角和脑干的运动神经元来控制躯体运动。

皮质脊髓束中大约80%的纤维在延髓锥体跨过中线到达对侧，沿脊髓外侧索下行到达脊髓前角，这条传导束被称为皮质脊髓侧束。其余约20%的皮质脊髓束的纤维不跨越中线，通过同侧脊髓前索下行，这条传导束被称为皮质脊髓前束。

皮质脊髓侧束的纤维与脊髓前角外侧部的运动神经元构成突触联系，控制四肢远端的肌肉，与机体的精细、技巧性的运动有关。皮质脊髓前束的大部分纤维逐节段经白质前联合交叉至对侧，终止于对侧前角运动神经元，有少数则终止于同侧前角运动神经元。皮质脊髓前束的纤维通过中间神经元与脊髓前角内部的运动神经元发生联系，主要控制躯干及四肢近端的肌肉，与机体的姿势及粗大运动有关。

有一些起源于运动皮质的神经纤维及上述通路的侧支，经脑干某些核团接替后形成顶盖脊髓束、网状脊髓束、前庭脊髓束和红核脊髓束。其中红核脊髓束的功能则与皮质脊髓侧束相似，其余三者的功能则与皮质脊髓前束相似。

若人类皮质脊髓侧束受损，会出现巴宾斯基征等病理征阳性，临床上可根据此体征来判断皮质脊髓侧束是否受损。由于脊髓受到高位中枢的控制，平时这一反射被抑制而不表现出来。皮质脊髓侧束受损后，该抑制被解除，故可出现巴宾斯基征阳性。在婴儿该传导束尚未发育完全以前，及成人在深睡眠或麻醉状态下，也可出现巴宾斯基征阳性。

长期以来，大脑皮质运动信号下行通路被分为锥体系和锥体外系两部分。锥体系包括皮质脊髓束和皮质脑干束，锥体外系则指锥体系以外所有控制脊髓运动神经元活动的下行通路。目前认为，锥体系与锥体外系在皮质的起源上相互重叠，在脑内的下行途径中彼此亦存在复杂的纤维联系。而且锥体系的下行纤维也并非全部都通过延髓锥体。因此，从皮质到脑干之间的各种病理过程引起的运动障碍，往往难以区分到底是锥体系还是锥体外系的功能受损。根据传统生理学观点，锥体系的神经元一般分为上运动神经元和下运动神经元。上运动神经元位于大脑皮质运动区，下运动神经元指位于脊髓前角和脑干的运动神经元。上运动神经元损伤被认为是皮质运动区或锥体束损伤，产生"中枢性瘫痪"，表现为硬瘫，出现范围广泛的随意运动麻痹、骨骼肌张力增加、腱反射亢进、巴宾斯基征阳性等"锥体束综合征"。但目前的资料显示，上述锥体束综合征实际往往合并有锥体外系的损伤，出现硬瘫是由于姿势调节系统的损伤所致。至于下运动神经元损伤，即脊髓前角或运动神经受损，引起肌肉麻痹的范围较为局限，骨骼肌张力降低，表现为弛缓性瘫痪，腱反射减弱或消失，肌肉因营养障碍而发生明显的萎缩。

第四节　神经系统对内脏活动、本能行为和情绪的调节

神经系统对内脏活动的调节是通过自主神经系统实现的。自主神经系统主要分布于平滑肌、心肌和腺体，包括交感神经系统和副交感神经系统两部分。这里的"自主"指的是内脏运动神经的调节基本不受意识控制，不具有随意性。

一、自主神经系统

（一）自主神经系统的结构特征

1. 起源与分布　交感神经起源于脊髓胸腰段（$T_1 \sim L_3$）侧角，分布非常广泛，几乎全身所有内脏器官都受其支配；副交感神经起源于脑干副交感神经核和脊髓骶段第 $2 \sim 4$ 节相当于侧角的部位，其分布较局限（图 10 - 17），某些器官不受副交感神经支配，如皮肤和肌肉内的血管、一般的汗腺、竖毛肌、肾上腺髓质等都只由交感神经支配。

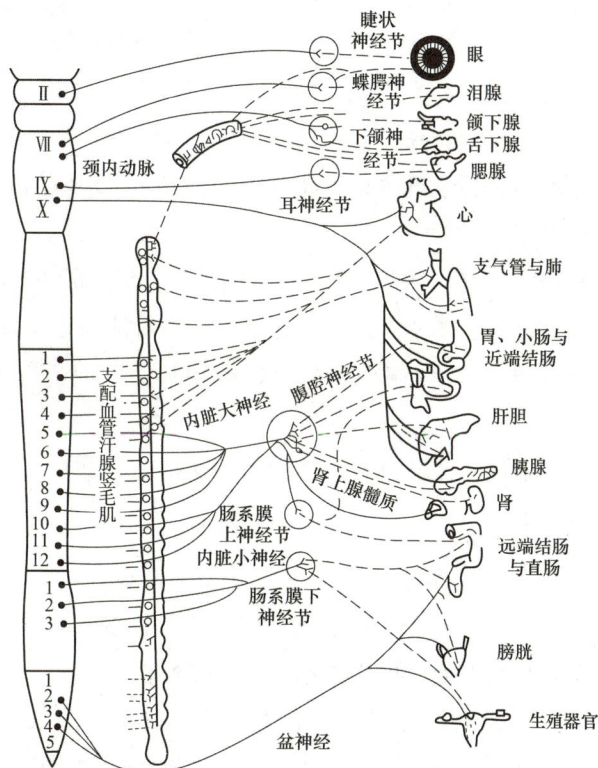

图 10 - 17　自主神经分布示意图
实线：节前纤维；虚线：节后纤维

2. 节前纤维和节后纤维　自主神经纤维从中枢发出后，绝大多数要在周围神经节内换元后再到达效应器官，故有节前纤维和节后纤维之分。交感神经的节前纤维短，节后纤维长，一根节前纤维可与许多个节后神经元联系，故刺激交感神经节前纤维引起的反应比较弥散；而副交感神经的节前纤维长，节后纤维短，所以反应比较局限。

（二）自主神经系统的功能

自主神经系统的功能在于调节心肌、平滑肌和腺体的活动，其调节功能是通过递质和受体结合实现

的，自主神经系统对各器官系统的主要功能见表10-6。

表 10-6 自主神经的主要功能

器官	交感神经	副交感神经
循环	心跳加快、加强，皮肤、腹腔内脏血管收缩，肌肉血管可收缩（肾上腺素受体）或舒张（胆碱受体）	心跳减慢，心肌收缩力减弱，部分血管（如 软脑膜动脉和外生殖器的血管等）舒张
呼吸	支气管平滑肌舒张，支气管扩张	支气管平滑肌收缩，呼吸道黏膜腺体分泌
消化	分泌黏稠唾液，抑制胃肠运动和胆囊收缩，促进括约肌收缩	分泌稀薄唾液，促进消化液分泌，促进胃肠运动和胆囊收缩，使括约肌舒张
泌尿	逼尿肌舒张，括约肌收缩	逼尿肌收缩，尿道内括约肌舒张
生殖	有孕子宫收缩，无孕子宫舒张	
眼	瞳孔扩大，睫状肌松弛	瞳孔缩小，睫状肌收缩，泪腺分泌
皮肤	促进汗腺分泌，使竖毛肌收缩	
代谢	促进肾上腺髓质激素分泌，糖原分解	促进胰岛素分泌，合成代谢增强

总体上看，交感神经在体内分布十分广泛，其主要作用是促使机体迅速适应环境的急骤变化。当人体遭遇剧烈肌肉运动、剧痛、失血或寒冷等情况时，交感神经系统的活动明显加强，表现出一系列交感-肾上腺髓质系统功能亢进的现象，称为应急反应。机体的应急反应包括心跳加快，心输出量增多，血压升高，内脏血管收缩，骨骼肌血管舒张，血液重新分配，支气管扩张，代谢活动加强，为肌肉活动提供充分的能量等。这一切活动均有利于机体动员储备能量，以适应环境的急剧变化，维持机体内环境的稳态。

与交感神经相比，副交感神经系统的活动比较局限。安静时活动较强，且常伴有胰岛素分泌增多。该系统活动的主要意义在于保护机体、休整恢复、促进消化、积蓄能量以及加强排泄和生殖功能等。例如，机体在安静时，心脏活动减弱、瞳孔缩小、消化功能增强，以促进营养物质的吸收和能量的补充等。

交感和副交感神经系统相互协调，使器官和机体的活动保持动态平衡。

（三）自主神经系统的功能特征

1. 紧张性作用 是指自主神经对内脏器官不断发放低频率神经冲动，使效应器经常维持一定的活动状态。紧张性支配是机体各种功能活动调节的基础。例如，切断心迷走神经，心率即加快；切断心交感神经，心率则减慢，说明两种神经对心脏的支配都具有紧张性作用。

2. 双重神经支配 人体大多数器官都接受交感和副交感神经系统的双重支配。但少数器官只受交感神经支配，如皮肤和肌肉的血管、汗腺、竖毛肌等。在双重支配的器官中，交感和副交感神经系统的作用往往是相互拮抗的，如心脏受心交感神经和心迷走神经的双重支配，迷走神经对心脏有抑制作用，而交感神经则具有兴奋性的作用。一般情况下，当交感神经的活动相对增强时，副交感神经的活动则相对减弱。但有时交感和副交感神经的作用也可以是一致的，如交感和副交感神经都可促进唾液分泌，但交感神经兴奋时分泌的唾液比较黏稠，副交感神经兴奋时分泌的唾液比较稀薄。

3. 受效应器所处功能状态的影响 自主神经对内脏功能的调节与效应器本身的功能状态有关。例如，交感神经兴奋可使有孕子宫收缩加强，对无孕子宫可抑制其运动。又如，胃幽门处于收缩状态时，刺激迷走神经能使之舒张；而幽门处于舒张状态时，刺激迷走神经则使之收缩。

素质提升

理解自主神经系统功能特征，树立辩证唯物主义世界观

　　一般情况下交感神经和副交感神经同时支配内脏器官的活动，它们的作用相互拮抗和交互抑制，使内脏器官的活动维持相对稳定。在内、外环境发生变化时，交感或副交感神经的紧张性会随之发生变化，表现出一方的兴奋性增高，而另一方的兴奋性相对下降，目的是使机体适应环境因素的变化，使机体在复杂多变的环境中得以正常生存，真正实现了矛盾双方既对立又统一的辩证唯物主义思想。

二、各级中枢对内脏活动的调节

（一）脊髓

　　脊髓是调节内脏活动的初级中枢。基本的排便反射、排尿反射、发汗反射和血管张力反射等活动可在脊髓完成，但这些反射一般受高位中枢的控制。例如，脊髓高位离断的患者，在脊休克之后，上述内脏反射可以逐渐恢复，但由于失去了高位中枢的控制，这些反射远不能适应正常生理功能的需要，如排便、排尿反射虽可恢复，但不受意识控制；虽然能引起应急性发汗反射，但体温调节性发汗反射消失；直立性血压反射的调节能力减弱等。

（二）低位脑干

　　脑干包括延髓、脑桥和中脑。延髓中有心血管活动、呼吸运动、消化功能等基本反射中枢，如果延髓损伤，心跳、呼吸会立即停止，因而延髓又被称为"生命中枢"。脑桥中存在呼吸调整中枢和角膜反射中枢；中脑有瞳孔对光反射中枢等。

（三）下丘脑

　　下丘脑是调节内脏活动的较高级中枢。它能把内脏活动和其他生理活动联系起来，调节体温、摄食、水平衡、内分泌、情绪反应和控制生物节律等生理过程。

　　1. 对体温的调节　动物实验证明，体温调节的基本中枢在下丘脑。视前区－下丘脑前部（PO/AH）存在温度敏感神经元，能感受温度变化的刺激和整合传入的温度信息，当体温超过或低于一定水平（这一水平称为体温调定点，正常时约为 36.8℃）时，即可通过调节产热和散热活动使体温保持相对稳定。

　　2. 对水平衡的调节　实验发现，损坏下丘脑可导致动物烦渴与多尿，说明下丘脑可调节水的摄入与排出，从而维持机体的水平衡。下丘脑内控制饮水的区域距摄食中枢较近，但目前其确切部位尚不清楚。实验表明破坏下丘脑外侧区后，动物除拒食外，饮水也明显减少。此外，下丘脑内还存在渗透压感受器，能够根据血液渗透压变化来调节抗利尿激素的分泌从而调节肾脏排水。

　　3. 对腺垂体激素分泌的调节　下丘脑内的神经分泌细胞可合成多种下丘脑调节肽，后者通过垂体门脉系统被运送到腺垂体，可调节腺垂体激素的合成与分泌（详见第十一章）。

　　4. 生物节律的控制　机体内的许多活动能按一定的时间顺序发生周期性变化，这一现象称为生物节律。根据周期的长短可划分为日节律、月节律、年节律等，其中日节律是人体最重要的生物节律。人体许多生理功能都有日节律，如体温、血细胞数、促肾上腺皮质激素的分泌等。动物实验表明，下丘脑的视交叉上核可能是控制日周期的关键部位。如果人为改变每日的光照和黑暗的时间，某些机体功能的日周期位相会发生移动。

（四）大脑皮质

大脑皮质对内脏活动的调节，目前了解不多。与内脏活动关系密切的皮质结构主要是边缘系统和新皮质的某些区域。

1. 边缘系统 大脑边缘叶（大脑半球内侧面皮质下围绕在脑干顶端周围的结构被称为边缘叶，包括海马、穹窿、海马回、扣带回、胼胝体回等）以及与其有密切关系的皮质和皮质下结构总称为边缘系统。边缘系统是内脏活动调节的重要中枢，它可调节呼吸、胃肠、瞳孔、膀胱等活动，故有人把它称为内脏脑。此外，边缘系统还与情绪、记忆、食欲、生殖和防御等活动有密切关系。

2. 新皮质 研究表明，新皮质的某些区域也与内脏活动密切相关。如电刺激皮质运动区及其周围区域，在产生不同部位的躯体运动的同时，还可分别引起血管舒缩、汗腺分泌、呼吸运动、直肠和膀胱等活动的改变。

三、神经系统对本能行为和情绪的调节

本能行为是指动物在进化过程中形成并经遗传固定下来的，对个体和种族生存具有重要意义的行为，如摄食、饮水和性行为等。情绪是指人类和动物对客观环境刺激所表达的一种特殊的心理体验和某种固定形式的躯体行为表现。情绪有多种表现形式，如焦虑、恐惧、发怒、愉快、痛苦、悲哀、惊讶等。本能行为和情绪主要受下丘脑和边缘系统的调节。

（一）本能行为的调节

1. 摄食行为的调节 动物实验证明，电极刺激下丘脑外侧区可引起动物多食，而破坏该区则导致拒食，说明该区内存在一个摄食中枢。刺激下丘脑腹内侧核可引起动物拒食，而破坏此核则导致食欲增加而逐渐肥胖，提示该区内存在一个饱中枢。摄食中枢和饱中枢之间可能存在交互抑制的关系。

杏仁核也参与摄食行为的调节。破坏猫的杏仁核，动物会因摄食过多而肥胖；电刺激杏仁核的基底外侧核群可抑制摄食活动。研究还表明，杏仁核基底外侧核群和下丘脑外侧区的自发放电呈相互制约关系。因此杏仁核基底外侧核群可能易化下丘脑饱中枢并抑制摄食中枢的活动。

2. 饮水行为的调节 人类和高等动物因为渴觉而产生饮水行为。渴觉主要是由血浆晶体渗透压升高和细胞外液量减少引起的。血浆晶体渗透压升高可刺激下丘脑渗透压感受器，使抗利尿激素分泌增多，从而调节肾脏排水。细胞外液量减少主要是通过肾素 - 血管紧张素系统发挥调节肾脏排水功能。

3. 性行为的调节 性行为是动物维持种系生存的基本活动。神经系统中的许多部位参与性行为的调节，主要部位在边缘系统和下丘脑。此外，杏仁核的活动也与性行为有密切关系。

（二）情绪的调节

1. 恐惧和发怒 恐惧和发怒是一种本能的防御反应，因为当对机体或生命可能或已经造成威胁和伤害的危险信号出现时，动物会出现恐惧（表现为出汗、瞳孔扩大、蜷缩、左右探头和企图逃跑）或发怒（常表现为攻击行为）的情绪。

动物实验表明，在间脑水平以上切除大脑的猫，只要给予微弱的刺激，就会表现出张牙舞爪，好像要搏斗的模样，这一现象称为"假怒"。这是因为平时下丘脑的这种活动受到大脑皮质的抑制而不易表现出来。研究表明，下丘脑近中线的腹内侧区存在防御反应区，电刺激动物该区可引发防御性行为。人类下丘脑病变时也常伴随出现异常的情绪活动。

此外，与情绪调节有关的脑区还包括边缘系统和中脑等部位。如电刺激中脑中央灰质背侧部，能引起防御反应；刺激杏仁核外侧部出现恐惧和逃避反应；刺激杏仁核内侧部，出现攻击行为。

2. 愉快和痛苦 愉快是一种积极的情绪，通常由能够满足机体需求的刺激引起，如在饥饿时获得

美味食物；而痛苦是一种消极的情绪，一般由伤害躯体和精神的刺激或因渴望得到的需求不能得到满足而产生的，如严重创伤、饥饿、寒冷等。

实验表明，刺激大鼠脑内从下丘脑到中脑被盖的近中线部分，可引起动物的自我满足和愉快。这些脑区被称为奖赏系统。如果刺激大鼠下丘脑后部的外侧部分、中脑的背侧和内嗅皮质等部位，动物会出现退缩、回避等表现，这些区域称为惩罚系统。据统计，在大鼠脑内奖赏系统所占脑区约为全脑的35%；惩罚系统区约占5%；既非奖赏系统又非惩罚系统区约占60%。

（三）情绪生理反应

情绪生理反应是指在情绪活动中伴随发生的一系列生理变化。它主要由自主神经系统和内分泌系统活动的改变而引起。

1. 自主神经系统的情绪生理反应　主要表现为交感神经系统活动的相对亢进。如动物在发动防御反应时，可出现心率加快、血压升高、骨骼肌血管舒张而皮肤和内脏血管收缩等交感活动的改变。以上变化可重新分配各器官的血流量，使骨骼肌获得充足的血液供应，以满足机体的需求。此外，情绪生理反应也可表现为副交感神经活动的相对亢进，如食物可增强消化液分泌和胃肠道运动。

2. 内分泌系统的情绪生理反应　涉及很多激素。例如，机体在应激状态下会产生痛苦、焦虑和恐惧等情绪生理反应，同时血中的促肾上腺皮质激素和肾上腺糖皮质激素浓度明显升高，肾上腺素、去甲肾上腺素、生长激素、甲状腺激素和催乳素等的浓度都会升高；又如情绪波动时往往出现性激素分泌紊乱。

第五节　脑的高级功能和脑电图

人的大脑除了能产生感觉、调节躯体运动和协调内脏活动外，还有一些更为复杂的高级功能，如语言、思维、学习和记忆、复杂的条件反射等。这些高级功能主要属于大脑皮质的活动。

一、条件反射与学习

神经系统的基本活动方式是反射。反射可分为非条件反射和条件反射两种。条件反射的研究方法是俄国著名的生理学家巴甫洛夫建立的，可用来研究大脑皮质的某些功能和活动规律。学习的过程实际上就是不断建立条件反射的过程。

（一）条件反射

1. 条件反射的形成　条件反射是个体在生活过程中，在非条件反射的基础上形成的。在巴甫洛夫首创的经典的条件反射形成实验中，给狗进食会引起唾液分泌，这是非条件反射，食物是非条件刺激。给狗以铃声刺激，狗并不分泌唾液，因为铃声与唾液分泌无关，故称为无关刺激。但是，如果在给狗进食前先出现铃声，然后再给食物，经多次重复后，每当铃声出现，即使不给狗食物，狗也会分泌唾液，这就建立了条件反射。这是因为铃声与食物多次结合应用后，铃声已变成了条件刺激，这种由条件刺激引起的反射称为条件反射。在日常生活中，任何无关刺激只要与非条件刺激结合，都可能成为条件刺激而建立条件反射。因而，条件反射形成的基本条件，是无关刺激与非条件刺激在时间上的反复、多次结合，这个过程称为强化。

有些条件反射比较复杂，动物必须通过自己完成一定的动作或操作，才能得到强化，这类条件反射称为操作式条件反射，如训练动物走迷宫、表演某种动作等。

2. 条件反射的消退和分化　条件反射建立以后，如果只反复给予条件刺激，而不再给予非条件刺激强化，经过一段时间后，条件反射的效应逐渐减弱，甚至消失，这称为条件反射的消退。所以条件反射的巩固必须不断地强化。人类学习的过程就是一个条件反射建立的过程，要想牢固的掌握知识，就要不断地强化。

在条件反射建立的过程中，还可以看到另一种现象。当一种条件反射建立后，如给予和条件刺激相似的刺激，也能同样获得条件反射的效果，这种现象称为条件反射的泛化。如果以后只对原来的条件刺激给予强化，而对与它近似的刺激不予强化，经多次重复后，与它近似的刺激就不再引起条件反射，这种现象称为条件反射的分化。分化的形成是由于近似刺激得不到强化，使皮质产生了抑制过程，这种抑制称为分化抑制。分化抑制的出现对大脑皮质完成分析功能具有重要的意义。

3. 条件反射的生物学意义 条件反射是后天获得的，是在非条件反射基础上建立的较复杂的行为，而且条件反射的数量是无限的，所以具有极大的易变性，可以消退、重建或新建。条件反射可以使人类适应和改造环境的能力更强。故条件反射的形成大大增强了机体活动的预见性、灵活性、精确性，极大地提高了机体适应环境的能力。

4. 人类条件反射的特征 人类与动物在大脑皮质形成条件反射的功能上存在本质的区别。巴甫洛夫提出，条件反射是一种信号活动。是由信号刺激引起的。信号刺激的种类和数目众多，可分为第一信号和第二信号两大类。现实具体的信号（如灯光、铃声、食物的形状、气味等）称为第一信号，而客观事物的抽象信号（如语言、文字等）称为第二信号。对第一信号发生反应的大脑皮质功能系统称为第一信号系统，为人类和动物所共有，如上述铃声引起狗唾液分泌的条件反射；对第二信号发生反应的大脑皮质功能系统称为第二信号系统，为人类所特有，也是人类区别于动物的主要特征。

人类由于有了第二信号系统的活动，就能借助于语言文字沟通思想，表达情感，进行学习，并通过抽象思维进行推理，扩展认识的能力和范围，发现掌握事物的规律和联系，以便认识世界和改造世界。由于第二信号系统对人的心理和生理能产生重要影响，所以作为医务工作者，在诊治和护理患者时，既要重视药物、手术等的治疗，也要重视语言文字对患者的作用。临床实践表明，语言运用恰当，可以收到治疗疾病的效果；而运用不当，则可能成为致病因素，甚至使病情恶化，给患者带来不良后果。

（二）学习和记忆

学习是通过神经系统接受外界环境信息而获得新行为习惯的过程。记忆是将学习到的信息进行存储和读出的神经过程。学习和记忆是相互联系的两个神经过程。学习是记忆的基础，记忆是学习发展的结果。

1. 学习的形式 学习分为非联合型学习和联合型学习两种形式。非联合型学习也称为简单学习，不需要在刺激和反应之间形成某种明确的联系，包括习惯化和敏感化。当一个非伤害性刺激连续作用时，机体对它的反应逐渐减弱，此现象称为习惯化。例如，人们对有规律出现的强噪音会逐渐减弱反应。相反，在一个强烈的伤害性刺激作用后，机体对弱刺激的反应增强，此现象称为敏感化。联合型学习需要在神经系统接受刺激与机体产生反应之间建立某种确定的联系。条件反射的形成就属于联合型学习。

2. 记忆的过程 通过感觉器官进入大脑的信息量是非常大的，估计仅1%的信息能够保留较长时间，大部分都会被遗忘。根据记忆保留时间的长短可将记忆分为短时程记忆、中时程记忆和长时程记忆。短时程记忆的保留时间只有几秒到几分钟，中时程记忆的保留时间可由几分钟到几天，是短时程记忆向长时程记忆转化的中间环节，在短时程记忆的基础上，反复运用，则可使其转入长时程记忆，可保留几天到数年，甚至终生保持记忆。

人类的记忆过程可分为感觉性记忆、第一级记忆、第二级记忆和第三级记忆四个连续的阶段。感觉性记忆是指通过感觉系统获得信息，储存在大脑的感觉区内，储存的时间不超过1秒。将感觉性记忆获得的不连续的信息进行加工处理，整合形成新的连续的印象就可转入第一级记忆。信息在第一级记忆中停留时间平均约几秒，感觉性记忆和第一级记忆属于短时程记忆。通过反复运用使信息在第一级记忆中循环，可延长信息在第一级记忆中停留的时间，促进信息转入第二级记忆。第二级记忆是一个大而持久的储存系统，可持续数分钟至数年不等。某些长年累月反复多次运用的信息则不会被遗忘（如自己的名字），转入第三级记忆。第二级记忆和第三级记忆属于长时程记忆。

二、大脑皮质的语言功能

（一）大脑皮质的语言中枢

布罗卡（Broca）在 1861 年首先提出了大脑皮质语言功能定位。人类大脑皮质一定区域的损伤会导致各种语言活动功能障碍：①运动性失语症，此症是由中央前回底部前方（语言运动区）损伤引起，患者可以看懂文字，能听懂别人的谈话，但自己却不会说话，不能用词来表达自己的意思；②失写症，由于损伤额中回后部接近中央前回的手部代表区，患者可以听懂别人说话，看懂文字，自己也会说话，但不会书写，手的运动并不受影响；③感觉性失语症，由颞上回后部损伤所致，患者可以讲话与书写，也能看懂文字，但听不懂别人的谈话，即患者能听到别人发音，只是听不懂谈话的含义；④失读症，角回受损引起，患者的视觉和其他的语言功能均正常，但看不懂文字的含义。由此可见，语言活动的完整功能与广大皮质区域的活动有关，且各区域的功能密切相关。正常情况下，各区共同活动，以完成复杂的语言认知功能（图 10 – 18）。

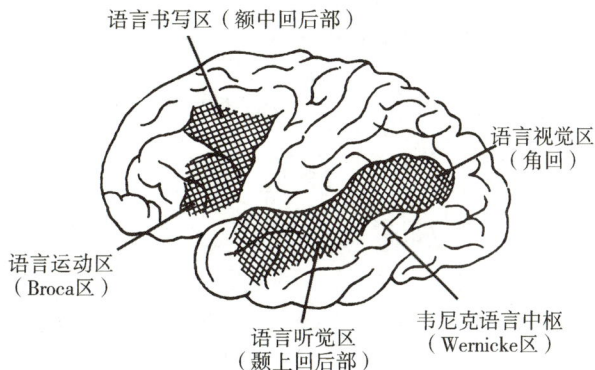

图 10 – 18　人大脑皮质语言功能的相关区域

（二）大脑皮质功能的一侧优势

左侧大脑半球在语言活动功能上占优势，故称为语言中枢的优势半球。这种一侧优势的现象仅出现于人类。一侧优势现象除了与遗传因素有关外，主要是在后天生活实践中逐步形成的，这与人类习惯用右手劳动有密切的关系。优势半球一般在 10 ~ 12 岁逐步建立。如在 12 岁之前左半球受损，在右半球还可能再建立语言中枢。成年之后，如左半球受损，则右半球就很难再建立语言中枢。

一侧优势的现象充分说明人类两侧大脑半球功能是不对称的。左侧半球在语言活动功能上占优势，右侧半球在非语词性认知功能上占优势，如对空间的辨认、音乐的欣赏分辨、图像视觉认识、触 – 压觉认识等。但是，这种优势是相对的，因为左侧半球有一定的非语词性认识功能，而右侧半球也有一定的语词活动功能。

三、脑电图

大脑皮质的电活动有两种不同形式：一种是大脑皮质自发产生的节律性的电位变化，称为自发脑电活动；另一种是在感觉传入系统或脑的某一部位受刺激时，在大脑皮质某一局限区域产生的电位变化，称为皮质诱发电位。临床上使用脑电图机在头皮表面用双极或单极导联记录并描记到的自发脑电活动，称为脑电图（EEG）。如果将颅骨打开，直接在皮质表面记录到的电位变化，称为皮质电图（ECoG）。

正常脑电图的波形不规则，一般主要依据频率的不同，分为四种基本波形（图 10 – 19）。

1. α波 是成年人安静时的主要脑电波。频率为每秒 8 ~ 13 次，波幅为 20 ~ 100μV，α波的波幅常由小逐渐变大，再由大变小，如此反复而形成梭形，每一梭形持续 1 ~ 2 秒。α波在枕叶皮质最为显著。人类α波在清醒、安静、闭眼时出现，睁开眼睛或接受其他刺激时，α波立即消失转而出现β波，这一现象称为α波阻断。当再次安静闭眼时，α波又重现。

2. β波 频率为每秒 14 ~ 30 次，波幅为 5 ~ 20μV，因其较α波频率高而幅度低，故常称之为快波。当睁眼视物或接受其他刺激时即出现β波。一般认为，新皮质在紧张活动状态下出现β波，且在额叶和顶叶比较显著。

3. θ波 频率为每秒 4 ~ 7 次，波幅为 100 ~ 150μV。成年人一般在困倦时出现。

4. δ波 频率为每秒 0.5 ~ 3 次，波幅为 20 ~ 200μV。成年人在清醒时见不到δ波，但常在睡眠状态下出现，极度疲劳或麻醉状态下也可出现。婴儿常可见到δ波。

正常脑电图波形可随年龄和不同生理情况而发生相应的改变。临床上，癫痫患者或皮质有占位性病变（如肿瘤等）的患者，脑电波会发生变化。如癫痫患者可出现异常的高频高幅脑电波，或在高频高幅波后跟随一个慢波的综合波形。因此，利用脑电波改变的特点，并结合临床资料，可用来诊断癫痫或探索肿瘤所在的部位。

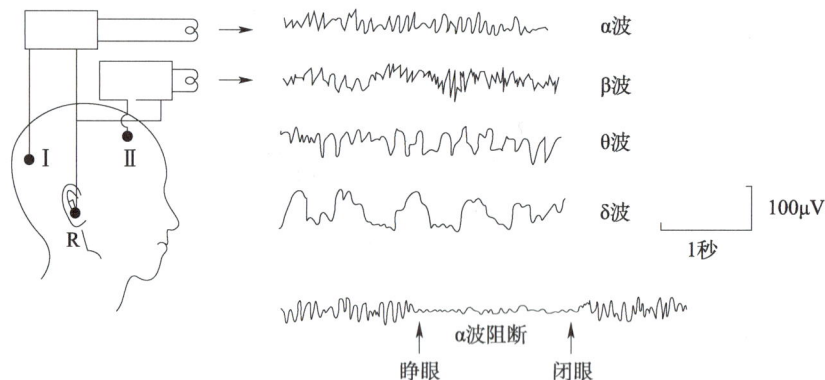

图 10 – 19 正常脑电图的描记和几种基本波形

Ⅰ、Ⅱ：引导电极放置位置（分别为枕叶和额叶）；R. 无关电极放置位置（耳廓）

四、觉醒与睡眠

觉醒和睡眠是一种昼夜节律性生理活动，是机体必不可少的生理过程。人类觉醒时可以从事各种体力和脑力劳动，睡眠时精力和体力得到休息和恢复。若睡眠障碍常导致神经系统特别是大脑皮质活动失常，使记忆力减退、工作能力下降等。

正常人每天睡眠所需的时间依年龄、个体而有所不同。一般成年人每天需 7 ~ 9 小时，新生儿 18 ~ 20 小时，儿童的睡眠时间要比成年人长，老年人睡眠时间较短。

（一）觉醒状态的维持

动物实验发现，在中脑头端切断脑干网状结构后，动物会出现昏睡现象；刺激动物脑干网状结构能唤醒动物，这说明脑干网状结构具有上行唤醒作用，因此称为网状结构上行激动系统。上行激动系统主要通过非特异性感觉投射系统而到达大脑皮质。觉醒状态的维持与脑干网状结构上行激动系统的作用有关。觉醒状态包括脑电觉醒和行为觉醒两种。脑电觉醒状态表现为对新异刺激有探究行为；行为觉醒不一定有探究行为，但脑电波却呈现去同步化快波。

（二）睡眠的时相

睡眠分为特征不同的两种时相，慢波睡眠（脑电波呈同步化慢波）和异相睡眠（脑电波呈去同步化快波，又称快波睡眠，快速眼球运动睡眠）。整个睡眠过程中两个时相交替出现。成年人睡眠开始后首先进入慢波睡眠，持续 80～120 分钟后转入异相睡眠，后者维持 20～30 分钟，又转入慢波睡眠。整个睡眠过程中，如此反复交替 4～5 次，越接近睡眠后期，异相睡眠持续时间越长。

慢波睡眠是正常人所必需的。在慢波睡眠时感觉功能减退、运动反射和肌紧张减弱、血压下降、心率减慢、呼吸减慢、代谢率降低、体温下降、汗腺分泌和胃液分泌增强等自主性神经功能改变，脑电图呈同步化慢波。此相睡眠中，机体的耗氧量下降，但脑的耗氧量不变，同时生长激素分泌增多，有利于机体生长和体力恢复。异相睡眠期间各种感觉进一步减退，骨骼肌反射和肌紧张进一步减弱，肌肉几乎完全放松，伴有间断性阵发性表现（如眼球快速运动、部分躯体抽动、血压升高、心率加快、呼吸加快而不规则等），脑电图呈去同步化快波。此相睡眠时脑内蛋白质合成加快，促进学习和记忆功能，有利于精力恢复。

慢波睡眠和异相睡眠均可直接转为觉醒状态，但在觉醒状态下只能进入慢波睡眠，而不能直接进入异相睡眠。在异相睡眠期间，如果将其唤醒，80% 左右的人诉说他正在做梦，所以做梦也是异相睡眠的特征之一。动物实验表明，异相睡眠期间脑耗氧量增加，脑血流量增多，脑内蛋白质合成加快，但生长激素分泌减少。异相睡眠与幼儿神经系统的成熟有密切关系，可能有利于建立新的突触联系，促进记忆力和精力恢复。但是，异相睡眠期间会出现间断的阵发性表现，这可能与某些疾病在夜间发作有关，如心绞痛、哮喘、阻塞性肺气肿缺氧发作等。

（三）睡眠发生机制

关于睡眠的产生，有各种学说。目前较多的人认为，睡眠是一个主动过程，脑干尾端存在一个睡眠中枢，这一中枢向上传导可作用于大脑皮质，并与上行激动系统的作用相拮抗，从而调节睡眠与觉醒的相互转化。目前认为，慢波睡眠可能与脑干内 5 - 羟色胺递质系统的活动有关，异相睡眠可能与脑干内 5 - 羟色胺和去甲肾上腺素递质系统的活动有关。

目标检测

一、单项选择题

1. 神经冲动抵达末梢时，能引起递质释放的离子是（ ）

　　A. 氯离子　　　　　　　　B. 钙离子　　　　　　　　C. 镁离子

　　D. 钠离子　　　　　　　　E. 钾离子

2. 突触前抑制的产生是由于（ ）

　　A. 突触前膜去极化　　　　B. 突触前膜超极化　　　　C. 突触后膜超极化

　　D. 突触前膜释放抑制性递质　E. 突触前膜释放兴奋性递质减少

3. 全身体表感觉主要投射到（ ）

　　A. 中央前回　　　　　　　B. 中央后回　　　　　　　C. 枕叶

D. 颞叶   E. 额叶

4. 人在困倦时脑电活动主要表现是（ ）

     A. 出现 α 波   B. 出现 β 波   C. 出现 θ 波

     D. 出现 δ 波   E. 出现 δ 波和 β 波

5. 下列不属于条件反射的是（ ）

     A. 望梅止渴   B. 画饼充饥   C. 杯弓蛇影

     D. 拥抱反射   E. 谈虎色变

6. 对第二信号系统正确的描述是（ ）

     A. 它是人类特有的词语信号系统

     B. 是接受现实具体刺激信号的系统

     C. 先天具有的系统

     D. 是人体在发育过程中随着第一信号系统活动不断加强而形成的

     E. 是人和动物共有的信号系统

7. 下丘脑的功能不包括（ ）

     A. 调节体温   B. 生物节律控制   C. 调节水平衡

     D. 调节摄食行为   E. 调节胃肠运动

8. 当兴奋性递质与突触后膜受体结合后，引起突触后膜（ ）

     A. 钠、钾离子通透性增加，出现去极化

     B. 钠、钙离子通透性增加，出现超极化

     C. 钾、氯离子通透性增加，出现超极化

     D. 钾、钙离子通透性增加，出现去极化

     E. 钠、氯离子通透性增加，出现去极化

9. 震颤麻痹患者的主要病变部位是（ ）

     A. 尾核   B. 苍白球   C. 底丘脑

     D. 黑质   E. 红核

10. 属于交感神经功能特点的是（ ）

     A. 节后纤维都是肾上腺素能纤维

     B. 功能总与副交感神经相拮抗

     C. 在应激过程中活动明显增强

     D. 活动较副交感神经局限

     E. 交感神经兴奋时胃肠运动加强

11. 神经纤维传导兴奋时具有的特征是（ ）

     A. 单向性   B. 生理完整性   C. 易疲劳

     D. 总和   E. 时间延搁

12. 兴奋性突触后电位的产生是由于突触前膜释放（ ）

     A. 兴奋性递质   B. 电位   C. 抑制性递质

     D. 受体   E. 电荷离子

13. 抑制性突触后电位的特点是突触后膜产生（ ）

     A. 极化   B. 复极化   C. 超极化

     D. 不变   E. 去极化

14. M 受体阻滞剂是（ ）

    A. 阿托品　　　　　　　　B. 六烃季铵　　　　　　　C. 酚妥拉明

    D. 普萘洛尔　　　　　　　E. 丁氧胺

15. 神经元的联系方式多种多样，下列不属于神经元联系方式的是（ ）

    A. 辐散式　　　　　　　　B. 聚合式　　　　　　　　C. 环式

    D. 链锁式　　　　　　　　E. 套式

16. 中枢兴奋传递的特征不包括（ ）

    A. 单向传递　　　　　　　B. 中枢延搁　　　　　　　C. 总和

    D. 兴奋节律的改变　　　　E. 不易疲劳

17. 丘脑非特异性投射系统的特点是（ ）

    A. 经典的感觉传导路是由三个神经元接替完成的

    B. 以点对点的形式投射到大脑皮质特定区域

    C. 其投射纤维主要终止于大脑皮质第四层

    D. 多次换元，弥散性投射到大脑皮质广泛区域，维持和改变大脑皮质兴奋状态

    E. 能引起特定感觉

18. 下列对丘脑特异投射系统的描述，错误的是（ ）

    A. 投射至皮质特定感觉区有点对点的关系

    B. 激发大脑皮层发出传出冲动

    C. 阈下兴奋易于总和，产生扩布性兴奋

    D. 引起特定感觉

    E. 切断特异传导通路的动物将出现昏睡

19. 维持躯体姿势的最基本反射是（ ）

    A. 屈肌反射　　　　　　　B. 条件反射　　　　　　　C. 对侧伸肌反射

    D. 腱反射　　　　　　　　E. 肌紧张

20. 下列对内脏痛的特点描述，正确的是（ ）

    A. 定位准确　　　　　　　　　　　　　　　　B. 发生缓慢

    C. 常引起愉快的情绪活动　　　　　　　　　　D. 持续时间短暂

    E. 对机械性刺激不敏感

21. 某患者左侧大脑皮质中央后回受损，其引起躯体感觉障碍的部位在（ ）

    A. 左半身　　　　　　　　B. 右下肢　　　　　　　　C. 右半身

    D. 右侧头面部　　　　　　E. 左下肢

22. 某阑尾炎患者，发病初期其发生牵涉痛的部位为（ ）

    A. 左上腹、肩胛区　　　　B. 腹股沟区　　　　　　　C. 左肩和左上臂

    D. 右肩区　　　　　　　　E. 上腹部、脐周

23. 做动物实验，在中脑的上、下丘之间切断脑干，动物将出现（ ）

    A. 假怒现象　　　　　　　B. 去大脑僵直　　　　　　C. 腱反射减弱

    D. 呼吸停止　　　　　　　E. 肌紧张消失

24. 基底神经节损伤时不会出现（ ）

    A. 运动过多，肌紧张不全　　B. 运动过少，肌紧张过强　　C. 随意运动完全丧失

    D. 静止性震颤　　　　　　　E. 不自主的舞蹈样动作

25. 脊休克产生的原因是（　　）

    A. 横断脊髓的损伤性刺激

    B. 外伤所致的代谢紊乱

    C. 横断脊髓时大量出血

    D. 横断面以下脊髓丧失高位中枢的易化调节

    E. 失去了脑干网状结构易化区的始动作用

二、思考题

1. 患者，女，37 岁。自述 3 年前无明显诱因出现右上腹疼痛，持续性胀痛，疼痛与体位无关，症状加重时伴右肩部疼痛不适，偶尔伴恶心、呕吐。近日，疼痛加重，尤其是饮食不当（进食油腻食物等）时明显，临床诊断为胆囊炎急性发作。

请问：

（1）内脏痛有哪些特点？

（2）为什么出现右肩部疼痛不适？

2. 简述丘脑感觉投射系统。

3. 比较神经纤维传导兴奋的特征和中枢兴奋传导的特征。

（张明华）

第十一章 内分泌系统

>> 情境导入

情景描述 患者，女，50岁。既往无高血压病史。近1年来，经常口渴，饮水较多，小便次数频繁且尿量较多，每天尿量约有2500ml，食欲旺盛，但体重下降明显。初步查体：血压125/85mmHg，呼吸20次/分，脉搏80次/分，体温37.0℃。门诊初测：空腹血糖9.5mmol/L，餐后2小时血糖14.6mmol/L，糖化血红蛋白10.0%，尿常规：尿比重1.020，尿糖（++），尿蛋白（-）。

讨论 1. 导致患者产生上述临床症状的原因是什么？

2. 如果你是医生将做出何种诊断，还需要做什么检查？

3. 根据诊断你将为患者日常生活提出何种建议？

第一节 概　述

内分泌系统是由内分泌腺和分散于某些组织、器官中的内分泌细胞组成的信息传递系统，内分泌系统与神经系统相互作用，密切配合，共同调节机体的各种功能活动，维持内环境的稳态。内分泌腺或内分泌细胞分泌的高效能生物活性物质统称为激素。内分泌系统分泌的激素并不通过导管排放到体表或体腔而是直接进入血液或组织液，由体液运送到所作用的靶器官，发挥调节作用。人体的主要内分泌腺包括下丘脑、腺垂体、甲状腺、甲状旁腺、肾上腺、胰岛、性腺、松果体。此外，还有一些内分泌细胞分散存在于组织器官中，如消化道黏膜、心、肾、肺等器官和组织（图11-1）。

一、激素的概述

（一）信息传递方式

激素分泌后经体液运输至相应器官、组织、细胞，一般通过以下四种方式发挥作用：①大多数激素分泌后借助血液运输至远距离的靶细胞而发挥作用，这种方式称为远距分泌，如生长激素、甲状

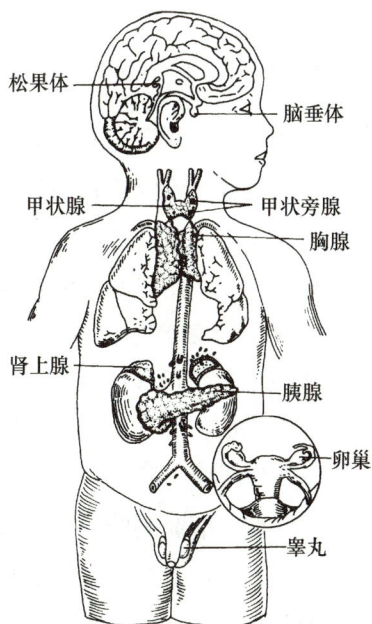

图11-1 人体主要内分泌腺体

腺激素等；②某些激素可不经血液运输，仅由组织液扩散到邻近的细胞发挥作用，这种方式称为旁分泌，如消化道黏膜分泌的生长抑素对胃酸分泌的抑制作用；③某些内分泌细胞所分泌的激素在局部扩散后又返回作用于该内分泌细胞从而发挥作用，这种方式称为自分泌，如下丘脑生长激素释放激素对自身释放的反馈作用；④下丘脑中的神经内分泌细胞，既能产生和传导神经冲动，又能合成和释放激素，它们产生的神经激素通过轴浆运输至神经末梢释放，再作用于靶细胞的方式称为神经分泌（图 11 - 2）。

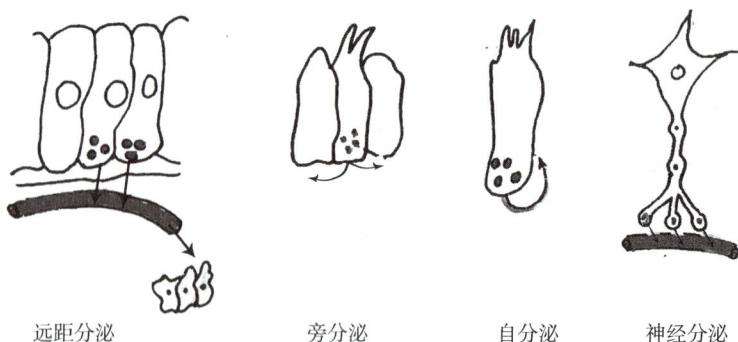

| 远距分泌 | 旁分泌 | 自分泌 | 神经分泌 |

图 11 - 2　激素的传递方式

（二）激素的分类

激素的种类繁多，按其化学性质可将激素分为两大类。

1. 含氮激素　容易被消化液分解而破坏（甲状腺素除外），因此临床应用时不宜口服，应使用注射方式。

（1）肽类和蛋白质激素　主要有下丘脑调节肽、神经垂体激素、腺垂体激素、胰岛素、甲状旁腺激素、降钙素以及胃肠激素等。

（2）胺类激素　包括肾上腺素、去甲肾上腺素等。

2. 类固醇激素　是由肾上腺皮质和性腺分泌的激素，如皮质醇、醛固酮、雌激素、孕激素以及雄激素等。另外，胆固醇的衍生物 1,25 - 二羟维生素 D_3 也被视为类固醇激素。类固醇激素不易被消化液破坏，可以口服使用。

二、激素的一般特征及作用机制

含氮激素和类固醇激素的化学性质不同，其作用机制也完全不同。

（一）含氮激素的作用机制——第二信使学说

含氮激素随血液循环运输至靶器官或靶细胞，不能通过细胞膜进入细胞，只能作为第一信使与细胞膜上的特异性受体结合后，启动 G 蛋白耦联型受体介导的跨膜信号转导或酶耦联型受体介导的跨膜信号转导激活膜上的腺苷酸环化酶系统；腺苷酸环化酶促使 ATP 转变为 cAMP，cAMP 作为第二信使，使无活性的蛋白激酶（PKA）激活。催化细胞内多种蛋白质发生磷酸化反应，从而引起靶细胞各种生理生化反应。研究表明，cAMP 并不是唯一的第二信使，可作为第二信使的化学物质还有 cGMP、三磷酸肌醇、二酰甘油、Ca^{2+} 等（图 11 - 3）。

（二）类固醇激素的作用机制——基因表达学说

类固醇激素的分子小，呈脂溶性，可透过细胞膜进入细胞内。类固醇激素受体存在于细胞内，激素与胞浆受体结合，形成激素 - 胞浆受体复合物后，获得进入细胞核内的能力，激素 - 胞浆受体复合物与核内受体相互结合，形成激素 - 核受体复合物，激发 DNA 的转录过程，生成新的 mRNA，诱导特殊功能蛋白质合成，引起相应的生物效应。甲状腺激素虽属含氮激素，但其作用机制却与类固醇激素相似（图 11 - 4）。

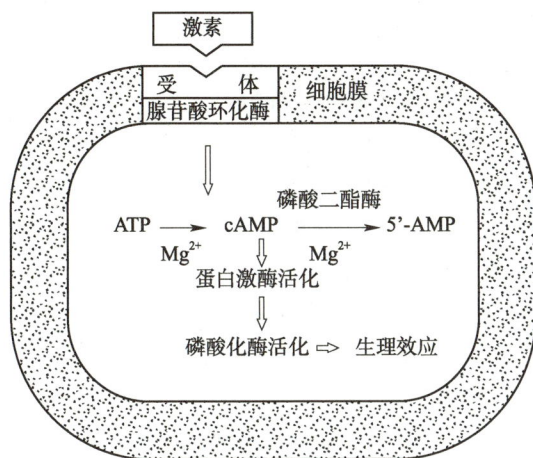

图 11 - 3　含氮激素的作用机制示意图

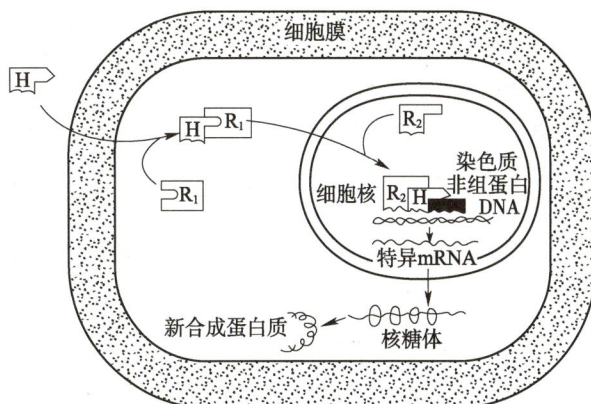

图 11 - 4　类固醇的作用机制示意图

（三）激素作用的一般特征

激素虽然种类繁多，作用复杂，但在发挥调节作用的过程中，具有以下共同特征。

1. 相对特异性　激素可由血液运送到全身各部位，但只对它识别的细胞、组织、器官起作用。被激素识别并发挥作用的器官、组织和细胞，分别称为该激素的靶器官、靶组织和靶细胞，此为激素作用的特异性。激素的相对特异性是内分泌系统实现调节功能的基础。

2. 信息传递作用　激素本身并不直接参与细胞的物质和能量代谢过程，它只是化学信息传递者，将调节信息传递给靶细胞，促进或抑制靶细胞原有的生理、生化过程。

3. 高效能生物放大作用　血液中激素的含量很低，多在纳摩尔（nmol/L），甚至在皮摩尔（pmol/L）数量级，但其作用显著，因为激素与受体结合后，在细胞内发生一系列酶促逐级放大作用，从而发挥明显的生理作用，所以体液中激素浓度维持相对稳定，对发挥激素的正常调节作用极为重要。

4. 激素间相互作用　各种激素的作用可以相互影响、相互调节，主要表现如下。①协同作用：当一种激素的作用加强另一种激素的作用时，称为协同作用，如生长激素、肾上腺素等均可使血糖升高。②拮抗作用：当一种激素的作用减弱另一种激素的作用时，称为拮抗作用，如胰高血糖素升高血糖而胰岛素则降低血糖。③允许作用：某些激素本身并不能对某器官或细胞直接发生作用，但它的存在却使另一种激素产生的效应明显增强，称为允许作用。如皮质醇本身不引起血管平滑肌收缩，但有它存在时，去甲肾上腺素才能有效地发挥缩血管作用。

第二节　下丘脑与垂体的内分泌

一、下丘脑的内分泌功能

下丘脑中能分泌肽类激素的肽能神经元主要在视上核、室旁核及促垂体区核团。视上核、室旁核主要分泌血管升压素和催产素这两种神经垂体激素。

促垂体区核团位于下丘脑的内侧基底部，主要包括正中隆起、弓状核、腹内侧核、视交叉上核以及室周核等，此区的肽能神经元可分泌一些神经肽，经垂体门脉到达腺垂体，调节腺垂体的内分泌功能，故称其为下丘脑调节肽，目前已经确定的下丘脑调节性多肽主要有9种，其中化学结构清楚的5种称为激素；另外4种尚未弄清化学结构的称为因子（表11-1）。

表11-1 下丘脑调节肽的种类、化学性质及作用

种类	化学性质	主要作用
促黑激素释放因子（MRF）	肽类	促进促黑激素的分泌
促黑激素释放抑制因子（MIF）	肽类	抑制促黑激素的分泌
生长激素释放因子（GHRH）	44肽	促进生长激素的分泌
生长抑素（GHRIH）	14肽	抑制生长激素的分泌
催乳素释放因子（PRF）	肽类	促进催乳素的分泌
催乳素释放抑制因子（PIF）	多巴胺	抑制催乳素的分泌
促甲状腺激素释放激素（TRH）	3肽	促进促甲状腺激素的分泌
促性腺激素释放激素（GnRH）	10肽	促进黄体生成素、促卵泡激素的分泌
促肾上腺皮质激素释放激素（CRH）	41肽	促进促肾上腺皮质激素的分泌

二、腺垂体激素

腺垂体是人体最重要的内分泌腺。分泌的7种主要激素均为蛋白质或肽类：生长激素（GH）、催乳素（PRL）、促黑激素（MSH）、促甲状腺激素（TSH）、促肾上腺皮质激素（ACTH）、卵泡刺激素（FSH）和黄体生成素（LH）。其中TSH、ACTH、FSH与LH均有各自的靶腺，分别形成下丘脑-垂体-甲状腺轴、下丘脑-垂体-肾上腺皮质轴、下丘脑-垂体-性腺轴，而GH、PRL与MSH则无靶腺，直接作用于靶组织或靶细胞起到各自的功能调节作用。

（一）生长激素

1. 促生长作用 GH促进全身大多数组织器官的生长发育，尤其是对骨骼、肌肉及内脏器官的作用更为显著，也称为躯体刺激素，但对神经的生长和发育没有明显影响。GH一方面促进骨骼的生长，使身材高大；另一方面促进蛋白质的合成使肌肉发达。临床观察可见，人幼年时期GH分泌不足，则生长停滞，身材矮小，称为侏儒症；如幼年时期GH分泌过多则患巨人症；成年后GH过多，由于骨骺已经钙化，长骨不再生长，出现手脚肢端短骨、面骨及其软组织增生，表现为手足粗大、鼻大唇厚、下颌突出等症状，称为肢端肥大症。

2. 促进代谢作用 GH促进蛋白质的合成，减少分解；促进脂肪分解，增强脂肪酸氧化，减少葡萄糖的消耗。抑制外周组织摄取与利用葡萄糖，提高血糖水平。生长激素分泌过多将产生垂体性糖尿。

此外，应激反应时，血液中生长激素、促肾上腺皮质激素和催乳素的浓度增加，因此，GH是参与应激反应的腺垂体分泌的三大激素之一。

（二）催乳素

催乳素可促进乳腺生长发育，引起并维持乳汁分泌；促进排卵和黄体生成，促进孕激素与雌激素的分泌；在男性，催乳素促进前列腺及精囊的生长，促进睾酮合成。PRL也是参与人体应激反应的激素。

（三）促黑激素

促黑激素可促进黑色素细胞中的酪氨酸酶的合成和激活，从而促进酪氨酸转变为黑色素。使皮肤与毛发等处的颜色加深。

三、神经垂体激素

神经垂体不含腺体细胞，不能合成激素。神经垂体释放的激素是指在下丘脑视上核、室旁核产生而

贮存于神经垂体的血管升压素与催产素。

（一）血管升压素

血管升压素又称抗利尿激素。在生理条件下，血浆中此激素的浓度很低，几乎没有升压作用，主要表现为抗利尿作用。但在机体脱水或大失血等病理情况下，此激素释放显著增多产生收缩血管，升压作用。此外，VP 还有增强记忆的作用。

（二）催产素

催产素有刺激乳腺和子宫的双重作用，可使哺乳期乳腺导管周围肌上皮细胞收缩，引起乳腺排乳，维持乳腺正常的泌乳。催产素可促进妊娠子宫强烈收缩，对非孕子宫作用则较弱，又称为缩宫素。临床上常利用此作用来诱导分娩（催产）及防止产后出血。此外，催产素在痛觉调制、学习和记忆等功能调节中也具有重要作用。

第三节　甲状腺的内分泌

甲状腺位于气管上端两侧，甲状软骨的下方，分为左、右两个侧叶，中间以峡部相连，呈 H 形。甲状腺侧叶呈锥体形且与环状软骨之间常有韧带样结缔组织相连，故吞咽时，甲状腺可随喉上下移动。甲状腺是人体内最大的内分泌腺体，平均重量 20～30g。甲状腺由许多圆形或椭圆形滤泡组成，滤泡由单层上皮细胞围成，是甲状腺激素合成与释放的部位。滤泡腔内充满胶质，主要成分是含有甲状腺激素的甲状腺球蛋白，是甲状腺激素贮存库。甲状腺激素是体内唯一细胞外贮存的内分泌激素。

一、甲状腺激素

甲状腺激素（thyroidhormone，TH）主要包括甲状腺素，又称四碘甲状腺原氨酸（T_4）和三碘甲状腺原氨酸（T_3）两种，T_4 约占血液中甲状腺激素总量的90%，T_3的生物学活性比 T_4 大 5 倍。TH 合成的基本原料为碘和甲状腺球蛋白，碘主要来源于食物，海带等海产品含碘丰富，甲状腺摄入碘的总量约 8000μg，占全身含碘量的90%。碘的摄入量对甲状腺功能的维持十分重要，甲状腺球蛋白由腺泡上皮细胞合成分泌。TH 的合成过程如下：甲状腺通过碘转运蛋白将血液中的 I^- 主动转运至甲状腺滤泡上皮细胞内，在过氧化物酶（TPO）的催化下被活化成 I_2，活化的碘原子再在 TPO 催化下使甲状腺球蛋白上的酪氨酸残基碘化，生成一碘酪氨酸（MIT）和二碘酪氨酸（DIT）。已经生成的 MIT 残基和 DIT 残基，再缩合成四碘甲腺原氨酸（T_4）和三碘甲腺原氨酸（T_3）。TPO 对甲状腺激素的合成起关键作用，临床可以用硫氧嘧啶与硫脲类药物抑制过氧化物酶活性，治疗甲状腺功能亢进。

在腺垂体促甲状腺激素的作用下，滤泡上皮细胞顶端的微绒毛伸出伪足，将滤泡腔中胶质小滴吞饮入细胞内与溶酶体融合，胶质中的甲状腺球蛋白被水解，释放 T_3、T_4 入血，发挥生理效应。大约20%的 T_3、T_4 在肝降解，经胆汁进入小肠后排出。80% 的 T_4 在外周组织中脱碘酶的作用下脱碘生成 T_3，T_3 进一步脱碘而失活。

（一）甲状腺激素的生理作用

1. 产热效应　TH 提高绝大多数组织的耗氧量和产热量，提高基础代谢率。甲状腺功能亢进时，患者体温偏高，喜凉怕热，极易出汗；而甲状腺功能低下时，患者体温偏低，喜热恶寒，基础代谢率降低。

2. 对物质代谢的影响

（1）蛋白质代谢　生理剂量的 TH 促进蛋白质的生成，特别是肌肉蛋白质生成。TH 分泌不足时，蛋白质合成减少，肌肉乏力，细胞间的黏蛋白增多，可引起黏液性水肿；TH 分泌过多时，则加速蛋白质分解，特别是骨骼肌和骨的蛋白质分解，因而消瘦无力、血钙升高和骨质疏松。

（2）糖代谢　TH 促进小肠黏膜对糖的吸收，加速糖原分解，抑制糖原合成，并能增强皮质醇和生长激素等激素的升糖作用，但同时 TH 还可加强外周组织对糖的利用，又起到降低血糖的作用；因前者作用较强，故甲状腺功能亢进时，血糖常升高，甚至出现糖尿。

（3）脂肪代谢　TH 促进脂肪酸氧化，增强儿茶酚胺与胰高血糖素对脂肪的分解作用；TH 既能促进胆固醇的合成，又可通过肝脏加速胆固醇的降解，而且分解的速度更快。所以，甲状腺功能亢进患者血中胆固醇含量低于正常。

3. 对生长发育的影响　TH 是促进机体生长发育必需的激素。特别是对骨和脑的发育尤为重要，在婴儿时期作用最明显。胚胎时期缺碘或婴幼儿时期甲状腺功能低下，表现为以智力迟钝、身体矮小为特征的呆小症（克汀病）。因此，在缺碘地区预防呆小症的发生，应在妊娠期注意补充碘，治疗呆小症必须抓时机，应在生后 3 个月内及时补充。

4. 其他作用　TH 能提高中枢神经系统的兴奋性。甲状腺功能亢进时，患者出现失眠、易怒、注意力不集中及肌肉颤动等症状。甲状腺功能低下时，患者常出现抑郁、记忆力减退、行动迟缓、表情淡漠和嗜睡等症状。TH 可使心率增快，心肌收缩力增强，甲状腺功能亢进患者心动过速，心肌可因过度耗竭而致心力衰竭。TH 能促进食欲，甲状腺功能亢进患者常食欲旺盛，TH 促进眼球后结缔组织增生，甲状腺功能亢进患者常有眼球凸出。TH 对生殖功能也有影响。

（二）甲状腺功能调节

甲状腺功能活动主要受下丘脑－垂体－甲状腺轴的调节。此外，甲状腺受一定程度的自身调节。

1. 下丘脑－垂体－甲状腺轴的调节　下丘脑释放促甲状腺激素释放激素（TRH），促进腺垂体促甲状腺激素（TSH）的合成和释放。TSH 促进甲状腺细胞增生，促进甲状腺激素的合成和释放。当血液中甲状腺激素浓度增高时，负反馈抑制腺垂体，使 TSH 合成与释放减少，同时降低腺垂体对 TRH 的反应性，抑制腺垂体 TSH 的分泌，最终使 T_3、T_4 浓度降至正常水平（图 11 - 5）。食物中缺碘会引起血液中 T_3、T_4 长期降低，对腺垂体的反馈性抑制作用减弱，引起 TSH 分泌异常增加，TSH 的长期效应是刺激甲状腺细胞增生，导致甲状腺组织的肥大，临床上称地方性甲状腺肿。

2. 自身调节　甲状腺可根据机体碘的多少，自身调节其摄碘及分泌 TH 的能力，称为甲状腺的自身调节。当血碘含量不足时，甲状腺可增强其聚碘作用，相反，当血碘含量增加时，T_3、T_4 合成增加，但当碘超过一定限度后，T_3、T_4

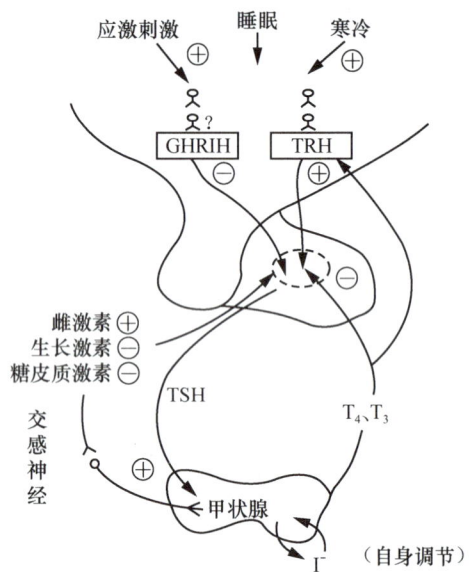

图 11 - 5　甲状腺激素分泌调节示意图

的合成速度不但不再增加，反而明显下降，这种过量的碘所产生的抗甲状腺效应称为 Wolff - Chaikoff 效应（图 11 - 5）。临床上可用大剂量碘产生的抗甲状腺效应处理甲状腺危象，以缓解病情，也可在甲状腺手术前，给患者服用大剂量碘，可抑制甲状腺功能，使腺体萎缩，减少术中出血。

二、甲状旁腺与调节钙、磷代谢的激素

甲状旁腺为扁椭圆形、黄豆大小的腺体，贴附在甲状腺侧叶的后面，数目和位置变化很大，通常有

上、下两对，甲状旁腺主要分泌甲状旁腺激素。

甲状腺 C 细胞位于甲状腺滤泡之间及滤泡上皮细胞之间，又称滤泡旁细胞或亮细胞，主要分泌降钙素。维生素 D 是类固醇样化合物，调节钙在胃肠道内的吸收。甲状旁腺激素、降钙素以及维生素 D 共同调节钙磷代谢，维持血浆中的钙、磷水平相对恒定，血钙浓度的保持相对稳定，对维持神经、肌肉等组织的正常兴奋性十分重要。

（一）甲状旁腺激素

甲状旁腺激素（parathyriod hormone，PTH）是调节血钙水平最重要的激素，通过对骨和肾的作用使血钙升高，血磷降低。①使破骨细胞数量增加，加强溶骨过程，促进骨盐溶解，使骨基质中的磷酸钙转化为离子态钙释放入血，升高血钙水平；②促进肾远曲小管对钙的重吸收，升高血钙，同时抑制近曲小管对磷的重吸收，使尿磷增多，血磷降低；③PTH 通过活化维生素 D 间接促进胃肠道钙的吸收，从而使血钙增加。甲状旁腺激素的分泌主要受血钙浓度变化的影响。血钙浓度升高，甲状旁腺激素分泌减少；血钙浓度降低，甲状旁腺激素分泌增加。

（二）降钙素

降钙素（calcitonin，CT）作用于骨和肾引起血钙和血磷的降低。降钙素可抑制破骨细胞的活动，减少骨质溶解，增强成骨细胞活动，促进骨中钙、磷沉积，从而使血钙向骨转移，降低血钙与血磷浓度；降钙素能抑制肾小管对钙、磷的重吸收，钙、磷从尿中排出增加；此外，降钙素还抑制小肠对钙和磷的吸收。CT 的分泌主要受血钙浓度反馈性调节。血钙增多时 CT 分泌增加；进食引的胃肠激素分泌（如促胃液素）也可刺激 CT 的分泌；甲状旁腺激素通过升高血钙也可间接促进降钙素的分泌。

（三）维生素 D

维生素 D（vitamin D，VD）又称胆钙化醇。人体内的胆钙化醇有两个主要来源：①主要由皮肤中 7 - 脱氢胆固醇经日光中紫外线照射转化而来，多数温带和赤道带居民体内 75% 以上维生素 D 来源于此途径；②但当环境妨碍皮肤暴露于阳光时，维生素 D 必需靠食物来源得到，食物中的维生素 D 主要来自动物性食品，如肝、蛋、乳等。维生素 D 无生物活性，首先在肝内转化成 25 - 羟维生素 D_3 再经肾脏的 1α - 羟化酶作用转变为具有生物活性的 1,25 - 二羟维生素 D_3（1,25 - $(OH)_2$ - VD_3）。1,25 - 二羟维生素 D_3 主要作用是升高血钙、升高血磷。机体需要的钙主要源于食物，在胃酸提供的酸性环境下，食物中的钙盐转化离子钙，在小肠上部吸收入血，1,25 - 二羟维生素 D_3 可促进小肠对钙、磷的吸收过程；它可促进骨钙代谢，具有动员骨钙及骨盐沉着双重作用；此外，1,25 - 二羟维生素 D_3 还能促进肾小管对钙和磷的重吸收，使尿钙、尿磷排出量减少。儿童时期缺乏维生素 D，可引起佝偻病，成人缺乏维生素 D 则导致骨质疏松症。血钙和血磷浓度降低是促进 1,25 - 二羟维生素 D_3 生成的主要因素；甲状旁腺激素、催乳素、生长素也可促 1,25 - 二羟维生素 D_3 生成；而糖皮质激素则抑制其生成；此外，1,25 - 二羟维生素 D_3 还具有自身负反馈调节作用。

第四节　肾上腺的内分泌

肾上腺位于腹膜之后、肾的内上方，包在肾筋膜内。肾上腺左、右各一；左侧者近似半月形；右侧者呈三角形。肾上腺包括中央部的髓质和周围部的皮质两个部分，两者在结构与功能上均不相同，实际上是两种不同的内分泌腺。肾上腺皮质在光镜下观察分三层：自外向内依次分为球状带、束状带和网状带。球状带较薄，分泌盐皮质激素，主要为醛固酮。束状带位于皮质中间，构成皮质的大部分，分泌糖皮质激素，主要是皮质醇。网状带位于皮质最内层，分泌少量性激素。肾上腺髓质组织中含有嗜铬细胞，可分泌肾上腺素和去甲肾上腺素，它们均属于儿茶酚胺类化合物。

一、肾上腺皮质

盐皮质激素作用见泌尿系统，性激素作用见生殖系统，此处介绍糖皮质激素的作用。

（一）糖皮质激素的作用

人体血浆中糖皮质激素主要为皮质醇，其次为皮质酮。

1. 对物质代谢的影响　糖皮质激素对糖、蛋白质和脂肪代谢均有作用。①它可促进蛋白质分解，使氨基酸在肝脏转变为葡萄糖，促进糖异生；另一方面又有抗胰岛素作用，抑制外周组织对葡萄糖的利用，导致血糖升高。因此，糖皮质激素分泌过多（或过量服用此类药物）可引起血糖升高，甚至出现糖尿；相反，肾上腺皮质功能低下患者（如艾迪生病），则可出现低血糖。②糖皮质激素促进脂肪分解，增强脂肪酸在肝内氧化过程，有利于糖异生作用。肾上腺皮质功能亢进时，由于糖皮质激素对身体不同部位的脂肪作用不同，使脂肪重新分布，四肢脂肪组织分解增强，而面、肩、腹及背有脂肪合成增加，呈现面圆、背厚、躯干部发胖而四肢消瘦的特殊体形。③糖皮质激素抑制蛋白质合成，促进肝外组织，特别是肌肉组织蛋白质分解。糖皮质激素分泌过多时，由于蛋白质分解增强，合成减少，将出现肌肉消瘦、骨质疏松、皮肤变薄、伤口愈合减慢、淋巴组织萎缩等。

2. 对水盐代谢的影响　糖皮质激素具有一定保钠、保水和排钾作用。此外，还能抑制血管升压素的分泌，增加肾小球滤过率，有利于水的排出。肾上腺皮质功能不全患者，排水能力降低，严重时可出现"水中毒"，补充糖皮质激素可以使病情得到缓解而补充盐皮质激素则无效。

3. 对血细胞的影响　使红细胞及血小板数量增加；使中性粒细胞增加；使嗜酸性粒细胞数量减少；使淋巴细胞和浆细胞减少，淋巴组织萎缩，产生免疫抑制作用。

4. 对循环系统的影响　糖皮质激素对维持正常血压是必需的。糖皮质激素通过允许作用能增强血管平滑肌对儿茶酚胺的敏感性，维持血压。另外，它能降低毛细血管的通透性，有利于维持血容量，又可防止血细胞逸出到血管外，产生抗过敏作用。肾上腺皮质功能低下时，血管平滑肌对儿茶酚胺的反应性降低，毛细血管扩张，通透性增加，血压下降，补充皮质醇后可恢复。

5. 在应激反应中的影响　当机体受到各种伤害性刺激时（如中毒、感染、缺氧、饥饿、失血、创伤、手术、疼痛、寒冷及恐惧等），血液中促肾上腺皮质激素浓度和糖皮质激素浓度急剧升高，产生一系列非特异性全身反应，抵御上述种种有害刺激，称为应激反应。在这一反应中，下丘脑-腺垂体-肾上腺皮质系统功能增强，提高机体的生存能力和对应激刺激的耐受力，缓解伤害性刺激对机体的损伤。应激反应中，血液中儿茶酚胺、内啡肽、生长素、催乳素、胰高血糖素等分泌均增加，说明应激反应是一种以 ACTH 和糖皮质激素分泌增加为主，多种激素参与，使机体抵抗力增强的非特异性全身反应。

如动物仅切除肾上腺髓质，可以存活较长时间，而切除肾上腺皮质时，机体应激反应减弱，对有害刺激的抵抗力大大降低，动物多在术后 1~2 周内死亡，若能及时补充肾上腺皮质激素，动物的生命可以维持，说明肾上腺皮质是维持生命所必需的。

6. 对神经系统的影响　糖皮质激素可提高中枢神经系统兴奋性。当肾上腺皮质功能亢进时，患者常表现为烦躁不安、失眠、注意力不集中等。

7. 其他作用　糖皮质激素有促进胎儿肺表面活性物质的合成、增强骨骼肌的收缩力、抑制骨的形成、增加胃酸及胃蛋白酶原的分泌等多种作用。临床上使用大剂量的糖皮质激素及其类似物，可用于抗炎、抗过敏、抗毒和抗休克。此外，糖皮质激素能稳定溶酶体膜，防止蛋白水解酶在细胞缺氧时逸出，延缓细胞坏死，可在发生血栓、休克等致细胞缺氧的情况下应用糖皮质激素。

（二）肾上腺皮质激素分泌的调节

糖皮质激素的分泌受下丘脑－腺垂体－肾上腺皮质轴的调节：下丘脑促垂体区神经元合成释放的促肾上腺皮质激素释放激素（CRH），通过垂体门脉系统被运送到腺垂体，促进腺垂体促肾上腺皮质激素（ACTH）合成与分泌，进而引起肾上腺皮质合成、释放糖皮质激素增多。当糖皮质激素分泌过多时，可反馈性抑制 ACTH 和 CRH 的分泌，这种反馈称为长反馈。ACTH 分泌过多时，也能抑制 CRH 的分泌，这种反馈称为短反馈。由于下丘脑－腺垂体－肾上腺皮质功能轴的反馈调节，使血中糖皮质激素的含量维持在相对稳定（图 11 - 6）。

由于受下丘脑生物钟控制，ACTH 分泌呈日节律波动，使糖皮质激素的分泌也出现相应的昼夜节律性波动。早晨 6 ~ 8 时达高峰，以后逐渐下降，白天维持在较低水平，午夜达最低

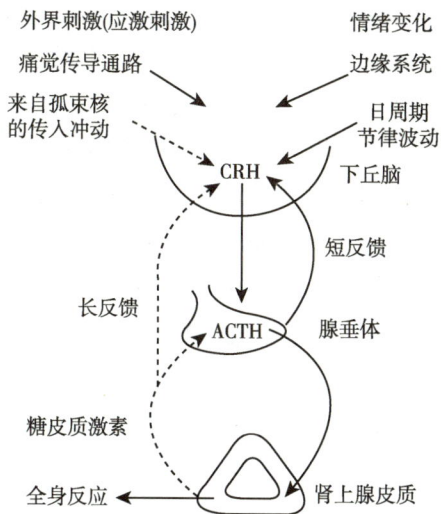

图 11 - 6　糖皮质激素的分泌调节示意图

水平，临床使用此类药物应注意用药时间，在早晨 8 时给药一次，其他时间不给药，可提高疗效，降低副作用。

临床上长期大量应用糖皮质激素时，由于长反馈效应抑制了 ACTH 的合成与分泌，甚至造成肾上腺皮质萎缩，分泌功能停止。如突然停药，患者可因肾上腺皮质功能低下，引起肾上腺皮质危象，甚至危及生命。故不能骤然停药，应逐渐减量停药或采取间断给予 ACTH 的方法。

💡 知识链接

急性肾上腺皮质危象

急性肾上腺皮质危象指由各种原因导致肾上腺皮质激素分泌不足或缺如而引起的一系列临床症状，可累及多个系统。临床表现为：大多患者有发热，体温可达 40℃以上；有严重低血压，甚至低血容量性休克，伴有心动过速，可达 160 次/分；四肢厥冷、发绀和虚脱；患者极度虚弱无力，精神萎靡淡漠、嗜睡，也可表现为烦躁不安、惊厥甚至昏迷；消化道症状突出，表现为恶心呕吐、腹痛、腹泻。患者有时会被误诊为急腹症而行手术治疗或延误诊断，最终昏迷，甚至死亡。治疗的根本目标是保持循环中有充足的糖皮质激素及补充钠和水的不足，包括静脉输注大剂量糖皮质激素、纠正低血容量和电解质紊乱、全身支持治疗。

二、肾上腺髓质

（一）肾上腺髓质合成、分泌

肾上腺髓质合成、分泌的肾上腺素和去甲肾上腺素比例约为 4:1。血液中的肾上腺素主要来自肾上腺髓质，去甲肾上腺素除来自肾上腺髓质分泌外，还来自肾上腺素能神经纤维末梢的释放。肾上腺髓质接受交感神经节前纤维支配，与交感神经系统组成交感－肾上腺髓质系统，所以，髓质激素的作用与交感神经紧密联系。

当机体遭遇紧急情况，如剧烈运动、焦虑、恐惧、创伤、疼痛、失血、脱水、窒息等情况时，交感神经活动加强，肾上腺髓质分泌的肾上腺素与去甲肾上腺素急剧增加，出现心率加快，心输出量增加，血压升高；内脏血管收缩，骨骼肌血管舒张，全身血流重分配保证重要器官的血液供应；支气管舒张，

呼吸加快、加深；糖原分解，血糖升高；脂肪分解，保证能源物质的供应；组织耗氧量增加，产热量增多；汗腺分泌，散热增加；中枢神经系统兴奋性提高，机体处于警觉状态，反应灵敏等现象，上述反应都是特定情况下，由于交感神经－肾上腺髓质系统激活所引起，即应急反应。应急反应有助于充分调动机体的贮备能力，更好的适应环境，从而，克服环境急剧变化。

引起应急反应的各种刺激也是引起应激反应的刺激。应急反应是以交感－肾上腺髓质系统活动加强为主，发挥作用快；而应激反应是以下丘脑－腺垂体－肾上腺皮质轴活动加强为主，影响广泛。当机体受到有害刺激时，两个系统同时发生反应，相辅相成，共同提高机体的适应能力。

（二）肾上腺髓质激素分泌的调节

1. 交感神经的作用　交感神经兴奋时，节前纤维末梢释放乙酰胆碱，作用于髓质嗜铬细胞上的 N 受体，促进肾上腺素和去甲肾上腺素的分泌。

2. 促肾上腺皮质激素的作用　ACTH 通过糖皮质激素直接或间接刺激肾上腺髓质，使肾上腺素和去甲肾上腺素合成与分泌增加。

3. 反馈调节　去甲肾上腺素合成过多时，可反馈抑制限速酶酪氨酸羟化酶的活性，使合成减少；同样，肾上腺素过多时也可反馈抑制限速酶苯乙醇胺氮位甲基转移酶的活性，使肾上腺素合成减少。

第五节　胰岛的内分泌

胰岛是散布在胰腺腺泡间大小不等的细胞团，为胰腺的内分泌部分。占胰腺总体积的 1% ~ 2%，主要由 A 细胞、B 细胞、D 细胞及 PP 细胞 4 种内分泌细胞组成。A 细胞约占胰胰岛细胞的 20%，分泌胰高血糖素；B 细胞占胰岛细胞的 60% ~ 70%，分泌胰岛素；D 细胞约占胰岛细胞的 10%，分泌生长抑素；PP 细胞数量很少，分泌胰多肽。

一、胰岛素的生物学作用及其分泌的调节

胰岛素是含 51 个氨基酸残基的蛋白质，由 A 链（21 个氨基酸残基）和 B 链（30 个氨基酸残基）组成，胰岛素在血液中的半衰期是 5 分钟，主要在肝内灭活。胰岛素是调节糖、脂肪、蛋白质代谢的重要激素，对机体能源物质的贮存和人体生长发育具有重要作用。

（一）胰岛素的生理作用

1. 糖代谢　胰岛素促进组织、细胞对葡萄糖的摄取和利用，加速糖原合成而抑制分解和糖异生，促进葡萄糖转变为脂肪，因此，胰岛素有降低血糖水平的作用，是调节血糖浓度的主要激素。当胰岛素缺乏时，血液中葡萄糖不能被细胞贮存和利用，使血糖升高。当血糖超过肾糖阈时，将出现尿糖，引起糖尿病。

2. 脂肪代谢　胰岛素使葡萄糖进入脂肪细胞转化成磷酸甘油，促进肝细胞和脂肪细胞合成脂肪酸，两者再形成甘油三酯，因此胰岛素促进脂肪的合成与储存，同时，胰岛素还抑制脂肪的分解，降低血中脂肪酸的浓度。当胰岛素缺乏时，脂肪代谢紊乱，血脂升高，容易引起动脉硬化，造成心脑血管系统疾患，脂肪酸分解加强，在肝内氧化生成大量酮体，可引起酮血症和酸中毒。

3. 蛋白质代谢　胰岛素促进细胞对氨基酸的摄取和利用，并直接作用于核糖体，加速翻译过程，促进蛋白质合成；胰岛素还可抑制蛋白质分解和糖异生；胰岛素在生长激素共同存在时可明显促进机体生长、发育。此外，胰岛素还能促进钾离子进入细胞，使血钾浓度降低。

💡 **素质提升**

邹承鲁：人工合成牛胰岛素及其历史地位

　　1951 年，28 岁的邹承鲁获英国剑桥大学生物化学博士学位。怀着一颗报效祖国的赤子之心，邹承鲁在获得博士学位后立即回国，在中国科学院上海生理生化研究所工作。1965 年 9 月 17 日，世界上第一个人工合成的蛋白质——牛胰岛素在中国诞生。这是世界上第一次人工合成与天然胰岛素分子相同化学结构并具有完整生物活性的蛋白质，标志着人类在揭示生命本质的征途上实现了里程碑式的飞跃，被誉为我国"前沿研究的典范"，为我国生命科学研究奠定了基础。

（二）胰岛素分泌调节

　　1. 血糖浓度　是调节胰岛素分泌最重要的因素。血糖升高可直接刺激 B 细胞，使胰岛素分泌增加，从而降低血糖，餐后葡萄糖的入血可促进胰岛素大量分泌。血糖浓度降低时，胰岛素分泌减少，通过这一反馈调节，使血糖浓度维持在正常水平，胰岛素是体内唯一能够直接降低血糖的激素。

　　2. 氨基酸和脂肪酸的作用　多种氨基酸如精氨酸、赖氨酸都可刺激胰岛素分泌。此外，血液中脂肪酸和酮体大量增加时，也可促进胰岛素的分泌。

　　3. 激素的作用　胃泌素、促胰液素、胆囊收缩素和抑胃肽等胃肠激素均可促进胰岛素分泌；胰高血糖素、生长激素、糖皮质激素、甲状腺激素等均可通过升高血糖间接引起胰岛素分泌，因此长期大剂量使用这些激素，可能使 B 细胞衰竭而导致糖尿病；胰高血糖素还可直接刺激 B 细胞分泌胰岛素。肾上腺素抑制胰岛素的分泌；胰岛 D 细胞分泌的生长抑素则通过旁分泌作用抑制胰岛素的分泌。

　　4. 神经调节　胰岛受迷走神经与交感神经支配。刺激迷起神经，可通过乙酰胆碱作用于 M 受体直接促进胰岛素的分泌，也可通过引起胃肠激素的释放，间接促进胰岛素的分泌。交感神经兴奋时，则通过去甲肾上腺素作用于 α_2 受体，抑制胰岛素的分泌。

二、胰高血糖素的主要作用及其分泌调节

　　胰高血糖素由 29 个氨基酸残基组成的直链多肽。在血液中半衰期 5～10 分钟，主要在肝内灭活，它的生物学作用与胰岛素的作用相互拮抗。胰高血糖素是促进分解代谢、动员体内供能物质的重要激素。

（一）胰高血糖素作用

　　胰高血糖素是一种促进分解代谢的激素。具有很强的促进肝糖原分解及葡萄糖异生的作用，使血糖明显升高；促进脂肪的分解及脂肪酸的氧化，使血中酮体生成增多；促进蛋白质的分解并抑制其合成，使氨基酸迅速进入肝细胞，经糖异生转变为葡萄糖。

（二）胰高血糖素分泌的调节

　　血糖浓度是影响胰高血糖素分泌的重要因素。血糖浓度降低时，胰高血糖素分泌增加，反之则减少；氨基酸的作用与葡萄糖相反，氨基酸含量升高时可增加胰高血糖素分泌，血中氨基酸增多，一方面促进胰岛素释放，可使血糖降低，另一方面还能同时刺激胰高血糖素分泌，对防止低血糖有一定的生理意义。交感神经兴奋时，胰高血糖素分泌增加，迷走神经兴奋时，分泌减少。

第六节　松果体的激素与前列腺素

一、松果体的激素

松果体位于第三脑室顶的后上方松果体窝内，受交感神经节的节后纤维支配。松果体分泌的主要激素为褪黑素，其分泌受光照调节，白天分泌减少，夜晚分泌增加。褪黑素的分泌在 6 岁左右达到高峰，而后随年龄增加逐年降低。褪黑素有中枢抑制作用，促进睡眠；能够调节机体生物节律，使其与环境物理周期同步；褪黑素还可增强机体的免疫能力，并具有抗肿瘤、抗衰老作用；褪黑素还能抑制性腺活动。

二、前列腺素

前列腺素是一种二十碳不饱和脂肪酸，其前体是花生四烯酸，全身组织细胞几乎都能产生前列腺素。前列腺素因在精液中首先发现，故而得名。按分子结构的差异，前列腺素可分为 A、B、C、D、E 等多种类型。前列腺素在各组织局部产生和释放，并在局部发挥作用，属于局部激素。

前列腺素几乎对人体各个系统的功能均有影响，其作用极为广泛而复杂。前列腺素的种类不同，对不同组织、细胞的作用也明显不同。例如，PGE 和 PGF 能使血管平滑肌舒张；PGE_2 可使支气管平滑肌舒张，PGF 却使支气管平滑肌收缩；PGE_2 有明显的抑制胃酸分泌的作用；TXA_2 能使血小板聚集，PGI_2 抑制血小板聚集。前列腺素对于心血管活动、体温调节、神经系统、内分泌及生殖系统活动均有不同程度的调节作用。

目标检测

一、单项选择题

1. 神经垂体激素是（　　）

    A. 催乳素和生长素　　　　　　　　　　B. 抗利尿激素和醛固酮

    C. 血管升压素和催产素　　　　　　　　D. 催乳素和血管升压素多

    E. 抗利尿激素和生长素

2. 血中激素浓度极低，但生理作用却非常明显，这是因为（　　）

    A. 激素的半衰期长　　　　　　　　　　B. 激素的特异性高

    C. 激素分泌的持续时间长　　　　　　　D. 细胞内存在高效能的生物放大系统

    E. 激素的信息传递效应

3. 调节胰岛素分泌最重要的因素是（　　）

    A. 肾上腺素　　　　　　B. 自主神经　　　　　　C. 血中游离脂肪酸

    D. 血糖浓度　　　　　　E. 迷走神经兴奋

4. 地方性甲状腺肿的主要发病原因是（　　）

    A. 食物中缺碘　　　　　B. 食物中缺乏酪氨酸　　C. 摄入碘过多

    D. 促甲状腺素过少　　　E. 三碘甲腺原氨酸过多

5. 呆小症是由于婴儿期（　　）

    A. 甲状腺激素分泌不足　　B. 生长素分泌不足　　　　C. 食物中缺乏蛋白质

    D. 食物中缺铁　　　　　　E. 食物中缺钙

6. 甲状腺手术不慎，将甲状旁腺切除了，会发生（　　）

    A. 甲状腺肿大　　　　　　B. 肾上腺皮质功能衰竭　　C. 低血糖休克

    D. 手足抽搐　　　　　　　E. 呆小症

7. 幼年时生长激素分泌不足可引起（　　）

    A. 肢端肥大症　　　　　　B. 巨人症　　　　　　　　C. 甲状腺功能亢进

    D. 柯兴症　　　　　　　　E. 侏儒症

8. 下列哪种激素不是腺垂体分泌的（　　）

    A. 催产素　　　　　　　　B. 催乳素　　　　　　　　C. 生长素

    D. 黄体生成素　　　　　　E. 促甲状腺素

9. 对脑和长骨发育最为重要的激素是（　　）

    A. 生长素　　　　　　　　B. 性激素　　　　　　　　C. 甲状腺激素

    D. 促甲状腺激素　　　　　E. 1，25 - 二羟维生素 D_3

10. 糖皮质激素过多会产生（　　）

    A. 侏儒症　　　　　　　　B. 水中毒　　　　　　　　C. 向心性肥胖

    D. 巨人症　　　　　　　　E. 呆小症

二、思考题

患者，女，60 岁。因手腿震颤、心悸、出汗、失眠多梦加重就诊。近半年来食量增加，但体重有所降低，且具有浑身无力和易疲劳等症状。BP 120/60mmHg，R 20 次/分．实验室检查结果：血清总 T_4 为 126ug/dl（正常为 5～12ug/dl），游离的 T_4 为 4.1ng/dl（正常为 0.8～2.4ng/dl），血清 TSH 浓度为 0.01mIU/ml（正常为 0.5～5mIU/ml）。

请回答：

（1）该患者最可能的诊断是什么？

（2）该患者为什么会出现手、腿震颤、心悸、出汗、失眠多梦、食量增加但体重降低等症状？

（袁云川）

第十二章 生殖系统

◎ 学习目标

1. 通过本章学习，重点把握月经及月经周期的概念；雄激素及其生理作用，雌激素、孕激素及其生理作用；卵巢和子宫内膜的周期性变化及其激素调节；了解妊娠与分娩。

2. 学会比较雌、孕激素的生理作用；具有运用所学生殖系统的生理学知识进行健康宣教的能力。

生殖（reproduction）是指生物体生长发育到一定阶段后，能够产生与自己相似的子代个体的过程。一切生物体个体的生命都是有限的，生长、发育、成熟、衰老、死亡是不可抗拒的自然规律。生殖是确保生物体繁衍、种族延续的重要过程，也是区别于非生物的基本特征之一。人类的生殖是一个极其复杂的过程，包括生殖细胞（精子和卵子）的形成、交配、受精、着床、胚胎发育以及分娩等一系列重要环节。

》 情境导入

情景描述 患者，女，32岁，婚后6年未孕。月经初潮为12岁，平时月经不规律，每30天至2个月来一次月经，每次为3~5天，经量中，色质深，无痛经，白带不多，无异味。妇科检查：子宫前位，大小正常，双侧卵巢增大，皮质下可见多个中小卵泡排列。B超检查：子宫未见异常，双侧卵巢呈多囊改变。性激素检查：LH/FSH >3。

讨论 1. 患者不孕的原因可能有哪些？

2. 卵巢在受孕妊娠过程中有哪些作用？

3. 月经、性激素与受孕有何关系？

第一节 男性生殖

男性生殖器官包括主性器官和副性器官。男性的主性器官为睾丸，副性器官包括附睾、输精管、精囊、前列腺、尿道球腺和阴茎等。

一、睾丸的功能

睾丸是男性的主性器官，睾丸组织主要由曲细精管和间质细胞组成。曲细精管产生精子，间质细胞分泌雄激素。

（一）睾丸的生精功能

生精是指精原细胞发育为成熟精子的过程。曲细精管上皮是精子生成和发育的场所，它由生精细胞和支持细胞构成。紧贴于曲细精管上皮基底部的精细胞是原始的生精细胞。男性进入青春期后，位于曲细精管上皮的精原细胞依次发育为初级精母细胞、次级精母细胞、精子细胞，最终变形为精子（图12-1）。从精原细胞发育为成熟的精子大约需要两个半月。男性备孕至少需要三个月，在精子生成过程中，各级生精细胞周围的支持细胞构成特殊的"微环境"，为生精细胞的正常发育与分化成熟，提供多种必要的物质，起到重要的支持和营养作用。相邻支持细胞间的"紧密连接"，是形成血-睾屏障的主要结构，限制血液中大分子物质进入曲细精管，确保微环境的相对稳定，有利于精子生成，也防止生精细胞的抗原物质进入血液循环引起免疫反应。

新生成的精子没有运动能力，被输送至附睾内进一步发育成熟，停留 18～24 小时才获得运动的能力。射精时，附睾中的精子与附睾、精囊腺、前列腺和尿道球腺的分泌物一起混合成精液排出体外。正常男性性高潮时每次可射出 3～6ml 精液，每毫升精液中含有 0.2 亿～4 亿个精子。精子数量 <0.2 亿个 /ml 则不易使女性受孕，精液浓度过高也会导致不孕。临床上可通过分析精液判断男性的生育能力。

精子的生成还需要适宜的温度，睾丸所在的阴囊比腹腔温度低约 2℃，最适宜精子生成。若由于某些原因导致睾丸未降入阴囊而停留在腹腔内或腹股沟管内，称隐睾症。隐睾症患者的睾丸温度较高，将影响精子的生成。

男性从青春期到老年，睾丸都具有生精能力，但 45 岁之后睾丸的生精能力逐渐减弱。环境污染、吸烟、酗酒、炎症、接触放射性物质等均可导致睾丸生精功能障碍，导致不育。

精子在女性体内或体温环境下其活性能保持 24～48 小时，如在这段时间与卵子相遇可发生受精。精子与冷冻保护剂混合后，经过严格的冷冻程序，在 –198℃ 的液氮中可以保存很多年且复苏后仍有受精能力，故冷冻精子库可用献精者的精子治疗不育症或为特殊人群未来的生育提供保障。

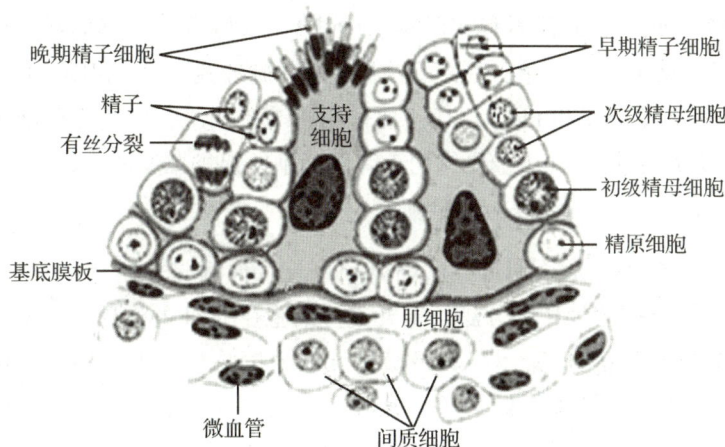

图 12 – 1　睾丸曲细精管中精子的生成

（二）睾丸的内分泌功能

睾丸间质细胞分泌雄激素（androgen），其合成以胆固醇为原料。雄激素主要包括睾酮（testoster-one，T）、双氢睾酮、脱氢表雄酮、雄烯二酮等，其中分泌量最大、生物活性最强的是睾酮。绝大部分睾酮以结合形式存在，仅约 2% 的睾酮处于游离状态，但只有游离的睾酮才具有生物活性。结合与游离形式的睾酮可相互转化。20～50 岁的男性睾酮分泌量最大，50 岁以上则随年龄增长而逐渐减少。睾酮主要在肝脏被灭活，其代谢产物随尿液排出。

睾酮的生理作用主要有以下几个方面。

1. 影响胚胎分化　胎儿时期睾酮可诱导男性内、外生殖器的分化，促进男性第一性征的形成。如果胚胎期睾酮分泌不足，胎儿内、外生殖器不能正常分化，可导致男性假两性畸形。若女胎在母体受到过多雄激素的影响也可能导致女性假两性畸形。

2. 促进男性第二性征发育　青春期后，男性的阴茎、阴囊在睾酮的作用下长大，其他附属性器官也开始发育；同时，男性特有体征出现，如胡须、阴毛和腋毛长出，喉头隆起，音调低沉，骨骼、肌肉发达，这一系列与性别有关的身体特征称为第二性征（secondary sex characteristics），也称副性征。睾酮还可以刺激和维持正常的性欲。在临床上观察到，睾丸功能低下的患者，血中雄激素水平较低，常出现阳痿和性欲低下，用雄激素治疗后则可以恢复。

3. 维持生精作用　间质细胞分泌的睾酮进入曲细精管后，可直接与支持细胞的雄激素受体结合或转变为双氢睾酮后再与雄激素受体结合，促进精子的形成，维持生精作用。

4. 对代谢的影响　睾酮促进蛋白质的合成，这样不仅能促进附属性器官的发育，还能促进机体生长。睾酮对脂代谢的影响表现为使血中低密度脂蛋白增加，高密度脂蛋白减少，故男性患心血管疾病的风险高于绝经前的女性。睾酮还能使水钠潴留。

5. 其他作用　睾酮能促进肾脏合成促红细胞生成素，刺激红细胞生成，因而男性外周血中红细胞平均值高于女性。

二、睾丸功能的调节

睾丸的功能受下丘脑和垂体的调节，而睾丸分泌的雄激素又可以通过负反馈机制影响下丘脑和垂体的功能活动。

（一）下丘脑－腺垂体对睾丸活动的调节

青春期前，下丘脑分泌的促性腺激素释放激素（GnRH）及腺垂体分泌的卵泡刺激素（FSH）和黄体生成素（LH）均处于较低水平。青春期后，下丘脑合成并脉冲式分泌 GnRH，GnRH 通过垂体门脉系统作用于腺垂体，促进其分泌 FSH 和 LH。FSH 主要作用于支持细胞，促进支持细胞合成和分泌精子生成所需的物质，从而启动生精过程。LH 主要作用于间质细胞，促进睾酮的合成。

（二）睾丸激素对下丘脑－腺垂体的反馈调节

当血中睾酮浓度达到一定水平后，通过负反馈机制可直接抑制腺垂体分泌 LH，同时也抑制下丘脑分泌 GnRH，从而间接抑制 FSH 和 LH 的分泌。睾丸支持细胞在 FSH 的作用下分泌的抑制素（一种糖蛋白激素），可选择性地抑制 FSH 的分泌，对 LH 的分泌无明显影响。由于睾酮对下丘脑和腺垂体有负反馈作用，因而若由于某些原因（塑形、健身等）滥用雄激素，可能造成睾丸生精功能障碍。临床上，对于雄激素减少所致性功能障碍又有生育要求的男性，并不直接补充雄激素，而是使用具有 LH 作用的人绒毛膜促性腺激素或芳香化酶抑制剂。

综上所述，下丘脑、腺垂体和睾丸三者在功能上有密切联系，相互影响，组成下丘脑－腺垂体－睾丸轴（图 12－2），从而使睾丸的生精功能和内分泌功能维持在正常水平。

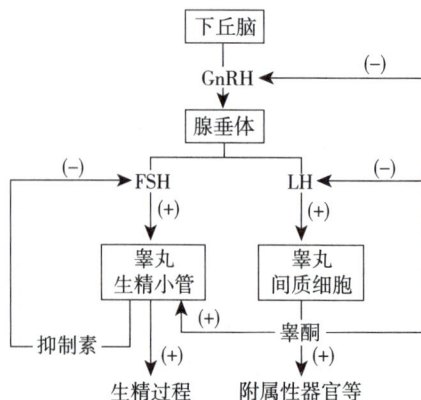

图 12－2　睾丸功能的调节示意图

第二节 女性生殖

女性的主性器官是卵巢，副性器官包括输卵管、子宫、阴道及外生殖器等。

一、卵巢的功能

卵巢具有产生卵子的生卵作用和分泌激素的内分泌功能。

（一）卵巢的生卵作用及卵巢周期

女性出生后卵巢中约有 200 万个原始卵泡，到青春期时减少到 30 万~40 万个。从青春期开始，每月有 15~20 个原始卵泡同时发育，但通常只有 1 个优势卵泡能发育成熟并排卵，而其余卵泡会退化成为闭锁卵泡（图 12-3）。成熟卵泡的卵泡壁破裂，卵细胞与放射冠、透明带、卵泡液一起被排出卵泡的过程称为排卵（ovulation）。排卵多发生在下次月经来潮前的 14 日左右，LH 峰是触发排卵的关键。女性一生有 400~500 个卵泡发育成熟并排卵。通常情况下，左右卵巢会交替排卵。排卵后，卵泡剩余部分逐渐形成具有内分泌功能的黄色细胞团，称为黄体。若排出的卵子未受精，黄体逐渐由结缔组织替代，呈白色，称为白体。若受精，黄体则发育成妊娠黄体。卵巢这种在形态和功能上发生周期性变化的过程称为卵巢周期（ovarian cycle）。通常将卵巢周期分为卵泡期和黄体期（图 12-4）。

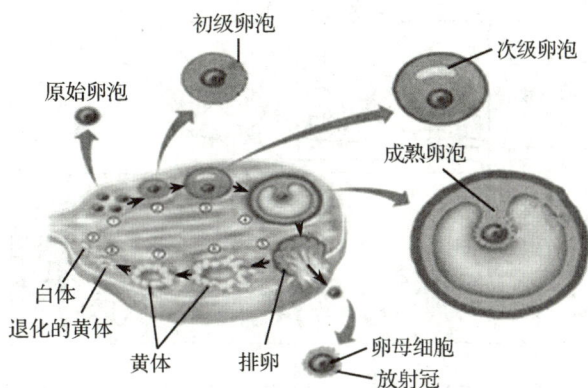

图 12-3 卵泡发育示意图

1. 卵泡期 相当于月经周期的第 1~13 天。在卵泡期开始时，血中雌、孕激素的浓度很低，对腺垂体的负反馈作用较弱，腺垂体分泌 FSH 和 LH 增加，故血中 FSH 和 LH 水平逐步升高。在 FSH 的作用下，一些原始卵泡开始生长发育，由初级卵泡变为次级卵泡。到了卵泡期后期，某个卵泡比其他卵泡生长更快，称为优势卵泡。随着卵泡的生长，卵泡细胞分泌的雌激素也明显增加，使得血中的雌激素水平升高。当雌激素分泌达到一定水平时，它与卵泡细胞分泌的抑制素一起对下丘脑和腺垂体产生负反馈作用，抑制 FSH 的分泌，导致那些生长较慢的卵泡停止生长，最后变成闭锁卵泡而消失。

排卵：从月经周期的第 10 天起，雌激素迅速增加，至第 12 天左右时达到高峰。此时雌激素正反馈于腺垂体，使其分泌大量的 LH，故在雌激素高峰后形成 LH 高峰，同时又出现一个较小的 FSH 高峰（图 12-4）。在 LH 和 FSH 的作用下，卵泡迅速胀大。在 LH 高峰出现后，相当于月经周期的第 14 天，触发排卵。LH 触发排卵的机制尚不清楚，可能是由于 LH 促进某些炎性因子和蛋白水解酶的释放，促使血浆渗入卵泡腔导致其进一步膨大，同时卵泡壁的胶原蛋白和细胞外基质被降解，卵泡壁变薄、破裂而排卵。临床上对于排卵障碍的患者，可在卵泡成熟后用有 LH 作用的人绒毛膜促性腺激素（hCG）促排卵。

2. 黄体期　排卵后，残余的卵泡壁塌陷，残留的卵泡细胞增大，形成一个富含血管的内分泌细胞团，肉眼观呈黄色，称为黄体（corpus luteum）。在 LH 的作用下，黄体分泌大量的孕激素，同时也分泌较多的雌激素，使血中这两种激素的浓度升高，形成孕激素高峰和第二个雌激素高峰。黄体分泌的孕激素和雌激素对腺垂体分泌 FSH 和 LH 产生负反馈作用，使血中 FSH 和 LH 浓度降低，从而导致黄体退化。每个周期形成的黄体一般可维持 14 ± 2 天。若排出的卵子未受精，则黄体转变为白体。此时血中雌、孕激素水平显著下降，解除了对腺垂体的负反馈作用，腺垂体分泌的 FSH 和 LH 又开始增加，发动新的卵泡生长，开始下一轮的卵巢周期。如果排出的卵子受精，黄体则在 hCG 的作用下继续发育成为妊娠黄体，以适应妊娠的需要，直到孕 3 个月时胎盘形成接替黄体的内分泌功能。临床中对黄体功能不全的患者可使用 hCG 促进黄体发育，或直接使用孕激素防止早期流产。

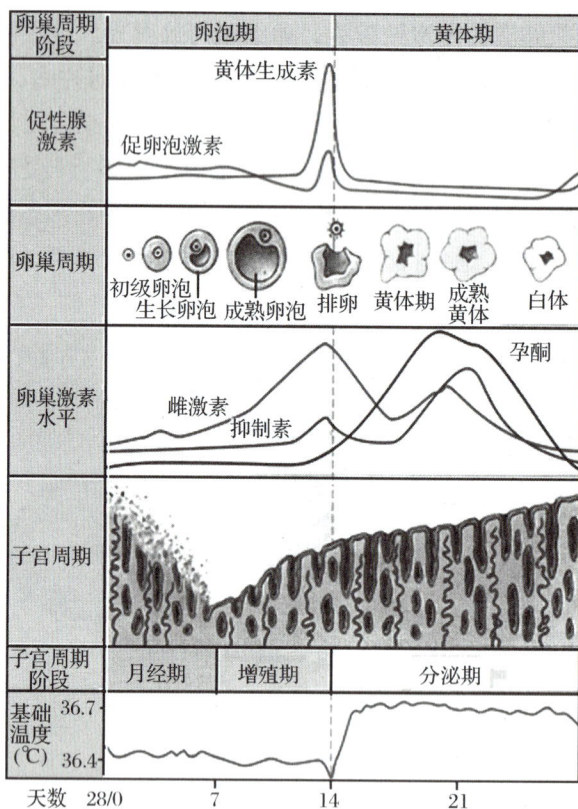

图 12 - 4　月经周期与卵巢周期

（二）卵巢的内分泌功能

卵巢主要分泌雌激素（estrogen，E）、孕激素（progestogen，P）以及少量的雄激素等。雌激素包括雌二醇（estradiol，E_2）、雌酮（estrone，E_1）、雌三醇（estriol，E_3），其中 E_2 的活性最强。孕激素主要是孕酮（progesterone，P）。

雌、孕激素主要以结合的形式存在，少量以游离的形式存在。结合的激素很容易释放出来进入靶细胞发挥作用。雌、孕激素主要在肝脏代谢，以葡萄糖醛酸盐或硫酸盐的形式随尿排出体外，少部分随粪便排出。

雌、孕激素能协同调节女性生殖系统的结构和功能，一般情况下，雌激素是孕激素作用的基础，但在某些方面两者又相互拮抗，从而保证生殖系统的正常功能活动。

1. 雌激素的生理作用 雌激素的主要作用是促进和维持女性生殖器官和副性征的发育。此外，雌激素对代谢也有明显的影响。

（1）促进女性生殖器官的生长发育 雌激素能促进卵巢、输卵管、子宫、阴道、外生殖器等生殖器官的发育和成熟，并维持其正常功能。如果在青春期前雌激素分泌过少则生殖器官不能正常发育；若雌激素分泌过多，则会出现性早熟。①卵巢：雌激素可协同 FSH 促进卵泡发育，诱导排卵前 LH 峰的出现并引发排卵，是卵泡发育、成熟、排卵必不可少的调节因素。②输卵管：雌激素可促进输卵管上皮中纤毛细胞和分泌细胞增生，促进输卵管收缩和纤毛摆动，有利于精子和卵子在其中运行。③子宫：雌激素能促进子宫发育，使子宫内膜发生增生期变化；促进子宫平滑肌细胞增生，收缩力加强，对催产素敏感性增加；使排卵期宫颈口松弛，刺激子宫颈分泌大量清亮、稀薄的液体，有利于精子穿过并进入宫腔。④阴道：雌激素能促进阴道上皮细胞的增生和角化，使阴道分泌物呈酸性，增强阴道的抵抗力。

（2）对乳腺和副性征的作用 雌激素能刺激乳腺管道和结缔组织增生，促进脂肪组织在乳腺聚集，形成女性乳房特有的外部形态；雌激素还能激发并维持女性的第二性征，如音调增高，毛发和脂肪分布具有女性特征，骨盆宽大等。

（3）对代谢的影响 ①雌激素促进成骨细胞活动，加快骨的生长，促进骨中的钙、磷沉积，故进入青春期的女孩身高增长较快；但雌激素又促进长骨骨骺的愈合，使女性往往较男性更早停止生长。绝经期后，女性雌激素分泌明显减少，骨骼中的钙容易丢失，容易造成骨质疏松和骨折。②雌激素可以提高血中高密度脂蛋白的含量而降低低密度脂蛋白的含量，改善血脂成分，防止动脉硬化，因此育龄期女性比男性的冠心病发病率低，但女性绝经后的发病率与男性相当。③雌激素对蛋白质、脂类及水盐代谢也有一定的作用。高浓度的雌激素可使体液向组织间隙转移，导致水钠潴留。

2. 孕激素的生理作用 孕激素常在雌激素作用的基础上发挥效应，其主要作用是为受精卵的着床做准备和维持妊娠。

（1）对生殖器官的作用 ①孕激素可使子宫内膜从增生期转变为分泌期，有利于早期胚胎的发育和着床；②孕激素能降低子宫肌的兴奋性，抑制子宫收缩，防止妊娠期胚胎排出；③孕激素可使宫颈黏液分泌减少且变稠，阻止精子通过；④孕激素能促进输卵管上皮细胞分泌黏性液体，为受精卵提供营养；⑤孕激素可抑制阴道上皮增生并降低其角化程度。

（2）对乳腺的作用 孕激素在雌激素的基础上进一步促进乳腺小叶和腺泡的发育，为分娩后的泌乳做准备。

（3）抑制排卵 妊娠期间血中高浓度的孕激素通过负反馈机制抑制腺垂体分泌 FSH 和 LH，使卵泡发育和排卵受抑制，因而一般情况下女性不会发生二次受孕。

（4）产热作用 孕激素可增强能量代谢，也可作用于下丘脑的体温调节中枢使体温调定点上移，故排卵后孕激素分泌增加可使女性基础体温比排卵前升高 $0.2 \sim 0.5$℃，并维持至下次月经来潮，因而女性的基础体温呈现双相变化。临床上将这种变化作为判断是否排卵的标志之一。

（5）对平滑肌的作用 孕激素能使血管和消化道平滑肌的肌紧张性下降。在妊娠期间，由于女性体内的孕激素水平较高，易发生静脉曲张、痔疮、便秘、输卵管积液等。

二、月经及月经周期的调节

女性进入青春期后，由于性激素的作用，子宫内膜出现周期性的剥脱、出血，这一现象称为月经。女性第一次的月经称为初潮，多出现在 $12 \sim 14$ 岁，与遗传、环境、营养状况等因素相关。随着卵巢功能的衰竭，月经停止，称为绝经。绝经通常发生在女性 $45 \sim 55$ 岁。

（一）月经周期的概念及分期

正常的月经具有明显的周期性，两次月经第 1 日之间的时间间隔称为月经周期。月经周期因人而异，一般为 21～35 天，平均 28 天。

根据卵巢激素和子宫内膜的变化情况，月经周期可分为增生期、分泌期和月经期（图 12－4）。

1. 增生期 一般发生于月经周期的第 5～14 天。由于该期卵泡快速生长，分泌的雌激素开始增加，子宫内膜显著增厚，从 0.5mm 增至 8～10mm。内膜中腺体出现增殖，但腺体尚无分泌功能。间质中向内膜供血的螺旋动脉开始变长、扩大、弯曲。临床上可用 B 超显示子宫内膜增生情况。此时宫颈分泌的黏液开始增加，尤其在接近排卵时分泌大量的稀薄、透明的黏液，拉丝度能达到 10cm 以上，有利于精子的通过。

2. 分泌期 一般发生于月经周期的第 15～28 天。此期的特点是腺体出现分泌功能。由于排卵后形成的黄体分泌大量的雌、孕激素，子宫内膜继续增厚，腺体变得更弯曲，并分泌大量黏液。此期螺旋动脉继续增长弯曲。这些变化有利于受精卵的着床和发育。月经周期的 16～19 天是着床的窗口期，实施体外受精－胚胎移植时，移植必须在这段时间进行。分泌期时宫颈黏液量逐渐减少，质地变得黏稠而浑浊，拉丝度较差，易断裂。

3. 月经期 一般发生于月经周期的第 1～4 天。如果排卵后未受精，黄体萎缩退化，导致血中雌、孕激素水平突然下降，子宫内膜中的螺旋小动脉痉挛性收缩，靠子宫腔面三分之二的内膜功能层出现缺血、变性、坏死、剥脱，血管破裂出血，形成月经。

💡 **知识链接**

正常月经与痛经

规律性月经是女性生殖功能发育成熟的标志。正常月经每次持续 2～8 天，平均 4～6 天。经血量为 20～60ml。月经血呈暗红色，由血液、子宫内膜的碎片、宫颈黏液和脱落的阴道上皮细胞组成。由于有大量纤溶酶的存在，月经血不会凝固。一般月经期无特殊症状，有些女性可出现下腹和腰骶部下坠感，并可出现腹泻等胃肠道功能紊乱的症状。

痛经为最常见的妇科症状之一，是指月经前后或经期出现的下腹部疼痛、坠胀，伴有腰酸或其他不适，严重者可影响生活和工作。根据生殖器有无器质性病变，痛经分为原发性和继发性。原发性痛经占痛经的 90% 以上，多发生在青春期，常在初潮后的 1～2 年内发病。原发性痛经无器质性病变，主要与月经来潮时子宫内膜前列腺素含量增高有关。诊断时需与子宫内膜异位症、子宫腺肌病、盆腔炎性疾病所引起的继发性痛经相鉴别。继发性痛经常在初潮后数年出现症状。

（二）月经周期的形成机制

女性月经周期的形成是下丘脑、腺垂体、卵巢三者相互作用的结果，形成下丘脑－腺垂体－卵巢轴（图 12－5）。青春期前，下丘脑－腺垂体－卵巢轴的功能活动处于较低水平，下丘脑分泌的促性腺激素释放激素（GnRH）及腺垂体分泌的卵泡刺激素（FSH）和黄体生成素（LH）均处于较低水平，血中雌、孕激素较少，无月经。进入青春期后，下丘脑开始脉冲式分泌 GnRH，促进 FSH 和 LH 的分泌，进而影响卵巢的功能活动，形成女性特有的周期性活动，刚开始这种周期性活动可能不是十分规律，以后可逐渐形成月节律。月经周期形成的基础是卵巢功能的周期性变化。在卵巢激素的作用下，子宫内膜出现周期性的变化，而卵巢激素的分泌受下丘脑－腺垂体的调控，血液中卵巢激素的水平对下丘脑－腺垂体又有反馈作用。

1. 增生期的形成 由于黄体萎缩退化，雌、孕激素的分泌量下降，对下丘脑和腺垂体的抑制作用减弱，下丘脑开始分泌 GnRH，使 FSH 和 LH 的分泌增加，FSH 促进卵泡发育，卵泡快速生长，分泌雌激素逐渐增加。在雌激素的作用下，子宫内膜开始修复并增生。

2. 分泌期的形成　随着卵泡的发育成熟，雌激素分泌进一步增加，形成雌激素的第一个高峰。血液中高浓度的雌激素刺激下丘脑大量释放 GnRH，同时促进腺垂体分泌大量的 FSH 和 LH，形成 LH 峰。在 LH 的作用下黄体发育，雌、孕激素的分泌增加，形成雌激素的第二高峰和孕激素分泌峰。高浓度的孕激素使子宫内膜发生分泌期改变。

3. 月经期的形成　若排卵后卵子未受精，血液中高浓度的雌、孕激素反馈抑制下丘脑释放 GnRH，腺垂体分泌 FSH 和 LH 减少，黄体萎缩退化，雌、孕激素分泌减少，子宫内膜剥离、出血，进入月经期。若卵子受精，则黄体发育为妊娠黄体，继续分泌雌、孕激素以维持妊娠。

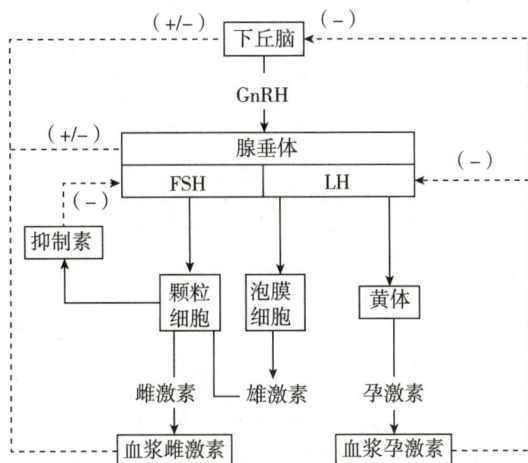

图 12-5　下丘脑-腺垂体-卵巢轴

三、妊娠

妊娠（pregnancy）是指新个体的产生和孕育过程，包括受精、着床、妊娠的维持和胎儿的生长（图 12-6）。从末次月经第 1 天算起，人类妊娠时间为 280 天，约 40 周。

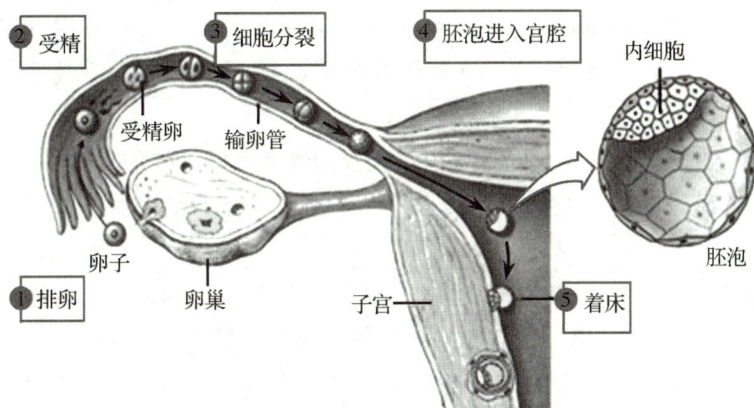

图 12-6　排卵、受精、着床示意图

（一）受精

精子进入卵子并与卵子相融合的过程称为受精（fertilization）。受精通常发生在输卵管的壶腹部。

1. 精子的运行　当男性的精液进入女性的阴道后，精子经过子宫颈、子宫腔到达输卵管受精部位。

正常女性每次射入上亿精子，但在女性生殖道的屏障阻挡下，只有极少数活力强的精子（一般不超过 200 个）能到达受精部位，最终一般只有一个精子能使卵子受精。

排卵前，雌激素使宫颈分泌的黏液透亮、稀薄，利于精子通过。此外雌激素还能刺激输卵管由子宫向卵巢方向蠕动，帮助精子从峡部运行到壶腹部。排卵后黄体产生的孕激素一方面使宫颈黏液变稠，阻止精子通过；另一方面它还可抑制输卵管的蠕动，使精子不易到达壶腹部。精液可以帮助精子运动，精液中高浓度的前列腺素能刺激子宫收缩，使子宫把精子吸入宫腔内。

2. 精子获能　精子经过一系列形态和功能的变化，最后获得了使卵子受精的能力，这一过程称为获能（capacitation）。精子在附睾内虽已发育成熟，但不能使卵子受精，因为附睾和精浆中存在多种抑制精子功能的因子，妨碍了精子功能的发挥。而当精子进入阴道，并在女性生殖道内停留一定时间后，抑制作用解除，精子恢复受精能力。

3. 顶体反应及受精卵的形成　获能的精子在输卵管与卵子相遇后，精子头部的顶体释放出顶体酶，溶解卵子外围的放射冠和透明带，这一过程称为顶体反应。此期间在酶的作用下，精子穿过放射冠和透明带进入卵子，最终精子与卵子的染色体相互混合，恢复体细胞的染色体构成，即 23 对染色体，其中有一对性染色体。精、卵结合后形成二倍体的受精卵，完成受精过程。

（二）着床

受精卵形成后，在输卵管的蠕动和管腔上皮纤毛摆动的作用下，逐渐向子宫宫腔移动。在移动的过程中，受精卵不断分裂形成胚泡。在受精后的 6 ~ 7 天，胚泡植入子宫内膜，这一过程称为着床（implantation）。着床需经过定位、黏附、侵入三个阶段。着床成功的关键在于胚泡与子宫内膜的同步发育与相互配合。胚泡过早或过迟到达宫腔，将使着床率明显降低，甚至不能着床。胚泡植入子宫内膜的过程是一种同种异体植入，必须克服母体免疫系统的排斥反应，而胚泡分泌的 hCG 能帮助胚泡顺利植入。通常胚泡着床部位在子宫底部或子宫体的前壁或者后壁上，多见于后壁。有时胚泡着床在子宫以外的部位，称为宫外孕，最常见的部位是输卵管。

（三）妊娠的维持及激素的调节

正常妊娠的维持需要垂体、卵巢和胎盘分泌的多种激素相互配合。在妊娠的 10 周内，由妊娠黄体分泌雌、孕激素维持妊娠。胎盘形成后，妊娠黄体逐渐退化，由胎盘合成及分泌的多种激素如人绒毛膜促性腺激素（human chorionic gonadotrpin，hCG）、人绒毛膜促生长激素（human chorionic somatomammotropin，hCS）、雌激素、孕激素等在维持妊娠、促进胎儿生长等过程中起着非常重要的作用。

1. 人绒毛膜促性腺激素（hCG）　hCG 是由早期胚泡和胎盘的合体滋养层细胞分泌的一种糖蛋白，它的结构和功能与 LH 相似，除了能促进胚泡植入外，还能使母体卵巢中的黄体变成妊娠黄体，继续分泌雌、孕激素。

在受精卵形成后的第 6 天左右，胚泡形成滋养层细胞，开始分泌 hCG，但量很少。当妊娠早期形成绒毛组织后，由合体滋养层细胞分泌大量的 hCG，且分泌量增长很快，至妊娠 8 ~ 10 周，hCG 的分泌达到高峰，随后下降，在妊娠 20 周左右降至较低水平，并一直维持至妊娠末（图 12 - 5）。如无胎盘残留，hCG 于产后 4 天左右消失。在妊娠过程中，尿中 hCG 含量的动态变化与血液相似。临床上可通过检测母体血液或尿液中的 hCG 帮助诊断早期妊娠。

2. 人绒毛膜促生长激素（hCS）　是合体滋养层细胞分泌的单链多肽，含 191 个氨基酸残基，其中 96% 与人生长激素相同，主要作用是促进胎儿生长。

3. 雌激素　胎盘分泌的雌激素主要是雌三醇，其合成途径是，母体和胎儿的肾上腺皮质分泌的脱氢异雄酮硫酸盐先在胎儿肝中羟化，形成 16α - 羟脱氢异雄酮硫酸盐，然后随血液进入胎盘，在胎盘中转化为雌三醇。故雌三醇的生成由胎儿和胎盘共同参与。临床上可通过检测母体尿中的雌三醇水平，反映胎儿在宫内的情况。雌激素可调控胎盘、子宫、乳腺和胎儿器官的生长。在妊娠晚期，雌激素可以促使子宫激活为分娩做准备。

4. 孕激素　由胎盘合体滋养层细胞分泌。胎盘从妊娠第 6 周开始分泌孕酮。10 周后，胎盘代替卵巢持续分泌孕酮。孕酮是维持妊娠期子宫处于静息状态的主要激素。

🔧 素质提升

试管婴儿之父

　　罗伯特·爱德华兹（Robert G. Edwards）英国生理学家，剑桥大学教授。早在 1950 年，爱德华兹就认为人类试管授精（IVF）可以有助不育症的治疗。通过系统的研究工作，他发现了人类受精的重要原理，并成功实现人类卵细胞在试管中受精。1978 年 7 月 25 日，世界上第一例试管婴儿的诞生。在接下来的几年内，爱德华兹和他的同事将 IVF 进行改良，并将其与世界分享。他的贡献使治疗不育症成为可能，包括全球超过 10% 的夫妇在内的人类因此获益匪浅。因为在疗法上的卓越贡献，他获得 2010 年度诺贝尔生理学或医学奖。爱德华兹领导了从基础性发现到成功的体外受精治疗的全过程，一个全新医学领域诞生了，他的贡献代表了现代医学发展的一个里程碑。

四、分娩

　　胎儿及其附属物从母体子宫排出体外的过程称为分娩（parturition）。分娩是一个极其复杂的正反馈过程。子宫平滑肌节律性收缩即宫缩是分娩的主要动力。分娩的发生和发展需要胎儿、胎盘及母体的共同作用。催产素、前列腺素、雌激素、糖皮质激素等多种激素参与分娩的启动和完成。随着胎儿的成熟，一方面胎儿迅速生长对子宫的机械性扩张作用使其激活，另一方面胎儿的下丘脑－垂体－肾上腺轴激活，糖皮质激素的分泌增加，促使胎盘孕激素向雌激素转化，孕激素水平下降而雌激素水平升高。雌激素一方面促进子宫肌收缩相关蛋白和催产素受体的表达，另一方面刺激蜕膜、羊膜和子宫肌分泌前列腺素，进而促进宫颈成熟和子宫收缩。在催产素和前列腺素的协同作用下，子宫节律性收缩，发生分娩。在分娩过程中，胎儿机械刺激子宫颈及阴道又可通过正反馈作用引起催产素分泌增加，从而不断加强子宫收缩，最终使胎儿娩出。

　　自然分娩可分为三个产程：①第一产程是从规律的子宫收缩到子宫颈完全扩张，初产妇一般需11～12 小时；②第二产程是指胎儿经子宫和阴道娩出体外的过程，持续 1～2 小时；③第三产程是指胎儿娩出母体后 10 分钟左右，胎盘与子宫剥离，胎盘、胎膜和脐带等附属物排出体外的过程，同时子宫平滑肌强烈收缩压迫血管防止过量失血。

五、避孕

　　避孕（contraception）是指采用一定方法使女性暂不受孕。避孕主要通过控制生殖过程的不同环节以达到不受孕的目的：①抑制精子或卵子的生成；②阻止受精；③使女性生殖道内的环境不利于精子获能、生存或不适宜受精卵着床和发育。避孕也可针对受孕的各个环节，采取阻止或中断受孕的措施。目前常用的避孕方法有：避孕药、屏障避孕法、宫内节育和绝育等。

目标检测

一、单项选择题

1. 睾酮的生理作用不包括 （　　）

    A. 维持生精作用   B. 刺激生殖器官生长发育   C. 促进乳腺发育

    D. 促进蛋白合成   E. 促进男性副性征出现

2. 关于雌激素作用的说法错误的是 （　　）

    A. 促进女性副性器官生长发育

    B. 激发并维持女性副性征出现

    C. 促使子宫内膜、血管腺体增生腺体分泌

    D. 高浓度的雌激素可引起水钠潴留

    E. 促进阴道上皮细胞增生、角化

3. 女性基础体温在排卵后升高 $0.5℃$ 左右，并在黄体期维持在此水平。下列激素中与基础体温升高有关的是 （　　）

    A. 黄体生成素   B. 甲状腺激素   C. 雌激素

    D. 孕激素   E. 卵泡刺激素

4. 女性月经周期中，月经来潮是由于 （　　）

    A. 雌激素浓度升高，孕激素浓度下降

    B. 雌激素浓度下降，孕激素浓度升高

    C. 雌、孕激素浓度均下降

    D. FSH 和 LH 浓度均上升

    E. LH 浓度显著升高

5. 卵子受精的部位是 （　　）

    A. 子宫腔   B. 子宫颈   C. 输卵管子宫部

    D. 输卵管壶腹部   E. 输卵管峡

二、思考题

1. 雌激素和孕激素的生理作用有何异同？

2. 月经周期中卵巢激素如何影响子宫内膜？

（范　超）

参考文献

［1］ 王庭槐. 生理学 ［M］.9 版. 北京：人民卫生出版社，2021.

［2］ 杨宏静. 生理学 ［M］.5 版. 北京：北京大学医学出版社，2019.

［3］ 郭兵. 生理学 ［M］. 武汉：华中科技大学出版社，2019.

［4］ 杨宏静. 生理学 ［M］.4 版. 北京：中国中医药出版社，2020.

［5］ 白波，王福青. 生理学 ［M］.8 版. 北京：人民卫生出版社，2018.

［6］ 晏廷亮，田晓露. 生理学 ［M］. 北京：中国医药科技出版社，2018.

［7］ 朱大年，王庭槐. 生理学 ［M］.9 版. 北京：人民卫生出版社，2018.

［8］ 杨智昉，蔡晓霞. 生理学 ［M］. 北京：中国医药科技出版社，2018.

［9］ 梁平. 生理学 ［M］. 北京：中国医药科技出版社，2014.

［10］ 孙秀玲，侯炳军. 生理学 ［M］. 北京：中国医药科技出版社，2022.

［11］ 季常新，马永臻. 人体解剖生理学 ［M］. 北京：科学出版社，2021.

［12］ Sitia S, Tomasoni L, Atzeni F, et al. From endothelial dysfunction to atherosclerosis ［J］. Autoimmunity Reviews，2010，9（12）：830－834.